全国名中医

丁樱◎主编

丁樱
五十年临证经验

荟萃

中国中医药出版社
·北 京·

U0346199

图书在版编目（CIP）数据

全国名中医丁樱五十年临证经验荟萃 / 丁樱主编 . —北京：中国中医药出版社，2018.12

ISBN 978 – 7 – 5132 – 3465 – 8

Ⅰ . ①全… 　Ⅱ . ①丁… 　Ⅲ . ①中医儿科学—临床医学—经验—中国—现代 　Ⅳ . ① R272

中国版本图书馆 CIP 数据核字（2016）第 130213 号

中国中医药出版社出版

北京市朝阳区北三环东路 28 号易亨大厦 16 层

邮政编码　100013

传真　010-64405750

山东百润本色印刷有限公司印刷

各地新华书店经销

开本 880×1230　1/32　印张 13.5　彩插 0.5　字数 336 千字

2018 年 12 月第 1 版　2018 年 12 月第 1 次印刷

书号　ISBN 978 – 7 – 5132 – 3465 – 8

定价　58.00 元

网址　www.cptcm.com

社 长 热 线　010-64405720

购 书 热 线　010-89535836

维 权 打 假　010-64405753

微信服务号　zgzyycbs

微商城网址　https://kdt.im/LIdUGr

官 方 微 博　http://e.weibo.com/cptcm

天猫旗舰店网址　https://zgzyycbs.tmall.com

如有印装质量问题请与本社出版部联系（010-64405510）

《全国名中医丁樱五十年临证经验荟萃》编委会

— 主 编 —

丁 樱

— 副主编 —

闫永彬　任献青　张　霞　都修波　翟文生

— 编 委 —

陈文霞　张　静　杨　濛　张　建　郭庆寅
管志伟　李向峰　宋纯东　郑贵珍　张　博
孙晓旭　范淑华　郭　婷　吴力群　韩姗姗

— 编 者 —

段凤阳　白明晖　崔瑞琴　白玉华　于文静
刘莎莎　刘玉清　负　丽　马　腾　崔雅瑶
于淑文　王　帅　熊吉龙　王俊宏　史志明
豆玉凤　姜　淼

丁樱简介

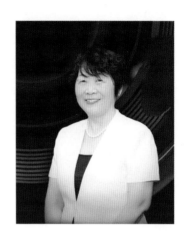

丁樱（1951—），女，汉族，江苏南京人。毕业于河南中医学院（现河南中医药大学）中医系，二级终身教授，先后为北京中医药大学、上海中医药大学、河南中医药大学中医儿科专业博士生导师，河南中医学院教研室主任、儿科研究所所长、第一附属医院儿科主任、儿科学科带头人、儿科医院院长、儿科终生名誉主任、儿科学科学术带头人。为国务院政府特殊津贴专家，全国首批名中医，国家教学名师。全国第四批、第六批老中医药专家学术经验继承工作指导老师，全国第二批名老中医工作室专家，全国卫生系统先进工作者，河南省教学名师，河南省优秀专家，河南省跨世纪学术和技术带头人。先后兼任中国民族医药学会儿科分会会长、中华中医药学会儿科专业委员会副主任委员、世界中医药联合会儿科分会副主委、全国中医药高等教育学会儿科分会副理事长，河南省中医、中西医结合儿科专业委员会主任委员，全国中医临床重点专科小儿协作组组长、小儿紫癜专病协作组组长、国家儿童用药专家委员会委员兼中药评价组组长。

学医从医52年，始终在临床。20世纪60年代末曾短期从事西医、初涉中医，后入学中医，近42年致力于中医儿科临床、教学和科研。在儿科疾病尤其是小儿肾脏疾病的诊治方面积累了丰富经验。提出"扶正祛邪，序贯辨治"的治疗方法。围绕中医药疗效较早开展了肾脏病理、免疫、细胞及分子水平系列研究。对儿科使用雷公藤的剂量、副作用及中药干预等开展了近30年的研究，为儿科使用中成药雷公藤多苷提供了依据。研制的3种院内制剂（清热止血颗粒、肾必宁颗粒、梅连散颗粒）广泛应用于临床。以第一责任人主持科研课题24项，其中国家"十一五""十二五"科技支撑计划重大课题和国家自然基金课题共4项、省部级课题18项、厅级课题2项；获国家中医药管理局及河南省科技进步奖共15项，其中作为第一责任人的6项中有部省级二等奖3项、三等奖3项；编写专著23部，其中国家级规划教材9部（任主编3部、任副主编6部）；主编个人经验专著2部，其他学术专著12部（任副主编4部、任编委7部、任编者1部）；发表学术论文225篇（作为第一作者的有119篇，其中核心期刊64篇）。

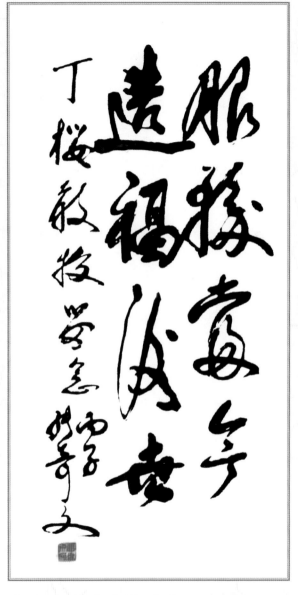

山东省卫生厅原副厅长
中华中医药学会儿科分会名誉会长　张奇文　教授题字
中国民族医药学会儿科分会名誉会长

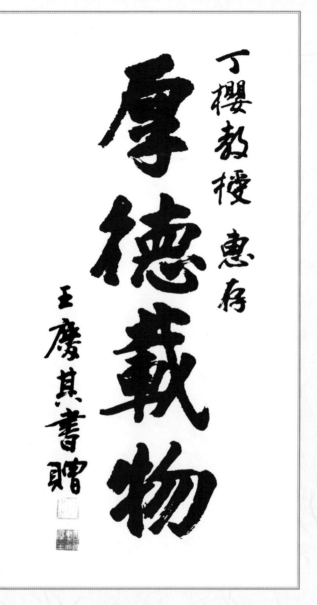

丁櫻教授 惠存

厚德載物

王慶其書贈

全国首批名中医
上海市名中医　　王庆其　教授题字
上海中医药大学研究生处原处长、博导

虚心诵经，德之于先；

锐气践行，艺成而后。

全国名中医丁樱教授力著

《名医丁樱经验传承系列》问世

以奉

长春保寿堂

王烈 八八岁 岁次丁酉

第三届国医大师
中国民族医药学会儿科分会名誉会长　王　烈　教授题字

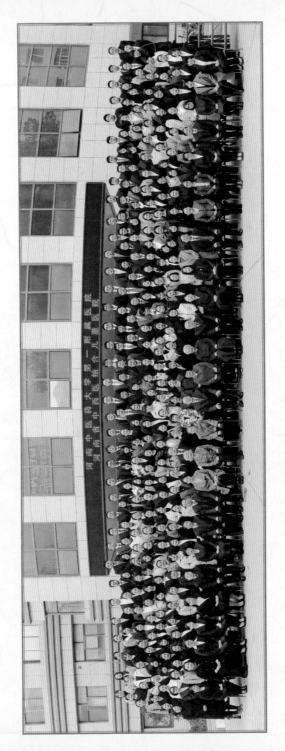

河南中医药大学第一附属医院中西医结合儿童医院团队照

汪受传序

　　《全国名中医丁樱五十年临证经验荟萃》一书即将出版，邀我作序，因与丁教授共事多年，深知其德艺双馨，而拜读书稿后更有触动，该书集中医经验传承与激发学习斗志于一体，故欣然同意。

　　丁樱教授是全国名老中医、博士生导师、国家二级教授，享受国务院特殊津贴。她出生于知识分子家庭，从小聪颖勤奋，历经政治与生活环境磨难，锲而不舍；青年时代工作于基层，从事内外妇儿的临床工作，知识全面，并与多位名人相习。至后来临危受命，成为河南中医学院第一附属医院儿科学科带头人，经过艰难打拼，把一个濒临解散的科室，发展成为国家临床重点专科、国家中医药管理局重点学科、重点专科，并成功分化专业，率先进入三级学科建设，成为全国第一个中医儿科医院；她兼任中华民族医药学会儿科分会会长、中华中医药学会儿科分会副主任委员、世中联儿科分会副理事长等，这一系列成就及荣誉的取得，均得到全国同行专家的认可及高度评价。丁樱教授引领学科发展的战略眼光，顽强拼搏、不畏艰难的创新意识，虚怀若谷、诲人不倦的人梯精神，努力进取、孜孜不倦的奉献精神，为中医儿科后生树立了榜样。总之，她是一位优秀的知识女性，又是一位令中医儿科界骄傲的领军人物。

　　该书共分八章，以《我的医学生涯》为开篇，翔实记录了丁樱教授的成长经历、教育背景，彰显了一个中医学家的成才创业之路，其百折不挠的拼搏进取精神，催人奋进。之后的七章，分别记载了丁教授对小儿肾病的诊治经验、理论创新，尤其是对雷公藤多苷的临床感悟、实验研究，既解决了诸多儿科肾病临床疑难问题，又创造性地开拓了新的适应证及中医药减毒增效的措施，是对中医药治疗儿科肾病的重大贡献。系统整理的儿童肾病及杂病的临证医案，主要体现了一个中医学家扎实的理论功底、辨证细腻准确灵活的用药技巧，令读者有一个清晰的主线。第四章重点阐述了其对中医经方治疗儿科杂病的准确把握及应用能力。之后的验方选录是对治疗小儿肾病系列经验方的凝练。常用药对的应用，体现了中药君臣佐使、相辅相成的用药规律。最后两章，展示了其科研水平、教学能力及重大学术影响。

总之，全书既是对丁樱教授50余年的行医道路、医教研成果的系统总结，又是启迪后人的佳作。此书的出版发行，将是中医儿科的一件喜事。

全国首批名中医
南京中医药大学儿科学科带头人、博导
世界中医药学会联合会儿科分会会长
中华中医药学会儿科分会名誉会长

乙未 仲冬

马融序

河南是中华文明的重要发祥地，有着鲜明的地域特色及深厚的中医文化底蕴，也是医圣张仲景的故乡，历代名医辈出。正是在这片医学沃土中造就了不平凡的全国名中医丁樱教授。一位名医可以造就一个名科，甚至名院；一位名医可以培养一批桃李，甚至大家；一位名医可以造福一方土地，甚至天下。

丁樱教授巾帼不让须眉，其在医疗、科教及学科建设上做出的卓越成绩，是我们中医儿科人的骄傲。作为一名医者，丁教授兼收历代儿科医家之长，师古而不泥古，创新而不离经；广采身边众家之优，兼收并蓄，融会贯通，采用中医、中西医结合的方法治疗儿童疑难疾病，其研究深入、领悟独到，每起沉疴而获奇效，国内外众多病患纷沓而至。作为一名师者，丁教授多次担任《中医儿科学》本科生、研究生教材的主编、副主编。其在传授学生知识的过程中，把能力的培养、创新思维的启迪与道德情操的陶冶，有机地结合在一起；从学习和生活上给予学生无微不至的关怀，深受学生的爱戴。丁教授培养的硕博士，众多已经在国内外高校及医院成为学术骨干。作为一名科研前行者，丁教授多次承担了国家"十一五""十二五"重点项目及国家自然基金课题，取得多项省部级科研成果奖；其建立的国家中医药管理局中医肾病病理学三级实验室，为提升科研水平起到了积极的推动作用。作为一名学科带头人，丁教授以其高瞻远瞩的视角、锲而不舍的精神、鞠躬尽瘁的境界把河南中医儿科学的学术带领到了全国领先水平。科室从其上任之初的 25 张床位壮大到现在的 5 个病区 360 张床位，成为全国儿科床位数最多的中医医院；丁教授注重三级学科分化，建成了肾病、脑病、呼吸、急救等在全国中医儿科界享有较高声誉的专病专科；重视各学术方向人才梯队的培养，经过多年历练，已涌现出翟文生、马丙祥、宋桂华、任献青、闫永彬、陈文霞等一批中青年专家，他们在各自的领域中也取得了耀人的成绩。

丁樱教授引领着她的团队砥砺前行，将学科越做越强，越做越精。该学科目前已成为国家卫生计生委（现卫健委）重点专科、国家中医药管理局重点学科和重点专科；该科室也从河南中医药大学第一附属医院儿科发展成院中院——儿科医院，并经河南省卫健委批准，将在儿科医院的基础上成立"河南省中西医结合儿童医院"。在各级领导的支持下、在丁樱教授个人魅力的感召下、在儿科团队的共同努力下，河南省中医儿科学科一定能取得更多、更好、更大的成绩。正是由于丁教授在行业中的声誉和威望，使得她相继被委以中华中医药学会儿科分会副主任委员、中华民族医药学会儿科分会会长等重要的学术职务，推动了民族医药儿科事业的发展与创新。

《全国名中医丁樱五十年临证经验荟萃》一书汇集了丁樱教授一生的学术思想、诊疗经验、医案精华以及科研思路与方法，内容丰富、记录翔实，特别是肾病方面的成果处于全国领先水平，更是匠心逸群，尤为难得。是医学生、中医师、中西医结合医师重要的参考书籍之一，对于培养中医辨证思维，提高临证诊疗水准，提升临床疗效具有十分重要的价值，对于造福广大儿童更是大有裨益，故于成书之际，欣然贺以为序。

中华中医药学会儿科分会主任委员
中华中医药学会儿童肺炎联盟主席
天津中医药大学第一附属医院原院长

马融

2017 年 10 月 26 日于天津

前　言

忆起我学医从医 52 年之路，抚今追昔，感慨万千。相比同时代的人我很幸运，20 世纪 60 年代中期因家境及政治环境使我无缘上大学却有幸迈入医学之门，在"文革"后期又有机会进入河南中医学院（现河南中医药大学）中医系上学，圆了我求学的梦，也确立了我学中医、爱中医、发扬中医的人生目标。

我从不了解不信任中医到深感中医博大精深并立志学好用好中医，虽历经了漫长的路，但确实是从理论到实践，再由实践上升到理论的反复磨砺过程。为总结传承割舍不下的中医经验，完成时代赋予的使命，我携弟子，对数十年之学术思想、临证经验和科研成果进行了整理和贯穿，编纂成本书。

本书分为我的医学生涯、医学心悟、医案选录、医方选录、验方选录、经验用药、临床研究摘选及实验研究摘选八个方面，涵盖了我临床、教学、科研及学科建设等多方面的经历和经验，寄希望能立足当时，回归自然；切合实际，指导临床；相互论证，系统连贯，以利后学。本书所有内容皆来自我的临床实践，除常见病、杂病外，其重点突出了中医治疗小儿肾病及过敏性紫癜的学术思想。此外，因近 30 年我对儿童使用中成药雷公藤多苷的适应证、剂量、不良反应及中药干预等进行了系统观察、深入研究，临床使用得心应手、屡起沉疴。先后中标国家"十一五""十二五"科技支撑计划重大课题，并协同国内中西医名校附属医院共同研究，为雷公藤在中医儿童风湿免疫类疾病的合理应用及科学研究中进行了有益的探索，也在儿童使用雷公藤问题上大胆提出了质疑和见解，不为标新立异，只为抛砖引玉，引发同道们为中医药解决儿科临床免疫性疾病的疑难问题，也为发扬光大中国自主知识产权的中成药做出不懈努力，故将雷公藤相关研究一览书中，以伺后学继承并进一步研究。

　　本书从 2011 年开始筹划，至今已 6 年，始因公务繁忙及拖沓几经搁浅，又自觉成书之作，流传于世，恐成误人，时感重任在肩，不敢懈怠，故本书关键章节亲自执笔。六载灯烛伏案，师徒鼎力，最终成篇。虽为一家之言，确为临证体会，于医学实为萤光，于同道可为镜鉴，于病人或为烛微，足矣！然医道无穷，谬错难免，蒙儿科同道垂爱赐教，以便再版时修订完善，不胜感激！

丁樱

2017 年 12 月于郑州

目 录

第一章

我的医学生涯

我是"文革"期间毕业的大学生，今天能成为二级终身教授、博士生导师，并被确定为国家教学名师、首届国家名中医，享受国务院特殊津贴专家，抚今追昔，感慨万千。作为我这样一位学历不硬的临床医生兼大学教师来说，谈不上有什么惊人的治学经验，但从学医、临诊到执教，历经50余年岁月沧桑，确也走过了一段不平坦的路，愿借本书谈一点体会与同道共勉。

一、学医之初

我出生于江苏南京一个知识分子家庭，父亲是外语教师，系民国时期上海同济大学毕业生，典型的"老学究"；母亲是医生，性格开朗，吃苦耐劳。20世纪50年代中华人民共和国成立初期，为响应国家号召，我们举家迁到河南。父亲教书，母亲做医生，一家人过着平静的生活。随着1957年全国"反右"运动的爆发，生性耿直的父亲因说了一些"不合时宜"的话而被打成了"右派"，年幼的我遂成了"右派子女"。1965年我初中毕业以优异成绩顺利考上省重点高中，后因当年"家庭出身不好无望上大学"的政治环境，加上家境困窘，为获得每月十元钱补贴，母亲做主让我转到卫校。上卫校一年半，解剖、生理、病理、药理等基础课刚学完，因史无前例的"文革"波及学校而停课，我随即成为"黑五类"。更因在校成绩名列前茅，年仅 15 岁的我竟被同学因嫉妒而写了一张"走白专道路、不问政治的资产阶级小姐"的大字报。在这种境遇下成长起来的我，继承了父亲生性执着和母亲吃苦耐劳的特点，不仅学习成绩优异，课余还常干家务活，虽在家排行老三却被称为"管家婆"，深得父母信任。

1968 年，我卫校毕业被分配到林县河顺公社医院（现今的乡医院）。因性格开朗、勤快，眼里有活，看病、帮老中医抄方、抓中药甚至连炮制中药、制剂、护士打针的活儿也抢着干，很快就博得了领导和同事的一致好评。第二年就送我去当时已具有相当规模且已成全国典范的林县人民医院进修，期间适逢国家医疗队来县医院开展早期食管癌普查暨手术工作，由于人手短缺，且我表现突出，即把我留在县医院，这一干就是 2 年。在这 2 年中，我有幸先后与国家医疗队（由北京协和医院、阜外医院的医生组成）、河南省医疗队的老一代诸多专家朝夕相处一起工作，这些专家如胸外科邵令方、张汝刚、刘方圆、梁遵时，病理专家沈琼等后来大多成为国内外有重大影响力的著名学者，他们对医学事业的执着追求、严谨求实的学术作风影响了我的一生。

1971 年，全国大中专院校学生再分配之际，我调入安阳龙山化肥厂职工医院做临床医生。医院小分科不明，从内科到外科，从西医到中医，身兼多职，从早到晚忙得不亦乐乎。医院领导和同事都对我这个"爱干活"的小姑娘印象非常好。1973 年，邓小平同志二次复出，国家实施了"文革"以来首次以推荐为基础的大学升学考试。为圆曾经的大学梦，我报名参加了高考，成绩在安阳地区 200 多名考生中位列第二。不曾想发生"白卷英雄"张铁生事件后，国家传出了"此次高考无效"的消息，这对我来说是个不小的打击。幸运的是，1974年，单位领导和同事再次一致推荐我上大学，我因此很荣幸地进入了河南中医学院中医系学习，成为"工农牌"大学生，从此改变了人生的发展方向，与中医儿科结下了不解之缘。

二、中医之路

进入中医学院之后，深感理论知识欠缺的我非常珍惜这难得的学习机会，不仅全面系统地学习了中西医学知识，而且在课余"帮老师干活"。担任既是学生又是老师的双重角色，遇到一些实践课程，老师因我有近 6 年的临床经历，经常让我给同学们补西医课。经过对理论知识的系统学习，对实践中那些知其然而不知其所以然的西医基础知识一一有了答案，但对中医的认识凭借在基层医院的粗浅经历只知道能治病，对其理论却不入门甚至抱有怀疑态度，在学到"肺主气司呼吸"等与西医学类同的知识还能接受，但遇"脾主运化"等反差较大的理论就感到费解，尤其认为科学已发展到原子、质子时代，怎么还在讲阴阳五行呢？思想陷入苦恼而混乱的状态，曾一度想退学，打算再改学西医。

中医学是实践性很强的科学，当时学校经常组织医疗队下乡为农民看病，可谓"开门办学"。在此间我有幸跟随石冠卿、赵清理、张磊、尚炽昌等中医学院著名教授参与了下乡巡回医疗队。在为当地农民看病的过程中，发现中医确实能为病人解决实际问题，一个个典型有效的病例使我对中医有了一种豁然开朗的感觉和全新的认识，就在这种边学习边实践的过程中，逐渐喜欢上了中医并成为中医的虔诚信徒。

毕业后，我留在了河南中医学院（现河南中医药大学）第一附属医院儿科从事中医临床工作，曾经与国内省内著名中医、中西医儿科专家李晏龄、黄明志、苗培显、郑建民、高智

4

铭、张子萍、范忠纯等老师朝夕相处数十年，在他（她）们的亲自指导下查房、出门诊、走上讲台并参与科研，他（她）们把精湛的技术、丰富的临床经验毫无保留地传给我，使我较快领略并掌握了辨证施治的基本思路与方法，积累了诊治儿科疾病的初步经验。为日后成为儿科学术骨干奠定了基础。

80 年代末，已有 20 年临床工作经历的我因深受领导和患者好评，成为我院当年最年轻的科室副主任，1990 年以后学院及医院又相继任命我为儿科研究所所长、儿科教研室主任、儿科医院院长。通过"擂台"选拔，成为河南中医学院儿科学科带头人，全面负责河南中医学院儿科研究所、儿科教研室、第一附属医院儿科临床的医教研工作。后先后又成为中华医学会中医药学会儿科分会副会长，世界中医药联合会儿科分会副会长，国家临床重点专科儿科全国协作组大组长，河南省中医儿科、中西医结合儿科学会主任委员。2015 年又成为中华民族医药学会儿科分会会长……这一个个不同角色的转换，一个个有分量的学术职务，是多年来身边多位老前辈支持的结果，也与全国中医儿科学会张奇文、王烈、汪受传、马融等会长的帮助分不开。这些汗水的结晶，似乎是荣誉，更是压力和动力，我始终认为：作为一名学科带头人，应把自己团队的学术带领到全国领先水平；作为一名导师，应深受学生的爱戴；作为一名中医儿科名医，应对小儿常见病和各种疑难杂症的诊治具有丰富实战经验。我怀着这些理念坚定地去努力，并持之以恒。

我于 1974 年大学毕业留校任教后，深感自己知识储备不足，曾一度面临被淘汰的危险，多年来，我始终以"勤能补拙"为信条，激励自己树立信心，拼搏上进。除"勤"之外，"恒"字是很重要的，无论书本知识或临床经验，均重在积累，由少到多，由易到难，一点一滴，日积月累，聚涓滴而成江河。在留校后的前五年中，我先后参加了大学举办的青年教师中医基础理论提高班、河南省中医管理局举办的中医师经典进修班、教育部与国家中医药管理局联合举办的全国中医高校青年骨干教师进修班、全国中医儿科首届高级师资班等，系统学习了中医四大经典及中医儿科经典著作。无论临床、家务如何繁忙，我总要挤时间完成学习任务，并数年如一日地坚持下来。此外，日后有幸拜识了国医大师王烈，还有张奇文、汪受传、俞景茂、马融等国内儿科知名大专家，他们潜心杏林、精勤不倦、博极医源、矢志不移的风范感染了我，尤其在参加南京中医药大学汪受传教授主编的多部国家规划教材、参与他主持的"十五"国家科技攻关项目以及制定儿科疾病临床诊疗指南的过程中，他厚重的理论沉淀、严谨求实的科学态度、杰出的教学与科研成就使我受益颇深。在参与马融教授领导的儿童用药及新药创制等过程中，他超前的创新及宏观管理驾驭能力使我受益匪浅。实事求是地说，在步入中医大门的十余年后，源于以上各种因素，我才逐渐触及到中医的文化及学术脉络，感悟出中医的博大精深。

"将升岱岳，非径奚为，欲诣扶桑，无舟莫适"，要获得解决实际问题的才干和本领，成为一个优秀的临床医生，需要正确的方法，即实践、思考和知识相结合。知识很重要，但知识不等于才能，知识只能在实践和思考中运用，并融会贯通，方可转化为才能。留校工作以来，我始终把实践放在第一位，工作在临床、教学第一线。临床工作确实十分辛苦，常加班加点，退职前几乎未曾享受过寒暑假，节假日大部分也被占用，但我却在临床实践中得到了锻炼，不但临床上能独当一面，且为较好地完成教学、科研任务奠定了坚实的基础。

在科学技术迅猛发展的今天，如何使自己跟上时代的步伐是每一个中医人面临的挑战。我个人之见，除要有坚实的中医理论及丰富的临证经验外，也应中西医结合取长补短。中医和西医的思维模式尽管不一致，但有其共同的研究对象和价值标准，共同的学科属性和发展方向，在这种前提和基础上，当一种医学不能圆满解决医、教、研中的全部问题时，两者结合起来取长补短是非常有益的。也正是这种理念，造就了我日后带领团队在采用中医、中西医结合的方法解决疑难疾病方面，适应了社会的需要，跟上了时代，也促进了河南中医儿科临床专科、学科的发展。

三、临危受命，重振儿科

1999 年，我刚刚接任河南中医学院一附院儿科主任的时候，全国中医儿科均处于低落期。那时我院儿科也出现了空前的不景气：床位只有 25 张，床位占用率不足 50%，日门诊量不到 100 人。有人对中医儿科存在的价值产生质疑，并有人转往其他专业。儿科业务量一度成为医院倒数第一的老大难。面对此状，我进行了深层次思考。首先分析了中医儿科面临的严峻形势，我认为随着社会的发展和医疗技术的不断提高，儿科常见病在基层医院完全可以得到较好的治疗，而前来省级医院就诊的多为疑难或重症患者，也就是说，在新的历史时期省级医院面对的疾病谱已经发生了重要的变化。另一方面，医学专业的发展越来越细化，但中医儿科的发展仍停留在大儿科即二级学科的粗放学术水平，缺少高精尖的专业，没有鲜明特色，而且几代老中医的经验未得到很好的传承。还有，针对儿科疾病的特点，医护人员长期工作量大且收益低，具有高付出、高风险、低收益的特点，导致中医儿科的人才流失，专科规模呈现日益萎缩的趋势。

基于这种不容乐观的现状，刚刚担任儿科主任的我面临着严峻的挑战。时代在发展,中医儿科专科设置也必须适应新形势下社会的需要,才能更好地发展壮大,为百姓服务。因此,十几年前,在医院的支持下,我下决心扭转这种局面,在制定我院儿科发展规划时,我在专科专病建设、科研方向、人才培养等方面开始了"重新定位",在广泛调研和认真论证的基础上,制定了新的规划方案。从此,我带领的儿科走上了一条全新的发展之路。

我首先对儿科进行了三级学科分化,结合自身优势提出了"发挥中医优势,突出龙头带动作用"的发展思路。利用我院儿科一批在国内知名的老专家郑颉云、黄明志、李晏龄、郑健民、高智铭、张子萍、范忠纯等在儿科疾病的诊治上积累的丰富经验,作为学科发展的坚实的基础。此后的十多年,我带领儿科医护人员以临床医疗为核心,充分发挥中医药治疗慢性疑难病的优势和传统儿科中药散剂"简、便、廉、效"的特色优势,对小儿肾病、脑病、呼吸病等3个专业的疑难疾病进行了深入研究,取得了满意的临床疗效,近五年又拓建了小儿急危重症、感染两个方向,突出了专科专病建设。在儿科疾病的诊治上,一手抓中医特色,一手抓现代诊疗技术,利用现代先进技术为中医诊疗服务,推动了中医儿科临床不断发展。同时,加大了三个特色专业的人才培养以及专科病区、科研项目、实验室基地、研究生培养等多方面的配套建设。在大力发展小儿肾病、脑病、呼吸系统疾病等重点专业方向发展的同时,还先后成立了小儿心血管、消化、内分泌、结缔组织病、精神心理、遗传代谢等专业。经过不懈的努力和建设,各专业均成规模,并且培养出了多个方向的学术带头人,儿科一天天地在发展壮大,病人数量大幅增加,形成儿科专家一号难求、一床难入的局面。这些显著的成绩,建立在我对儿科学科发展方向和内涵不断把握的基础上。

四、创建国家重点学科及国内第一个中医儿科医院

从 1999 年开始，在不到 10 年的时间里，我院儿科得到了快速发展，发生了翻天覆地的变化。床位由 25 张扩大到了215 张；日门诊量由 65 人次增加到 650 余人次，整整翻了 10倍。15 年后，专科规模仍不断扩大，已成为具有 355 张床位、五个病区的院中院——儿科医院。近年，小儿肾脏病人来自北京、新疆、广东等全国各地；小儿脑病病人来自全国各地乃至俄罗斯、法国等国家。来源于本区域以外的病人已经高达82%，门诊量和床位数量出院病人已分别占全院总量的 1/5 和1/6。其中小儿难治性肾病、过敏性紫癜性肾炎、重症肺炎、哮喘、脑性瘫痪等疑难疾病、急危重症的收治率逐年增加，改变了"中医只能处理常见轻病、慢病"的观念。目前我院儿科的年门诊量近 40 万，年出院近 10000 人次，开展的中医特色诊疗技术 40 余项，开设小儿肾病、风湿病、脑病（2 个病区）、肺病、感染、急危重症、外治等八个独立专业病区，是唯一拥有小儿肾脏病理国家三级实验室、全国中医儿科疑难疾病会诊诊疗中心的单位。病房收治病人的数量、疾病谱的广度难度、专业特色均位于全国中医儿科之首，在国内产生了重大影响。2001 年以来，我院儿科先后被评为国家中医药管理局重点学科、重点专科，卫生部中医临床重点专科，中医儿科全国协作组大组长单位，河南省中医药管理局重点专科、儿科名科等。此外 2004 年我院儿科成为全国第一个中医儿科医院（院中院）。

随着实力不断增强和知名度不断提高，近年我先后承担了国家"十一五""十二五"科技支撑计划重大疑难疾病项目和国家自然基金项目、河南省重大科技攻关项目等多项课题，先

后荣获省部级科研成果 5 项，成为多部国家中医高校规划教材编委、副主编、主编。应邀前往香港大学及国内多所高校进行讲学，并前往美国、加拿大、英国及西欧、北欧进行交流学习。我科还先后接收了来自北京儿童医院、江苏省中医院、天津中医药大学第一附属医院、长春中医药大学附属医院、广西中医药大学、浙江大学附属儿童医院、甘肃省中医药大学、云南中医药大学附属医院等多所高校附属医院和地方医院的科主任、医生前来进修学习，把河南中医一附院中医儿科的中医优势技术传播到了祖国的大江南北。

五、薪火相传，教书育人

人才是学科、专科建设的基础，没有高水平的专业人才，一切设想都将成为一句空谈。为了学科发展，在 2000 年前后即儿科最艰苦的日子里，我毅然将科里的几名学术骨干送到了北京进行进修学习，而自己却每天守在科里承受巨大医疗压力和风险。据那些年跟我一起工作过的同事回忆说："丁樱主任几乎每天早上七点半到科里，晚上九点半左右才回家。"跟着我的研究生也回忆说："跟着丁老师的几年里，好像就没有真正地享受过星期天和节假日。"庆幸的是这些读博、进修的骨干全部归来，一个也没有外流。当我看到一批批青年骨干的迅速成长并为儿科做出重大贡献的时候，我由衷感到欣慰，并有成就感。正因为培养了一支优秀的人才队伍，涌现了多位知名青中年专家，也才造就了日后儿科的跨越性发展。

数十年来，无论工作多忙，我都坚持完成课堂和临床教学的一线工作和管理，尤其是儿科研究生的课程及临床实习均由我亲自主抓。作为研究生导师，我不仅注重传授知识，更重视把知识的传播、能力的培养、创新思维的启迪与道德情操的陶冶，有机地结合在一起。要求他们在临床摸爬滚打。在工作中，我以对学生严厉著称，强调在科研及临床工作中严谨求实的学风，经常检查学生的病历和实验记录，对其错误从不放过。但在生活上却常常给学生们以力所能及的帮助。个别研究生家境困难，一旦有急用我会毫不犹豫地拿出自己的钱帮助他们，已毕业的学生给我的来信中，称我为"导师妈妈"。在我培养已毕业的 62 名硕士、10 名博士中，有三分之一在国内外高校医院成为学术骨干，成为儿科主任者已有近十名。

近年来，儿科的迅速发展促成了我一个心愿，即在儿科医院院长的职务退出之前成立"河南省中西医结合儿童医院"。在院领导暨省中管局等多方努力下，2015 年 12 月"河南省中西医结合儿童医院"获省里正式批准并挂牌。儿科学科已形成了临床、科研、教学等配套发展的专业格局，成为国内高校享有盛名的儿科学科。2016 年 2 月份我心满意足地打报告辞退了行政职务，但院领导却给予我终身教授和终身名誉主任的荣誉。同年又被评为国家教学名师，次年评为国家首届名中医，这些荣誉鞭策我，在有生之年尽力再为儿童健康及教育事业做贡献！

第二章 | 医学心悟

一、小儿肾病的辨证治疗与经验

肾病综合征（NS）是由于多种病因造成大量血浆蛋白从尿中丢失而出现的一种临床综合征，主要特点是大量蛋白尿、低白蛋白血症、高脂血症和不同程度的水肿。可分为原发性、继发性和先天性 NS 三种类型，而原发性肾病综合征（PNS）约占小儿 NS 的 90%。口服糖皮质激素是 PNS 的一线治疗方法，80%～90% 的患儿对激素初治可获得完全缓解，但有76%～93% 的患儿复发，且其中45%～50% 表现为频复发或激素依赖。长期的激素治疗可出现肥胖、骨质疏松、高血压、糖尿病、生长抑制、白内障等副作用，临床常联合免疫抑制剂来减少肾病的反复，然而免疫抑制剂又可能带来更多、更严重的副作用。随着现代对小儿肾病研究的不断深入、对肾组织病理、免疫病因、病理研究的不断进展，对中医辨证分型及治疗规律研究的日益丰富，国内中医内科肾病会议通过的中医分型标准，使小儿肾病的临床分型和治疗也趋于客观化和规范化。在辨证的基础上结合组织病理、免疫学、血液流变、血液生化等现代检测手段，与辨病相结合的治疗观察思路与方法正在形成。从对古今之成方、验方、单方的研究，发展至有效成分的提取；从单纯中药治疗发展为与激素、细胞毒药物等有机配合的中西药结合治疗方法，从而明显提高了疗效。在临床研究方面，近年中医行业制定了小儿肾病的临床诊疗标准及指南，明确了肾病中药诊疗方案；在中药新药临床研究指导原则引导下，提出了药效学研究要求，建立了肾病动物多种病理类型，尤其对肾组织的病理诊断，使中医药治疗肾病的疗效被证实，其药效机理开始被阐明，为提高疗效、筛选有效药物、进行剂型改革奠定了基础。近年来，细胞分子生物基因学指标的研究已迈入小儿肾病的中医诊断及中药治疗前后的变化观察中，使小儿肾病的中西医结合研究开始与国内外先进水平接轨。

目前该病仍然是西医及中医学领域研究的热点、难点。基于数十年的本病治疗经验，我认为本病的中医辨证重在辨标本主次、明阴阳消长，治疗崇尚调整阴阳失衡及序贯治疗，形成了自己独特的学术思想，并先后编入了第一、二版研究生教材、普通高等教育"九五"国家级重点教材《中医儿科学》，得到了中医儿科界认可，为丰富中医水肿病的诊疗体系做出了贡献。

肾病属中医"水肿"范畴，多属阴水。

（一）病因病理

1. 病因

多种病因可引起肾病综合征。常见的有禀赋不足、久病体虚、外邪入里三种因素。

（1）禀赋不足：小儿先天禀赋不足，素体虚弱或母孕期感染邪毒或父母患有此疾遗传于子，均可致生后肺脾肾三脏素虚，尤其是脾肾二脏虚弱，运化、气化功能失常，封藏失职，精微外泄，水液停聚而发为本病。

现代研究已经找到部分遗传基因的缺陷或不足与肾病综合征的发病有关，也有研究认为部分病例与宫内感染及过敏性体质有关。据报道，小儿肾病在同胞及双胎中的发病率为 2% ～ 6%。国外报道，肾病综合征患者有过敏因素者占 35.3%，有变态反应史者占 40%。

（2）久病体虚：原有他疾，失治误治，致脏腑亏损，正气愈伤，肺脾肾功能虚弱，精微不得输布吸收与封藏，水湿失于运化而发为本病。

现代研究表明：急性肾小球肾炎、慢性肾盂肾炎、乙型肝炎、过敏性紫癜、系统性红斑狼疮、糖尿病及肿瘤等多种其他疾病均是引起小儿继发性肾病的常见原因。

（3）外邪入里：感受外邪，入里内侵肺脾肾三脏是小儿肾病发作或复发的最常见诱因。其中以外感风（风寒或风热）、湿、热、热毒最多见。

外感风寒或风热，内伤于肺，使肺气虚弱，失于宣发肃降、通调水道，致水液代谢障碍，发为水肿，或使原有水肿复发或加重。皮肤不洁，热毒内归；或外阴不洁，湿热之邪侵入下焦，伤及膀胱及肾，均可耗劫阳气真阴，使原已不足的肺脾肾愈亏，而发为本病或使原有病情复发或加重。可见水肿病不仅有外邪、热毒的因素，也有脾肾虚的一面。

现代研究认为：肾病综合征的发病，部分与感染诱导的免疫损伤有关。据国内报道，本病有 42.4% 的小儿起病前 1～3 周有感染史，其中以呼吸道感染最多，皮肤感染、消化道感染及尿路感染次之。由此可见，感染是导致肾病常见的诱因。

综上所述，小儿肾病综合征的发病主因以正虚为主，感受外邪为诱因、次因，有时可互为因果。

2.病理

（1）病位在肺脾肾，重点在脾肾：肾病综合征是由人体内"水精四布"的功能发生障碍而引起，而肺脾肾是"水精四布"的主要脏器，正如《素问·经脉别论》说："饮入于胃，游溢精气，上输于脾，脾气散精，上归于肺，通调水道，下输膀胱，水精四布，五经并行。"如果脾肾肺三脏虚弱，必然导致"水精四布"失调。当水液代谢障碍，则发为水肿；精微不能输布、封藏而下泄则出现蛋白尿。又如《景岳全书·肿胀》说："凡水肿等证，乃肺脾肾三脏相干之病，盖水为至阴，故其本在肾；水化于气，故其标在肺；水惟畏土，故其制在脾。今肺虚则气不化精而化水，脾虚则土不制水而反克，肾虚则水无所主而妄行。"可见肾病的病本在肾与脾，其标在肺。

（2）病理因素为水湿、湿热、瘀血：肾病的关键病理因素是水湿为患。水湿不仅是贯穿在病程始终的病理产物，成为损伤人体正气、阻碍气机运行的主要因素，同时又是进一步伤阳、化热，使瘀血形成，推动疾病发展的重要病理环节。水湿与脾肾虚之间互为因果，是肾病水肿发生的关键所在。正如《幼幼集成·肿满证治》说"因中气素弱，脾虚无火，故水湿得以乘之"。《诸病源候论·水通身肿候》说："水病者，由脾肾俱虚故也，肾虚不能宣通水气，脾虚不能制水，故水气盈溢，渗液皮肤，流遍四肢，所以通身肿也。"

湿热也是肾病发生、发展、迁延反复的重要因素，其可因水湿内停、郁久化热而成湿热；或肾病日久、蛋白尿流失过多，阳损及阴，使真阴亏虚，虚热内生，热与湿互结而成湿热；更有因长期用激素而助火生热，并易招致外邪热毒入侵，致邪热与水湿互结，酿成湿热。湿热久结，难解难分致气机壅塞、水道不利，进一步加重从而使病情反复，迁延难愈。

国内大量资料统计，在本病过程中，湿热证的发病率为47.95%～100%。现代研究认为湿热证与感染密切相关。因肾病过程中，反复发作的主要因素是感染，无论是上呼吸道感染、肺部感染、口腔感染、皮肤感染、尿路感染，还是霉菌感染，患儿多呈现不同程度的湿热证候表现。而肾病的反复感染，也反映了湿热之邪缠绵难解的特点。

瘀血是导致肾病发病及缠绵难愈的又一重要病理因素。肾病以水肿为主要表现，而水与血、气本不相离，如《金匮要略·水气病脉症并治第十四》："血不利，则为水。"《血证论·阴阳水火气血论》说："水火气血，固是对子，然亦互相维系。故水病则累血……瘀血化水，亦发水肿，是血病而兼水也。"可见水病可致血病，而血病亦可导致水病。水肿可致气滞，而气滞则血瘀；反过来，血瘀又可致气滞，气化不利而加重水肿。可见，血气水三者是相互影响的，而血瘀可存在于肾病整个病程之中。概括肾病血瘀的病因病理有：精不化气而化水，水停则气阻，气滞则血瘀；阳气虚衰，无力推动血液运行，血行瘀阻，或气不摄血，血从下溢，离经之血留而不去，或脾肾阳虚，失去温煦，日久寒凝血滞，均可导致血瘀；病久不愈，深而入络，致脉络瘀阻；阴虚生火，灼伤血络，血溢脉外，停于脏腑之间而成瘀；阴虚津亏、热盛血耗，使血液浓稠，流行不畅而致瘀；因虚或长期应用激素使卫外不固，易感外邪，外邪入侵，客于经络，使脉络不和、血涩不通，亦可成瘀。可见，形成血瘀的病理环节很多。

现代研究认为：肾病综合征普遍存在高凝状态，此与凝血酶原降低、辅助因子Ⅴ和Ⅷ显著增高、血浆纤维蛋白原水平增高、抗凝血酶Ⅲ水平和抗纤维蛋白酶活性降低、血小板增多、血小板凝聚增强、β-血栓球蛋白增高等有关。此外，肾病水肿时的低血容量、血液浓缩、血流缓慢、高脂血症及使用激素等，均可促使血液黏度增高，加重肾病高凝状态。这些研究充分说明了血瘀证在肾病中的存在及其在病理变化中的重要地位。

（3）病机属性重标本虚实：肾病的病程长，虽其病因责之于内伤、外感，病理涉及脏腑、气血、阴阳，但其病机属性却是一致的，均以正气虚弱为本，邪实蕴郁为标，属本虚标实、虚实夹杂之病证。正虚是指气虚、阳虚、阴虚或气阴两虚，结合脏腑又可分为肺脾气虚、脾肾阳虚、肝肾阴虚等，此为肾病病机变化之关键，故为本。邪实是指外感及水湿、湿热及瘀血等病理产物，故为标。

在肾病的发病与发展过程中，本虚与标实之间是相互影响、相互作用的，正虚易感外邪、生湿、化热致瘀而使邪实，可谓"因虚致实"；邪实反过来又进一步耗伤脏腑功能，使正气更虚，从而表现出虚实寒热错杂、病情反复、迁延不愈的临床特点，尤其难治性病例更为突出。

在肾病不同阶段，标本虚实主次不一，或重在正虚，或重在标实，或虚实并重。一般来讲，在水肿期，多本虚标实兼夹，在水肿消退后，则以本虚为主。

（4）病情演变分阴阳：肾病之病因不同，患儿体质各异，病势轻重、病程阶段不一，对药物（尤其激素及细胞毒药物）的反应有别，故在本病的发生发展中，有阴阳之分。正如《景岳全书·肿胀·论证》云："凡欲辨水气之异者，在欲辨其阴阳耳。"本病早期或未用激素治疗之前，多表现为浮肿明显、面色苍白、畏寒肢冷、乏力纳差、腹胀便溏、舌质淡胖、苔白或白腻，脉沉无力等症，此属阳虚，多由脾阳虚或脾肾阳虚所致。患病日久，尤其在用足量激素以后，患儿出现面色潮红、盗汗、烦躁易怒、头痛眩晕、手足心热、舌红少苔、脉细数等，则属阴虚。此多为病久不愈，阳损及阴；或激素助阳生热，或湿热郁久，热盛伤阴致肝肾阴虚所致。

阴阳相互依存、相互制约，阳损可伤阴，阴伤可损阳，病情反复发作，迁延不愈，则会出现气阴两虚、阴阳两虚之证。

概括肾病的病情演变，初期及恢复期多以阳虚、气虚为主，难治病例，病久不愈或反复发作或长期用激素，可由阳虚转化为阴虚或阴阳两虚。而阳虚（尤其是脾肾阳虚）乃病情演变之本始。

（二）临床诊断

1. 诊断要点

（1）单纯性肾病：具备四大特征：①全身水肿；②大量蛋白尿[尿蛋白定性常在（+++）以上，24 小时尿蛋白定量>0.05g/kg]；③低蛋白血症（血浆蛋白：儿童<30g/L，婴儿<25g/L）；④高脂血症（血浆胆固醇：儿童>5.7mmol/L，婴儿>5.2mmol/L）。其中以大量蛋白尿和低蛋白血症为必备条件。

（2）肾炎性肾病：除单纯性肾病四大特征外，还具有以下四项中之一项或多项：①明显血尿：尿中红细胞>10 个/HP（见于 2 周内 3 次离心尿标本）。②高血压持续或反复出现（学龄期儿童血压>17.3/12kPa，学龄前儿童血压>16.0/10.7kPa，并排除激素所致者）。③持续性氮质血症（血尿素氮>10.71mmol/L，并排除血容量不足所致者）。④血总补体量（CH50）或血 C3 反复降低。

（3）先天性肾病：①多于生后 3 个月内起病；②具备单纯性肾病四大特征；③对肾上腺皮质激素有耐药性；④病情严重，病死率高。

（4）继发性肾病：①有全身或其他系统病变（如紫癜、乙肝、系统性红斑狼疮、糖尿病等）的临床与实验室诊断依据；②具备单纯性或肾炎性肾病的特征。

2. 鉴别诊断

小儿肾病的鉴别诊断除应与急性肾小球肾炎鉴别外，主要在肾病范围内把原发性、继发性及先天性三者相鉴别。

（三）辨证论治

1. 证候辨别

（1）辨别标本：肾病的辨证首先要区别本证与标证，权衡孰轻孰重。

肾病的本证以正虚为主，有肺脾气虚、脾肾阳虚、肝肾阴虚及气阴两虚。可根据病史、水肿情况及全身症状来区别。肺脾气虚多有反复感冒史，且多因外感而诱发水肿，以面目为甚，全身以自汗出，纳呆便溏，乏力为主要症状；脾肾阳虚则以高度浮肿为主，常伴胸水、腹水，全身以神疲畏寒、四肢不温等阳虚外寒症状为主；肝肾阴虚则多见于素体阴虚，尤其长期足量用激素之后，其水肿较轻或不肿，以面色潮红、头晕、烦躁、舌红无苔为主症；气阴两虚多见于病程较久或反复发作或长期、反复用激素后，水肿多较轻或无浮肿，其既有易外感之气虚证，又有口干咽燥、手足心热、舌红苔少之阴虚证。

肾病之标证以邪实为患，有外感、水湿、湿热、血瘀及湿浊。其外感以感受风邪（风寒或风热）为多，以发热、恶风、咳嗽、流涕、咽红咽痛等为主症。水湿则以明显水肿或胸水、腹水为特征。湿热壅滞于上焦，以皮肤疮毒为主；中焦湿热以口黏口苦、口干不欲饮、脘闷纳差、苔黄腻为特点；下焦湿热多见小便短赤，灼热涩痛不利等症。血瘀除有面色晦暗，舌色紫暗有瘀点外，可结合血液流变学检测指标来判断。湿浊则以恶心呕吐、身重困倦、精神萎靡为主要症状。

（2）辨识难易：肾病有难易之分。难易主要根据其分型、对药物（包括激素）的反应、病程及复发情况来识别之。易治者，多为单纯型、药物反应敏感、病程短，治疗后短期未反复或未复发者；难治者则多为肾炎型，药物反应不敏感，病程较长，或治疗后仍频繁反复及复发者。

2. 治疗原则

肾病的治疗原则应紧扣"本虚标实"之病机，以扶正培本为主，重在益气健脾补肾，调理阴阳，同时注意配合宣肺、利水、清热、化瘀、化湿降浊等祛邪之法以治其标。在具体治疗时应掌握各个不同阶段，解决主要矛盾。如水肿严重或外邪湿热等邪实突出时，应先祛邪以急则治其标；在水肿、外邪等减缓或消失后，则扶正祛邪，标本兼治或继以补虚扶正为重。总之，应据虚实及标本缓急，确定扶正与祛邪孰多孰少。

单纯中药治疗效果欠佳者，应配合必要的西药治疗。对肾病之重症，出现水凌心肺、邪侵心肝或湿浊毒邪内闭之证，应配合西药抢救治疗。

本病的疗程较长，一般认为在尿蛋白消失后，仍应巩固治疗半年以上，难治病例常需一年或更长时间，尤其配合应用激素类药物时，应逐渐减量，切忌骤停，以防反跳，引起肾病复发。

3. 分证论治

（1）本证

①肺脾气虚：本证多由外感而诱发，以头面肿甚、自汗出、易感冒、纳呆便溏、自汗气短乏力为特点。轻证可无浮肿，但有自汗、易感冒的特点。本型多见于病程的早期或激素维持治疗阶段。

治法主方：益气健脾，宣肺利水。防己黄芪汤合五苓散加减。

方药运用：常用黄芪、白术、防己、茯苓、泽泻、猪苓、桂枝等。浮肿明显，加五皮饮，如生姜皮、陈皮、大腹皮等；伴上气喘息、咳嗽者加麻黄、杏仁、桔梗；常自汗出而易感冒者应重用黄芪，加防风、牡蛎，取玉屏风散之意，益气固表。若同时伴有腰脊酸痛，多为肾气虚之证，应加用五味子、菟丝子、肉苁蓉等以滋肾气。

验方扶正御邪汤可用于肺肾气虚之无水肿期，其药物组成为生黄芪、白术、防风、生山药、生薏米、芡实、莲肉、山萸肉、连翘、郁金、佩兰、枳壳、升麻、蒲公英。

板侧防感汤可治疗本证之反复感冒患儿，药用黄芪、白术、防风、板蓝根、侧柏叶。

②脾肾阳虚：本证多见于大量蛋白尿持续不消，病情加剧

者。临床以高度浮肿、面色㿠白、畏寒肢冷、小便短少不利为辨证要点。若脾阳虚偏重者，则腹胀满纳差，大便溏泄；若肾阳虚偏重者，则形寒肢冷、面色㿠白、神疲倦卧突出。

治法主方：温肾健脾，化气行水。偏肾阳虚：真武汤合黄芪桂枝五物汤加减；偏脾阳虚：实脾饮加减。

方药运用：常用制附子、干姜、黄芪、茯苓、白术、桂枝、猪苓、泽泻等。肾阳虚偏重者加用淫羊藿、仙茅、巴戟天、杜仲等；偏脾阳虚者常用药：制附子、干姜、黄芪、白术、茯苓、草果、厚朴、木香等。水湿重加五苓散，药用桂枝、猪苓、泽泻等；若兼有咳嗽胸满气促不能平卧者，加用己椒苈黄丸，药用防己、椒目、葶苈子等。兼有腹水者，加黑白二丑、带皮槟榔。在温阳利水同时，可加用木香、槟榔、大腹皮、陈皮、沉香等助气化，加强利尿。

③肝肾阴虚：本证多见于素体阴虚，过用温燥或利尿过度，尤多见于大量使用激素，水肿或轻或无。临床以头痛头晕、心烦易怒、手足心热、口干咽燥、舌红少苔为特征。偏于肝阴虚者，则头痛头晕，心烦躁扰，目睛干涩明显；偏于肾阴虚者，口干咽燥、手足心热、面色潮红突出；阴虚火旺则见痤疮、失眠、多汗等。

治法主方：滋阴补肾，平肝潜阳。知柏地黄丸加减。

方药运用：常用地黄、山药、山茱萸、丹皮、茯苓、泽泻、知母、黄柏、女贞子、旱莲草等。肝阴虚突出者，加用沙参、沙苑子、菊花、夏枯草；肾阴虚突出者，加枸杞子、五味子、天冬；阴虚火旺者重用生地、知母、黄柏；有水肿者加车前子等。

对本证之阴虚火旺者，也可用生地黄、女贞子、枸杞子、地骨皮、知母、龟板、鳖甲、泽泻、玄参为基本方加减治疗。

对本证之虚阳上扰，见有高血压者，可用六味地黄丸加珍珠母、菊花、女贞子、旱莲草、生龙骨、生牡蛎、茺蔚子等药治疗。对阴竭肝风内动者，治以三甲复脉汤加减，以育阴潜阳、平肝息风。

④气阴两虚：本证多见于病程较久，或反复发作，或长期、反复用激素后，其水肿或重或轻或无。本证的气虚是指脾气虚，阴虚指肾阴虚。其中以汗出、反复感冒、神疲乏力为气虚特点；而阴虚则以头晕耳鸣、口干咽燥，长期咽痛、咽部暗红、手足心热为特征。此外，在激素减撤过程中，患儿由阴虚转向阳虚，而见神疲乏力，面色苍白，少气懒言，口干咽燥，头晕耳鸣，舌由红转淡，此乃阴阳两虚之证，临床应注意辨别。

治法主方：益气养阴，化湿清热。六味地黄丸加黄芪。

方药运用：常用黄芪、生地、山茱萸、山药、茯苓、泽泻、丹皮等。气虚证突出者重用黄芪，加党参、白术；阴虚偏重者加玄参、怀牛膝、麦冬、枸杞子；阴阳两虚者，应加益气温肾之品，如淫羊藿、肉苁蓉、菟丝子、巴戟天等以阴阳双补。

（2）标证

①外感风邪：本证可见于肾病的各个阶段，尤多见于肾病的急性发作之始。此乃气虚卫表不固，加之长期用激素或细胞毒药物，使免疫功能低下，卫外功能更虚，易感受风邪而致。临床应区别风寒或风热之不同。外感风寒以发热恶风寒、无汗、头身痛、流清涕、咳痰稀白、舌淡苔薄白、脉浮紧为特点；外感风热则以发热、有汗、口渴、咽红、流浊或黄涕、舌红、脉浮数为特征。如见喘咳气急，肺部细湿啰音者，则属风邪闭肺之证。

治法主方：外感风寒：辛温宣肺祛风。麻黄汤加减。外感风热，辛凉宣肺祛风。银翘散加减。

方药运用：外感风寒常用麻黄、桂枝、杏仁、连翘、牛蒡子、蝉蜕、僵蚕、桔梗、荆芥等；外感风热常用金银花、连翘、薄荷、牛蒡子、荆芥、蝉蜕、僵蚕、柴胡、桔梗等，无论风寒、风热，如同时伴有水肿者，均可加五苓散以宣肺利水；若有乳蛾肿痛者，可加板蓝根、山豆根、冬凌草。若出现风邪闭肺者，属风寒闭肺用小青龙汤或射干麻黄汤加减；属风热闭肺用麻杏石甘汤加减。

②水湿：本证以中度以上水肿，伴水臌（腹水）、悬饮（胸水）为特征。此外尚可结合西医物理诊断，如腹胸部B超、X线等检查则不难确诊。水臌（腹水）责之脾肾肝；悬饮（胸水）责之肺脾。

治法方药：一般根据主症选择治法。伴水臌、悬饮者可短期采用补气健脾、逐水消肿法。防己黄芪汤合己椒苈黄丸加减。

方药运用：常用黄芪、白术、茯苓、泽泻、防己、椒目、葶苈子、大黄等。如脘腹胀满加大腹皮、厚朴、莱菔子、槟榔；胸闷气短，喘咳者加麻黄、杏仁、苏子、生姜皮、桑白皮等。若水臌、悬饮，胸闷腹胀，大小便不利，纯中药不能奏效时，应配合西药利尿剂短期应用。

③湿热：湿热为肾病患儿最常见的兼夹证（标证），可出现于病程各阶段，尤多见于足量长期用激素及大量用温阳药之后。临证应区分上、中、下三焦湿热之不同。上焦湿热以皮肤疮毒为特征；中焦湿热以口黏口苦、脘闷纳差、苔黄腻为主症；下焦湿热则以小便频数不爽、量少、尿痛、小腹坠胀不适等为特点。此外，下焦湿热之轻症可无明显症状，但尿有白细胞、脓细胞增多，尿细菌培养阳性。

治法主方：上焦湿热：清热解毒。五味消毒饮加减。中焦湿热：清热解毒，化浊利湿。甘露消毒丹加减。下焦湿热：清热利湿。八正散加减。

方药运用：上焦湿热常用金银花、菊花、蒲公英、紫花地丁、天葵子、黄芩、黄连、半枝莲等；中焦湿热用黄芩、茵陈、藿香、厚朴、白蔻仁、滑石、薏苡仁、木通、猪苓等；下焦湿热用木通、车前子、萹蓄、滑石、栀子、连翘、黄柏、金钱草、半枝莲、大黄等。

现代药理研究证实，清热解毒药能激活 T 细胞，提高淋巴母细胞转化率，增强白细胞和吞噬细胞功能，从而能预防并控制感染。可在各型辨证的基础上选择使用，严重感染者，可配合西药有效抗生素治疗。

④血瘀：血瘀也为肾病综合征常见的标证，可见于病程的各阶段，尤多见于难治病例或长期足量用激素之后，临床以面色晦暗、唇暗舌紫、有瘀点瘀斑为特点。以上证候不明显，但长期伴有血尿或血液流变学检测提示有高凝情况也可确诊。

治法主方：活血化瘀。桃红四物汤加减。

方药运用：常用桃仁、红花、当归、生地黄、丹参、赤芍、川芎、党参、黄芪、益母草、泽兰等。尿血者选加仙鹤草、蒲黄炭、旱莲草、茜草、三七；瘀血重者加水蛭、三棱、莪术；血胆固醇过高，多从痰瘀论治，常选用泽泻、瓜蒌、半夏、陈胆星、生山楂；若兼有郁郁不乐、胸胁胀满、腹胀腹痛、嗳气呃逆等气滞血瘀症状，可选加郁金、陈皮、大腹皮、木香、厚朴以行气活瘀。

本证之高黏滞血症，可用水蛭粉装胶囊冲服，1.5～3g/日为宜。

本证也可用丹参注射液或脉络宁注射液静脉滴注。

⑤湿浊：本证多见于水肿日久不愈，水湿浸渍，脾肾衰竭，水毒潴留，使湿浊水毒之邪上逆而致。临床以恶心呕吐、纳差、身重困倦或精神萎靡及血尿素氮、血肌酐增高为辨证要点。

治法主方：利湿降浊。温胆汤加减。

方药运用：常用半夏、陈皮、茯苓、生姜、姜竹茹、枳实、石菖蒲等。若呕吐频繁者，加代赭石、旋覆花；若舌苔黄腻、口苦口臭之湿浊化热者，可选加黄连、黄芩、大黄；若肢冷倦怠、舌质淡胖之湿浊偏寒者，可选加党参、淡附片、吴茱萸、姜汁黄连、砂仁等；若湿邪偏重、舌苔白腻者，选加苍术、厚朴、生薏仁。

本证若呕恶不甚，以口黏纳呆、便溏、舌苔白腻为主者，可选用藿香正气散加减（藿香、苏梗、大腹皮、陈皮、半夏、茯苓、白术、厚朴、扁豆、苍术）。

对尿毒症阳虚浊气冲逆者，可采用温肾利水泻浊之法，以附子、大黄各20g分多次服，常获较好疗效。

氮质血症期，消化系统症状明显者，以温脾汤、旋覆代赭汤、左金丸等方综合加减，药用党参、淡附片、干姜、旋覆花、代赭石、法半夏、炒陈皮、淡吴茱萸、姜汁炒黄连、肉桂粉、茯苓、佛手、生薏仁、砂仁。另以伏龙肝30g，焦锅巴1块煎汤代水。也可用升清降浊汤（大黄、贯众、六月雪、苏叶、黄连、半夏、菖蒲、生姜）治疗本证。

（四）个人经验及体会

1. 辨标本主次，阴阳消长

肾病病机本质属本虚标实，正气虚弱为本，邪实蕴郁为标。正虚是指气虚、阳虚、阴虚或气阴两虚，脏腑辨证表现为肺脾气虚、脾肾阳虚、肝肾阴虚等，为病之本。邪实是指外感及水湿、湿热、瘀血及湿浊等病理产物，故为标。中医认为，肺、脾、肾三脏功能正常才能"水精四布"，正如《素问·经脉别论》曰："饮入于胃，游溢精气，上输于脾，脾气散精，上归于肺，通调水道，下输膀胱，水精四布，五经并行。"若三脏素虚，易发水肿，如《景岳全书·肿胀》云："凡水肿等证，乃肺脾肾三脏相干之病，盖水为至阴，故其本在肾；水化于气，故其标在肺；水惟畏土，故其制在脾。今肺虚则气不化精而化水，脾虚则土不制水而反克，肾虚则水无所主而妄行。"《诸病源候论》云："水病无不由脾肾虚所为，脾肾虚则水妄行，盈溢皮肤而令身体肿满。"可见，水肿的发生主责之于肺、脾、肾三脏虚弱之本。正虚于内，则易出现外感、湿热、水湿、血瘀、湿浊等邪实之标，可谓"因虚致实"。四个基本证、五个标证在肾病不同阶段，标本虚实主次不一，或重在正虚，或重在标实，或虚实并重。在临床上有很强的操作性，具有重大临床指导意义。

肾病之病因不同，患儿体质各异，加之对药物治疗的反应有别，故在本病的发生发展中，有阴阳之分，临证时必须把握。正如《景岳全书·杂病谟·肿胀》云："凡欲辨水气之异者，在欲辨其阴阳耳。"本病早期或未用激素之前，表现为浮肿明显，面白肢冷，舌淡苔白，脉细无力，此属阳虚；患病日久，尤其在足量激素应用之后，患儿面色红，盗汗，烦躁，舌红少苔，脉细数，则属阴虚；再延时日，阴虚及阳，临证又表现为阳虚。后期迁延不愈，又多出现阴阳两虚之候。可见，本病阴阳之证相互依存制约，相互转化，相互消长。

2.注意辨证与辨病相结合

辨证论治是中医临床诊疗的基本特色，是中医治疗的基本方法，为中医学精华之所在。但随着西医学技术的发展，辨证论治的缺陷日渐显露，如无症可辨、缺乏客观标准及针对性、四诊手段存在局限性等，故与辨病论治相结合的必要性日渐迫切。所谓辨病论治，是指辨西医之病，并在中医理论指导下用中药进行治疗，或者结合西医学对疾病的认识以及现代中药药理学的研究成果来用中药进行治疗。就本病而言，为提高本病的缓解率，常须合理应用激素及细胞毒药物，因此如何运用中药配合治疗，最大限度地发挥激素及细胞毒药物的作用，防止其副作用，是临床应注意的问题。中药补阴药可拮抗外源性激素对肾上腺皮质功能的抑制作用，补阳药则有兴奋下丘脑－垂体－肾上腺皮质轴之作用。因此，适时地滋阴补阳，对防止激素的副作用，巩固疗效有重要意义。常根据肾病不同的合并症、免疫状态、病理改变等不同，采用不同的治则：如小儿肾病最常见的合并症是感染、高凝等，其类似于中医的外感、湿热、血瘀等标证范畴，在治疗上应把握本虚标实之主次关系，或急则治其标，或标本兼治。再如根据免疫及病理改变采用不同的中医治疗策略，免疫低下患儿，临床多表现为肺脾气虚、湿郁化热、邪气留恋的证候，此阶段多采用健脾益气、扶正为主，佐以清热利湿等祛邪的治法。肾脏病理以增生为主要改变的病例，临床表现多以外感、湿热、血瘀等证候为突出，故治疗应在治本的基础上，适时地予以宣肺、清热、活血化瘀的治法。临证常用太子参、黄芪、白术补肺脾之气；用金银花、连翘、麻黄等宣肺祛邪；选用苍术、茯苓、车前子、黄芩、栀子、冬凌草等清热利湿；用丹参、当归、赤芍、水蛭、三七粉等活血化瘀，每收良效。

3. 重在调整阴阳

本病初期多为阳虚，病久，尤其长期和大剂量应用皮质激素后则阳损及阴，出现阴虚或气阴两虚之证。激素副作用所表现的柯兴症候群如：满月脸、痤疮、口干、烦热、高血压等，表面上属阴虚阳亢，而实质是阴阳两亏。因此，应根据患儿的不同病程阶段，始终坚持调整阴阳平衡这一关键，使阴平阳秘，疾病痊愈。具体言之，在本病早期水肿明显阶段以益气温阳为主，兼以养阴；中期，尤其是用激素之后，则重在滋养肾阴兼以扶阳；恢复期则又以益气温阳兼以养阴，使阴平阳秘，脏腑功能得以相对平衡。常用的益气温阳药：黄芪、巴戟天、肉苁蓉、菟丝子、桑寄生等；养阴药：生地黄、女贞子、旱莲草、五味子、知母等。

激素是治疗本病的主要药物，临床上一些难治性肾病常由于不规范应用激素所致，故认为激素应规范用药。一般强的松 2mg/（kg·d），分 3 次口服，蛋白转阴 2 周后改为顿服，顿服 1 周后逐渐减量。对以下几种频繁反复及激素依赖患儿激素减量尤应谨慎，速度可适当减慢：①初始时有激素效应，但 6 个月内≥2 次复发者；②初始激素足量诱导反复者，其后 18 个月内频反复；③激素治疗前及用药 8 周肾上腺皮质功能低下者有频发倾向。具体方法因人而异，有些频繁复发的患儿采用激素拖尾疗法常获良效。对于一些难治性肾病如病理类型为肾小球局灶阶段性硬化、膜性病变及伴有大量新月体等常多靶点用药。如可采用激素联合环磷酰胺、他克莫司、骁悉等，必要时加用雷公藤多苷诱导转阴，常二联或三联用药。

在治病中根据患儿的不同病程阶段，始终坚持调整阴阳平衡这一观点。并认为激素是本病治疗的重要药物，但因其副作用明显，且停药易复发，故根据数十年小儿肾病理论和经验研究，认为中药配合激素序贯治疗可明显增强后者的疗效，减少其副作用，并降低复发率。具体而言，根据肾病使用激素的不同阶段所表现的中医证候规律，序贯采用温阳利水、滋阴清热、温肾助阳、益气固肾的四步治法。未用或用激素早期（2周内）：患儿蛋白尿及水肿比较明显，此时激素的副作用尚未显现，临床多表现为脾肾阳虚或脾虚湿困的证候，症见全身浮肿，神疲乏力，面色㿠白，畏寒肢冷，腰膝酸软，小便短少不利，口淡不渴，舌质淡，苔白滑，脉沉无力。故多采用温阳益气，化瘀利水法。以太子参、生黄芪、菟丝子、桑寄生等温阳益气；以大腹皮、猪苓、泽兰、薏苡仁、桂枝温阳利水；以当归、鸡血藤等活血化瘀；甘草调和诸药。使用足量激素 2 周以后或长期用激素阶段：因激素的副作用渐显，患儿证多由阳虚渐转变为阴虚，从而表现为肝肾阴虚、虚火内盛的阴虚火旺证候，为西医学所说的医源性肾上腺皮质功能亢进症。症见五心烦热，面部痤疮，心烦躁扰，食欲亢进，口干舌燥，满月面容，舌质嫩红，少苔或无苔，脉细数。故此阶段多用滋阴清热，温肾补气。选自拟方：生黄芪、太子参、菟丝子、桑寄生温阳益气；生地黄、女贞子、旱莲草、知母、黄柏滋阴清热；以当归、鸡血藤等活血化瘀；甘草调和诸药。激素巩固治疗期即在激素的减药阶段：患儿因大量外源性激素对下丘脑－垂体－肾上腺皮质轴的长期反馈性抑制，致使肾上腺处于抑制性萎缩状态，皮质醇分泌减少甚至停止，一旦激素减少或停用，极易引起肾病复发。中医认为，随激素量的变化，阳刚燥热之品减少，激素的副作用逐渐减少，而"壮火食气"的副作用表现出来，火易耗气伤阴，可导致气阴两虚。患儿多由肝肾阴虚、阴虚火旺证候渐转变为气阴两虚的证候，主要症见气短乏力，手足心热，自汗出，易感冒，腰膝酸软，大便稀溏，纳呆腹胀，舌质淡有齿痕，脉沉细或细数，此阶段多以益气固肾为主，兼于气阴双补。药用生黄芪、太子参、菟丝子、桑寄生温阳益气；生地黄、知母、黄柏滋阴清热；以当归、鸡血藤等活血化瘀；甘草调和诸药。皮质醇低于正常者加巴戟天、肉苁蓉以温补肾阳。激素维持治疗期：此期激素减量至小剂量维持阶段，激素的副作用逐渐消失，由于大量外源性激素对内源性"少火"产生的抑制，所以"少火生气"作用减少，又逐渐表现出脾肾气虚或阳虚证候，即肾上腺皮质功能不全的表现。症见神疲倦怠，气短乏力，面色苍白，肢凉怕冷，纳呆便溏，舌淡胖，脉虚弱。此阶段多采用益气固肾或温肾助阳的治法。药用生黄芪、太子参、菟丝子、桑寄生、黄精、巴戟天、肉苁蓉温阳益气；白术、茯苓益气；砂仁运脾；以当归等活血化瘀；

甘草调和诸药。

近年研究证实，温肾补阳药有兴奋下丘脑－垂体－肾上腺皮质轴之作用，可保护肾上腺皮质免受外源性激素抑制而萎缩，有助于减少机体对激素的依赖，防止反跳，此为延长缓解期及减少复发的关键。补阴药可拮抗外源性激素对肾上腺皮质功能的抑制作用。因此，适时地滋阴补阳，对防止激素的副作用，指导肾病治疗有极大价值。

4. 临证重用黄芪，全程活血化瘀

黄芪为豆科植物蒙古黄芪或膜荚黄芪的根，一般生用或炙用。黄芪味甘，微温。归脾、肺二经，有补气健脾、升阳举陷、益卫固表、托疮生肌、利水退肿等功效。其中生黄芪益卫固表和利水退肿作用较好。西医学研究证实，黄芪含有黄酮类、皂苷类、胆碱类、糖类及多种微量元素。黄芪提取物可以提高机体的免疫功能，延长细胞寿命，抗氧化。肾病临证生黄芪用量较大，每至 30 ～ 60g，临床每起良效。小儿肾病病机本质为本虚标实，其中肺脾气虚首当其冲，标实之水湿亦尤为关键，故生黄芪可大补肺脾之虚，又兼利水消肿，且通过临床观察，大剂量明显优于中小剂量，可谓标本兼治，故收到良效。另外，大剂量生黄芪或许在缓解激素引起的气阴两虚，增强激素疗效和防治耐药方面有较好效果，值得临床进一步研究。

血瘀是贯穿水肿病程始终的关键病机，而瘀血是导致本病发病、缠绵难愈和促发病机恶性循环的重要病理因素。活血化瘀法正是切中小儿肾病的这一关键病机，通过消除瘀血，从而阻断病机恶性循环，使疾病痊愈并防止其转化为难治性肾病。临床常灵活运用理气活血、养阴活血、温阳活血、凉血散血四法，每收桴鼓之效。理气活血：气虚当用生黄芪、党参、太子参等以益气，气滞当用柴胡、郁金、枳壳以理气，另加丹参、

当归、茜草、三七、蒲黄以活血化瘀。临证需要注意的是，若患者大便干多用太子参以补气养阴，大便稀选党参以益气健脾。且补益之药，多壅滞之弊，故少佐砂仁等行气之品，使其补而不滞。养阴活血：在丹参、当归、茜草、三七、蒲黄等活血化瘀药基础上加生地黄、麦冬、五味子、女贞子等以养阴。由于养阴药多为滋腻之品，易碍胃气，故应用时应时时注意脾胃功能，必要时酌加消导和胃之品，以资运化。温阳活血：在丹参、当归、茜草、三七、蒲黄以活血化瘀药基础上加肉苁蓉、巴戟天、菟丝子等温阳之品。临床常根据皮质醇含量的测定来观察肾上腺皮质功能，判断肾阳虚的程度，以加减温阳药的用量，值得进一步临床研究。凉血散血：常用水牛角、紫草、牡丹皮、生地黄、茜草、蒲黄、乌梅或五味子等。尤其需要说明的是临证善用乌梅与水牛角同用，水牛角药性苦、寒，归心、肝经，功效清热凉血，解毒镇惊，治血热妄行之证，如《陆川本草》曰"凉血、解毒。"；乌梅药性酸、涩、平，功擅收敛。二药合用，水牛角清热凉血以治"瘀"，而乌梅药性酸、涩，功擅敛以防"溢"，两者相得益彰，故收良效。

二、扶正祛邪序贯疗法辨治小儿肾病

小儿肾病是一组由多种病因引起的临床症候群。以大量蛋白尿、低蛋白血症、高脂血症及不同程度的水肿为主要临床特征。其病程长，发病率高，病程迁延，严重影响患儿身体健康。小儿肾病属于中医学"水肿"范畴，病因病机及辨证施治十分繁杂。基于30余年小儿肾病中医临证经验及理论研究发现，小儿肾病的中医病机本质属本虚标实，表现为四个本证和五个标证，且本证和标证的病机演变规律有明显的多层次

（立体）序贯性，遵《内经》治病宜"谨守病机，各司其属"之旨，把西医序贯疗法理念引入到小儿肾病的中医辨治之中，逐步形成了"扶正祛邪立体序贯疗法"治疗小儿肾病的学术思想，本法执简驭繁，验效临床，有望在小儿肾病中医辨治模式方面取得突破。

（一）理论依据

1. 本虚标实，序贯演变

肾病，属中医学的"水肿"范畴，病机交织，证见多端，临床难以适从。基于30余年临证经验和理论研究认为，肾病病机本质属本虚标实，正气虚弱为本，邪实蕴郁为标。正虚是指气虚、阳虚、阴虚或气阴两虚，结合脏腑又可分为肺脾气虚、脾肾阳虚、肝肾阴虚等，为病之本。邪实是指外感及水湿、湿热及瘀血等病理产物，故为标。肺、脾、肾三脏功能正常才能"水精四布"，正如《素问·经脉别论》曰："饮入于胃，游溢精气，上输于脾，脾气散精，上归于肺，通调水道，下输膀胱，水精四布，五经并行。"若三脏素虚，易发水肿，如《景岳全书·肿胀》云："凡水肿等证，乃肺脾肾三脏相干之病，盖水为至阴，故其本在肾；水化于气，故其标在肺；水惟畏土，故其制在脾。今肺虚则气不化精而化水，脾虚则土不制水而反克，肾虚则水无所主而妄行。"《诸病源候论》曰："水病无不由脾肾虚所为，脾肾虚则水妄行，盈溢皮肤而令身体肿满。"可见，水肿的发生主责之于肺、脾、肾三脏虚弱之本。正虚于内，则易出现外感、湿热、血瘀、湿浊等邪实之标，可谓"因虚致实"。

肾病临床上表现为四个本证和五个标证，分别为肺脾气虚、脾肾阳虚、肝肾阴虚、气阴两虚四个本证和外感、水湿、湿热、血瘀和湿浊五个标证，因其甚合临床实际和可操作性强，故对指导肾病治疗有极大实用价值。且本证和标证自身及相互之间皆遵循邪实兼正虚期、正虚邪实期、正虚兼邪实期三个临床分期的明显规律的多层次（立体）序贯演变。

邪实兼正虚期：本期属于疾病初起，以全身浮肿、面目为著，病机特点为在正虚的基础上感受外邪之标，且以标实为主。正虚表现为肺气虚，标实则为外感（风热、风寒）、水湿（皮水）、湿热（上焦湿热）、血瘀（水瘀）。此期病位尚浅，正虚为肺之气；风邪与水邪搏于肌肤，发为水肿，故称皮水；湿邪郁而化热，则为湿热，病在上焦，称上焦湿热；瘀血乃水病所致，水停血行受阻，故称水瘀。正邪交争，互化互用，此消彼长，则进入正虚邪实期：此期正邪相当，以全身明显浮肿、四肢腰腹肿着为主。正虚表现为脾阳虚，标实则为外感（风热、风寒）、水湿（脾水）、湿热（中焦湿热）、血瘀（虚瘀）。此期正虚由气及阳，由肺及脾，故主要表现为脾阳虚；此期尚反复外感邪气，表现为风热或风寒；脾阳虚衰，水气不化而水肿，故称脾水；血瘀主要由于阳（气）虚而行血乏力所致，故称虚瘀；湿热在中焦，称中焦湿热。正虚兼邪实期：此期正虚为主，标实次之，以全身浮肿或轻或重、乏力或低热为主。正虚由阳及阴，由脾及肝肾，表现为肾阳虚、肝肾阴虚、气阴两虚，标实则为外感（风热、风寒）、水湿（肾水）、湿热（下焦湿热）、瘀血（热瘀）、湿浊。此期仍有反复外感邪气（风热或风寒）；肾阳虚，气不化水，故称肾水；瘀血主要由于阴虚内热而血行涩滞所致，故称热瘀；湿热在下焦，称下焦湿热；湿浊由于日久不愈，脾肾衰竭，湿浊内生。

综上，本病病机呈典型而复杂的虚实、三焦、脏腑、气血阴阳演变。虚实此消彼长，演变有序；三焦以上、中、下序贯演变；脏腑表现为由肺及脾再至肝肾；气血阴阳以由气及阳、由阳及阴的序贯演变。且上述序贯演变呈多层次性、交叉性，故称立体序贯演变。当然，本病病机复杂，标本虚实之间不可机械理解，例如邪实兼正虚期之正虚以肺气虚为主要矛盾，但亦可兼夹脾和（或）肾虚弱，标实亦是如此，临床不可不察。

2. 扶正祛邪，序贯治疗

扶正祛邪是中医临床治疗的一个重要法则。疾病过程，从正邪关系来说，是正气与邪气矛盾双方相互斗争的过程。正邪斗争的胜负，决定着疾病的进退。正胜于邪则病退，反之则病进。所以，治疗疾病，就要扶助正气，祛除病邪，改变正邪双方的力量对比，使之有利于疾病向痊愈方向转化。在疾病过程中，正邪双方的主次关系不断发生变化，因此运用扶正祛邪治则时，要分析正邪双方的消长盛衰情况，并根据正邪在矛盾斗争的地位，掌握正虚与邪实孰多孰少，确定补虚及祛邪的比例，解决主要矛盾。而对于正虚邪实的病证，要扶正与祛邪相兼，根据正邪主次的矛盾演变情况，采用"祛邪兼扶正、扶正祛邪、扶正兼祛邪"三种治法，做到"扶正不留邪，祛邪不伤正"。

肾病病机演变的多层次序贯性决定了其中医辨治方法的序贯性。也就是说中医辨治疾病必须紧扣病机、审机论治，尤其对于诸如肾病等病因病机演变复杂者，更是如此。所谓审机论治，即通过审察病机，以确定疾病的治疗方法，即抓住病因病机这个基点来预测病证、判断病情、防其传变的中医辨治方法。其实，先贤对病因病机在疾病诊疗中的重要作用早有论述，如《神农本草经》曰："欲疗病，先察其源，先明病机。"《素问·至真要大论》曰："谨守病机，各司其属……盛者责之，虚者责之。""必伏其所主，而先其所因。"这些皆是谓此，充分体现了病机在确定治疗思路中的主导作用。若病证复杂多变，出现标本主次之异，特别是出现正气和邪气病机多层次演变时，就应采取扶正祛邪立体序贯疗法，唯此才能"谨守病机，各司其属"，从系统高度把握肾病复杂的病机演变，防其迁延，促病痊愈。

（二）临床应用

小儿肾病的扶正祛邪序贯疗法就是依据本病多层次序贯性病机演变规律而序贯应用扶正（益肺健脾补肾）和祛邪（宣肺、利水、清热、化湿降浊、活血化瘀等）的治疗方法，其又同时是数种序贯疗法的交织。

1. 祛邪佐扶正

此法适用于邪实兼正虚期。本期属于疾病初起，以全身浮肿、面目为著。正虚表现为肺气虚，标实则为外感、皮水、上焦湿热、水瘀。此期标实为主，本虚次之，遵《内经》"急则治其本，缓则治其标"的原则，治疗以治标为主。此为疾病初期，标实主要是外感或水湿，上焦湿热（以皮肤疮毒为特征），至于瘀则主要由于水邪所致，故治疗的原则：宣肺利水，清热解毒活血，佐以健脾。具体治法与方药：皮水者，宣肺利水（佐以健脾），用防己黄芪汤合五苓散加减；外感风寒者，辛温宣肺祛风，用麻黄汤加减；外感风热者，辛凉宣肺祛风，用银翘散加减；上焦湿热者，清热解毒，五味消毒饮加减；血瘀者，因主要由水邪所致，故在利水基础上选益母草、泽兰等利水活血药为主。

2. 扶正祛邪

本法适用于正虚邪实期。以全身明显浮肿、四肢腰腹肿着为主。正虚表现为脾阳虚，标实则为外感、脾水、中焦湿热、虚瘀。此期正邪相当，故治疗扶正与祛邪并重。治疗原则：健脾温阳，解表散邪，化浊利湿，益气活血。具体治法与方药：脾阳虚者，实脾饮加减（脾气虚为主者用参苓白术散）；外感风寒者，辛温宣肺祛风，用麻黄汤加减；外感风热者，辛凉宣肺祛风，用银翘散加减；中焦湿热，清热解毒，化浊利湿，甘露消毒丹加减；血瘀者，因主要由阳气虚所致，故在补脾阳气的基础上加血中气药川芎为主。

3. 扶正佐祛邪

此法适用于正虚兼邪实期。以全身浮肿或轻或重、乏力或低热为主。正虚由阳及阴，由脾及肝肾，表现为肾阳虚、肝肾阴虚、气阴两虚，标实则为外感、肾水、下焦湿热、热瘀、湿浊。此期病情稳定，正虚为主，标实次之，遵《内经》"急则治其本，缓则治其标"的原则，治疗以扶正为主，兼以祛邪。故治疗的原则：健脾温肾，滋阴清热，养阴活血。具体治法与方药：肾阳虚者，温肾阳，化气行水，以真武汤加减；肝肾阴虚者，滋阴补肾，平肝潜阳，知柏地黄丸加减；气阴两虚者，益气养阴，化湿清热，六味地黄丸加黄芪；外感风寒者，辛温宣肺祛风，用麻黄汤加减；外感风热者，辛凉宣肺祛风，用银翘散加减；下焦湿热者，清热利湿，以八正散加减；血瘀者，因主要由阴亏内热血枯所致，故在养阴清热基础上选当归、鸡血藤等养阴血活血药为主。

综上，小儿肾病本证和标证的多层次序贯性病机演变规律和扶正祛邪立体序贯疗法可系统地把握小儿肾病复杂的中医辨治规律，提高临床疗效，为医者提供一种全新的诊疗思路和借鉴。本病病机复杂，序贯演变为多层次性，且主次证型亦多相互兼夹，如邪实兼正虚期之正虚以肺气虚为主要矛盾，但亦可兼夹脾和（或）肾虚弱，标实亦是如此，故临床上应明辨标本虚实，随证治之，方可万全，不可胶柱鼓瑟，致病迁延。

三、小儿肾病激素配合中药序贯论治法

小儿肾病综合征属中医"水肿"范畴，常迁延难愈。本病中医病机特点是在本虚标实病机本质基础上服用激素而致的阴阳失调序贯演变，倡以调整阴阳失衡为目的的中药激素序贯治

疗法。

（一）理论依据

1.阴平阳秘，精神乃治，谨调阴阳，以平为期

阴阳学说是中医学的基础和灵魂，中医的生理、病理、诊断、治疗和预防保健等皆根植于阴阳学说。简言之，生理上，阴阳动态平衡是人体正常生命活动的保证，如《素问·生气通天论》曰"阴平阳秘，精神乃治，阴阳离决，精气乃绝"；病理上，阴阳的偏胜偏衰是疾病产生的根源，如《素问·阴阳应象大论》言"阴胜则阳病，阳胜则阴病"，即阴阳失调；诊断上，阴阳辨证是八纲辨证之首，是中医辨证体系的本源，如《素问·阴阳应象大论》云"善诊者，察色按脉，先别阴阳"；治疗上，如《素问·至真要大论》曰"谨察阴阳所在而调之，以平为期"，达到阴平阳秘，即阴阳平衡，为中医论治之最终目的。

2.标本虚实演变，壮火少火互用，终致阴阳失调

肾病病机本质属本虚标实，正气虚弱为本，邪实蕴郁为标。正虚是指气虚、阳虚、阴虚或气阴两虚，脏腑辨证表现为肺脾气虚、脾肾阳虚、肝肾阴虚等，为病之本。如《景岳全书》曰："凡水肿等证，乃肺脾肾三脏相干之病。"邪实是指外感及水湿、湿热、瘀血及湿浊等病理产物，故为标。可见，水肿的发生主责之于肺、脾、肾三脏虚弱之本。正虚于内，则易出现外感、湿热、水湿、血瘀、湿浊等邪实之标，可谓"因虚致实"。标本之间相互影响、相互转化，从而出现阴阳失调。

肾病除本身标本虚实演变而导致阴阳失调外，本病壮火与少火的相互作用也是导致阴阳失调的重要动因。激素是治疗肾病的重要药物，为阳刚燥热之品，谓之"壮火"，正如马莳在《素问注证发微》中云："气味太厚者，火之壮也。用壮火之品，则吾人之气不能当之而反衰矣。"吾认为，激素为药食

气味的纯阳者，故为壮火。久用则壮火食气，耗气伤阴，可导致气阴两虚。少火为生理之火，此主要指肾之阳气，如张介宾《类经·阴阳类》云："火，天地之阳气也。天非此火，不能生万物；人非此火，不能有生，故万物之主，皆由阳气。"激素小剂量维持时，由于外源性激素对内源性"少火"产生的抑制，所以"少火生气"作用减少，又逐渐表现出脾肾气虚或阳虚证候。现代研究表明，大量外源性激素对下丘脑－垂体－肾上腺皮质轴有明显的反馈调节作用，通过影响皮质醇的分泌来影响肾上腺功能，从而临床表现为肾阴阳亏虚的序贯演变。

综上，小儿肾病的中医病机本质是阴阳失调。而形成阴阳失调的原因乃肾病本身标本虚实演变和壮火与少火相互作用，随着肾病本身标本虚实的演变和激素量的变化而呈现演变有序的阴阳失调变化，即呈现规律的阳虚水泛、阴虚火旺、气阴两亏和阳气虚弱的序贯演变。

（二）序贯辨治

"阴平阳秘，精神乃治"为小儿肾病辨证的纲领，"谨察阴阳所在而调之，以平为期"为论治的原则。故应根据患儿的不同病程阶段，通过益气、养阴、温阳及活血、利水、清热等中药配合激素不同剂量序贯论治法以调整阴阳平衡，使之重归于"平"。临证常分为以下四个阶段进行序贯辨治：

1. 在未用或用激素早期（2周内）

患儿蛋白尿及水肿比较明显，此时激素的副作用尚未显现，临床多表现为脾肾阳虚或脾虚湿困的证候。症见全身浮肿，神疲乏力，面色㿠白，畏寒肢冷，腰膝酸软，小便短少不利，口淡不渴，舌质淡，苔白滑，脉沉无力。治宜温阳益气，化瘀利水。方选肾病序贯Ⅰ号方：生黄芪40g，太子参12g，菟丝子10g，桑寄生10g，大腹皮10g，猪苓12g，泽兰10g，茯苓15g，当归12g，丹参10g，桂枝6g，甘草10g。方中太子参、生黄芪、菟丝子、桑寄生等温阳益气；大腹皮、猪苓、泽兰、薏苡仁、桂枝温阳利水；当归、丹参等活血化瘀；甘草调和诸药。

2. 用足量激素 2 周以后或长期使用激素阶段

因激素的副作用渐显，患儿证多由阳虚渐转变为阴虚，从而表现为肝肾阴虚、虚火内盛的阴虚火旺证候，为西医学所说的医源性肾上腺皮质功能亢进症。症见：五心烦热，面部痤疮，心烦躁扰，食欲亢进，口干舌燥，满月面容，舌质嫩红、少苔或无苔，脉细数。治宜滋阴清热，温肾补气。方选肾病序贯Ⅱ号方：生黄芪 30g，太子参 12g，菟丝子 10g，桑寄生 10g，生地黄 15g，知母 12g，黄柏 10g，黄芩 10g，女贞子 10g，旱莲草 10g，当归 12g，丹参 10g，砂仁 6g，甘草 10g。方中生黄芪、太子参、菟丝子、桑寄生温阳益气；生地黄、女贞子、旱莲草、知母、黄柏滋阴清热；当归、丹参等活血化瘀；甘草调和诸药。

3. 激素巩固治疗期（减药阶段）

因大量外源性激素对下丘脑－垂体－肾上腺皮质轴的长期反馈性抑制，致使肾上腺处于抑制性萎缩状态，皮质醇分泌减少甚至停止，一旦激素减少或停用，极易引起肾病复发。中医认为，随激素量的变化，阳刚燥热之品减少，激素的副作用逐渐减少，而"壮火食气"的副作用表现出来，火易耗气伤阴，可导致气阴两虚。患儿多由肝肾阴虚、阴虚火旺证候渐转变为气阴两虚的证候。症见气短乏力，手足心热，自汗出，易感冒，腰膝酸软，大便稀溏，纳呆腹胀，舌质淡有齿痕，脉沉细或细数。治宜益气固肾为主，兼以气阴双补。方选肾病序贯Ⅲ号方：生黄芪 60g，太子参 12g，菟丝子 15g，桑寄生 10g，巴戟天 12g，肉苁蓉 12g，生地黄 10g，知母 10g，当归 10g，丹参 10g，砂仁 6g，甘草 10g。方中生黄芪、太子参、菟丝子、桑寄生温阳益气；生地黄、知母、黄柏滋阴清热；当归、丹参等活血化瘀；甘草调和诸药。皮质醇低于正常者常以阳虚证候突出，临证加巴戟天、肉苁蓉以温补肾阳。

4.激素维持治疗期

此期激素减量至小剂量维持阶段，激素的副作用逐渐消失，由于大量外源性激素对内源性"少火"产生的抑制，所以"少火生气"作用减少，又逐渐表现出脾肾气虚或阳虚证候，即肾上腺皮质功能不全的表现。症见神疲倦怠，气短乏力，面色苍白，肢凉怕冷，纳呆便溏，舌淡胖，脉虚弱。治宜益气固肾或温肾助阳。方选肾病序贯Ⅳ号方：生黄芪45g，太子参12g，菟丝子15g，桑寄生10g，白术12g，茯苓12g，巴戟天12g，淫羊藿12g，肉苁蓉15g，当归10g，丹参10g，甘草10g。方中生黄芪、太子参、菟丝子、桑寄生、黄精、巴戟天、肉苁蓉温阳益气；白术、茯苓益气；砂仁运脾；当归等活血化瘀；甘草调和诸药。

四、从瘀论治小儿肾病

肾病综合征是一组由多种病因引起的临床症候群。以大量蛋白尿、低蛋白血症、高脂血症及不同程度的水肿为主要特征。其病程长，发病率高。本病属于中医学"水肿"范畴。本病病机以正气虚弱为本，邪实蕴郁为标，属本虚标实、虚实夹杂之病证。正虚是指气虚、阳虚、阴虚或气阴两虚，结合脏腑又可分为肺脾气虚、脾肾阳虚、肝肾阴虚等，为病之本。邪实是指外感及水湿、湿热、瘀血及湿浊等病理产物，故为标。在小儿肾病的五个标证中，血瘀最为重要，瘀血是导致本病发病、缠绵难愈和促发病机恶性循环的重要病理因素。故血瘀是贯穿本病病程始终的关键病机。活血化瘀法正是切中小儿肾病的这一关键病机，通过消除瘀血，从而阻断病机恶性循环，使疾病痊愈并防止其转化为难治性肾病。故小儿肾病应突出血瘀病机，主张活血化瘀贯穿全程。临证曾数起沉疴，获取良效，逐步形成了自己从瘀论治小儿肾病的学术思想。

（一）理论依据

1. 病机溯源

肾病属于中医学"水肿"范畴。《内经》对水肿的病因病机提出了"其本在肾""其末在肺""其制在脾"的重要论点。后代医家根据水和血的密切相关性，认为血与水二者是相互影响的，水肿可致血瘀，反过来，血瘀又可加重水肿。如《金匮要略·水气病脉证并治》曰："血不利，则为水。"《诸病源候论·肿病诸候·诸肿候》言："肿之所生也，皆由风邪寒热毒气，客于经络，使血涩不通，壅结皆成肿也。"《血证论》云："又有瘀血流注，亦发肿胀者，乃血变成水之证。""水火气血，固是对子，然亦互相维系。故水病则累血……瘀血化水，亦发水肿，是血病而兼水也。""血结亦病水，水结亦病血。"

对于水肿的治法，《素问·汤液醪醴论》所举："平治于权衡，去菀陈莝……以复其形，开鬼门，洁净府，精以时服。"诸多治疗方法中，"去菀陈莝"实际上已经蕴含活血化瘀之意。《仁斋直指方》正式提出活血化瘀法治疗水肿，并创立了桂苓汤等活血利水方剂。

2. 标本转化，肾瘀多端

肾病属本虚标实，正气虚弱为本，邪实蕴郁为标，属虚实夹杂之病证。正虚是指气虚、阳虚、阴虚或气阴两虚，结合脏腑又可分为肺脾气虚、脾肾阳虚、肝肾阴虚等，为病之本。邪实是指外感及水湿、湿热、瘀血及湿浊等病理产物，故为标。在肾病的发病与发展过程中，本虚与标实之间是相互作用、相互转化的。如正虚之本易感外邪，化热致瘀，而成标实之瘀；标实血瘀反过来又进一步耗伤脏腑之气，使正气更虚，并加重水湿、湿热，又成疾病之本，完成了"瘀"之标本转化，从而使瘀血表现出亦标亦本的特点。可见，瘀血既是贯穿于病程始终的病理产物，成为损伤人体正气的主要因素，同时又是进一步碍水阻气，使水肿形成，推动疾病发展的重要病理环节。

形成肾病血瘀的病因病理环节很多，在长期的临床实践中概括出以下几种：精不化气而化水，水停则气阻，气滞则血瘀；阳气虚衰，无力推动血液运行，血行瘀阻，或气不摄血，血从下溢，离经之血留而不去，或脾肾阳虚，失去温煦，日久寒凝血滞，均可导致血瘀；病久不愈，深而入络，致脉络瘀阻；阴虚生火，灼伤血络，血溢脉外，停于脏腑之间而成瘀；阴虚津亏，热盛血耗，使血液浓稠，流行不畅而致瘀；因虚或长期应用激素使卫外不固，易感外邪，外邪入侵，客于经络，使脉络不和、血涩不通，亦可成瘀。

3. 治标与治本

标本论治是中医学的基本治则。治病求本，是指在疾病治疗时，必须寻求疾病的根本原因，并针对此进行治疗，为辨证论治的基本原则。正如《素问·阴阳应象大论》曰："阴阳者，天地之道也……治病必求于本。"一般情况下，要遵循"治病必求于本"的原则，但若病证复杂多变，出现标本主次之异，治疗上就应有先后缓急之变通，诚如《内经》所言"急则治其标，缓则治其本"。若标本并重，则应标本同治。其实，"标"和"本"是相对的，它们之间是相互作用、相互转化的。就肾病而言，瘀血不仅是正虚之本导致的"标"，反过来，此病理产物又损伤人体正气，并进一步碍水阻气，使水肿形成，形成病机的恶性循环，又成为治病之"本"，贯穿于肾病病程之始终。故从标本论治原则而言，活血化瘀法应得到重视，并贯穿于肾病治疗的始终。

（二）临床应用

肾病血瘀病机复杂，故遣方用药要谨守病机，做到法随证立、方随法转、机圆法活，正如《内经》所言"谨守病机，各司其属""必伏其所主而先其所因"。鉴于此，临床常灵活运用理气活血、养阴活血、温阳活血、凉血散血四法，每收桴鼓之效。此外，鉴于肾病病机复杂，故常以本法结合他法应用，不可偏废。

1. 理气活血

肾病以水肿为主要表现，而水与血、气本不相离，水病可致血病，而血瘀亦可导致水肿。水肿可致气滞，而气滞则血瘀；反过来，血瘀又可致气滞，气化不利而加重水肿。可见，血气水三者是相互影响的，而血瘀可存在于肾病整个病程之中。另外，脾气虚则运化无力，水邪内停，气不摄血，血从下溢，亦可发为水肿、血尿。故气虚当用生黄芪、党参、太子参等以益气，气滞当用柴胡、郁金、枳壳以理气，另加丹参、当归、茜草、三七、蒲黄以活血化瘀。临证需要注意的是，若患者大便干多用太子参以补气养阴，大便稀选党参以益气健脾。且补益之药，多壅滞之弊，故少佐砂仁等行气之品，使其补而不滞。

2. 养阴活血

肾病患者在发病中期，或在激素应用过程中，易出现热盛伤津、阴虚津亏、热盛血耗等病变，使血液浓稠，流行不畅而致瘀；或阴虚生火，灼伤血络，血溢脉外，停于脏腑之间而成瘀；故治疗当养阴活血，在丹参、当归、茜草、三七、蒲黄等活血化瘀药基础上加生地黄、麦冬、五味子、女贞子等以养阴。由于养阴药多为滋腻之品，易碍胃气，故应用时需注意脾胃功能，必要时酌加消导和胃之品，以资运化。

3. 温阳活血

气虚日久，由脾及肾；或阴虚后期，由阴及阳；或在激素撤退过程中，肾上腺皮质功能低下，终致脾肾阳虚。阳气虚衰，无力推动血液运行，血行瘀阻，或脾肾阳虚，失去温煦，日久寒凝血滞，均可导致血瘀；故临证必须温阳活血，在丹参、当归、茜草、三七、蒲黄等活血化瘀药基础上加肉苁蓉、巴戟天、菟丝子等温阳之品。临床常根据皮质醇含量的测定来观察肾上腺功能，判断肾阳虚的程度，以加减温阳药的用量，此法仍值得进一步临床研究。

4. 凉血散血

肾病患者感受热邪，或阴虚火旺，每易致热入血分，伤及血络，而致血瘀，治当清热解毒、凉血散瘀，正如叶天士言："入血就恐耗血动血，直须凉血散血。"常用水牛角、紫草、牡丹皮、生地黄、茜草、蒲黄、乌梅或五味子等。尤其需要说明的是，临证善用乌梅与水牛角同用，水牛角药性苦、寒，归心、肝经，功效清热凉血，解毒镇惊，治血热妄行之证，如《陆川本草》云"凉血、解毒……"；乌梅药性酸、涩、平，功擅收敛。二药合用，水牛角清热凉血以治"瘀"，而乌梅药性酸、涩，功擅敛以防"溢"，两者相得益彰，故效良。现代研究证明，乌梅性酸，降低了汤药的 pH 值，从而使水牛角在酸性环境中容易被吸收利用，且现代药理研究证实乌梅能增强机体免疫功能及对非特异性刺激的防御能力，二者皆有抗过敏作用，应进一步进行深入研究。

（三）现代研究

现代研究认为：肾病综合征血液高凝态与凝血酶原降低、辅助因子 V 和 Ⅶ 显著增高、血浆纤维蛋白原水平增高、抗凝血酶 Ⅲ 水平和抗纤维蛋白酶活性降低、血小板增多、血小板凝聚增强、β-血栓球蛋白增高等有关。此外，肾病水肿时的低血容量、血液浓缩、血流缓慢、高脂血症及使用激素等，均可促使血液黏度增高，加重肾病高凝状态。高凝状态常常是作为一个恶性因素促使原发疾病的发生和发展，又易反复引起肾内凝血，促进肾小球硬化，损害肾小球功能，导致肾功能衰竭，不仅增加了治疗难度，严重者甚至可危及生命。目前公认的观点是把高凝状态归属于"血瘀证"范畴，1986 年中医肾脏病会议已将血液流变学指标中的全血黏度、血浆黏度增高作为"血瘀"的诊断标准之一。故血瘀证在肾病病理中有着重要地位。

临床及实验研究表明，中药活血化瘀可以阻断肾脏的病理损害，促进肾小球损伤修复，进一步改善肾功能，延缓病情进展。现代药理研究证实，活血化瘀药对降低补体活性，阻止纤维蛋白形成，稳定血小板活性，具有一定的效用，且活血化瘀药能改善微循环，改变毛细血管通透性及增强吞噬细胞功能恢复，抑制结缔组织代谢，从而促进纤维性病变的转化和吸收，对肾病治疗有很大价值。李红叶等采用破血逐瘀的水蛭治疗肾病高黏滞血症，无论单纯性肾病或肾炎性肾病，其血液流变学各项指标及水肿、蛋白尿的恢复均明显优于对照组（$P<0.01$）。朱辟疆用活血化瘀之蛇莲合剂（蛇毒、半枝莲、干地黄、生地黄、黄芪、丹参、川芎、红花、当归、川牛膝、京三棱、焦白术、陈皮、甘草）治疗肾病有高黏滞血症者，总有效率为 84.4%，疗效明显高于对照组。此外，国内许多报道均显示，丹参注射液、复方丹参注射液、保肾康等中成药，对改善肾病时的高黏滞血症均有肯定疗效。

五、从脾治疗小儿肾病

肾病总属中医"水肿"范畴，其病程较长，病机及临床表现复杂多变。脾为后天之本，气血生化之源，肾为先天之本。脾阳根于肾阳，脾健运、化生，须借助肾阳"温煦"，而肾中精气亦有赖水谷精微滋养、充润。它们相互资助，互为因果，脾阳虚可损及肾阳，致脾肾阳虚。可谓脾胃虚弱，诸症蜂起，因此从脾胃论治是治疗肾病的重要环节。

（一）调治脾胃的病理基础

1.病位

病位在肺脾肾，重点在脾肾。脾胃居中焦，为人体气机升降及水液代谢之枢纽。脾主运化水液并升清和输布精微物质。若脾失健运，升降失常，一则水液泛滥而为水肿，二则清气不升，精微不能归藏而下泄，成为尿蛋白。故脾胃失调与慢性肾病密切相关。如《素问·经脉别论》所言："饮入于胃，游溢精气，上输于脾，脾气散精，上归于肺，通调水道，下输膀胱，水精四布，五经并行。"若肺脾肾三脏虚弱，功能失常，必然导致"水精四布"的功能失调。水液输布失常，泛滥肌肤则发为水肿；精微不能输布、封藏而下泄则出现蛋白尿。

人体的气血津液的化生，有赖于脾胃运化的水谷精微，在运化水谷、水液的过程中，胃主收纳、脾主运化，故脾胃为气血生化之源，后天之本。在此过程中，又依赖脾肾之阳推动脾气的上升、四散和温煦。《景岳全书·杂证谟·肿胀》提出："凡水肿等证，乃肺脾肾三脏相干之病，盖水为至阴，故其本在肾；水化于气，故其标在肺；水惟畏土，故其制在脾。今肺虚则气不化精而化水，脾虚则土不制水而反克，肾虚则水无所主而妄行。"明确指出了本病以肾为本，以肺为标，而脾为制水之脏，三脏之间相互联系同时又相互制约的关系。

2.病性

本病病机属性为本虚标实。肾病的病程长，虽其病因涉及内伤、外感，病理责之于脏腑、气血、阴阳，但其病机属性却是一致的，均以正气虚弱为本，邪实蕴郁为标，属本虚标实、虚实夹杂之病证。正虚是指气虚、阳虚、阴虚或气阴两虚，结合脏腑又可分为肺脾气虚、脾肾阳虚、脾肾之气阴两虚、肝肾阴虚等，此为肾病病机变化之关键，故为本；邪实是指外感及水湿、湿热、瘀血及湿浊等病理产物，故为标。

3. 病机转化

概括肾病的病情演变，初期及恢复期多以脾阳虚、脾气虚为主，难治病例，病久不愈或反复发作或长期使用激素者，可由阳虚转化为脾肾阴阳两虚或肝肾阴虚。而阳虚（尤其是脾肾阳虚）乃病情演变之本始。如本病早期或未用激素治疗之前，多表现为浮肿明显、面色苍白、畏寒肢冷、乏力纳差、腹胀便溏、舌质淡胖、苔白或白腻、脉沉无力等症，此属脾阳虚或脾肾阳虚所致。患病日久，尤其在使用足量激素以后，患儿出现面色潮红、盗汗、烦躁易怒、头痛眩晕、手足心热、舌红少苔、脉细数等症，则属阴虚，此多为病久不愈，阳损及阴；或激素助阳生热，或湿热郁久，热盛伤阴致肝肾阴虚所致。

（二）调治脾胃的临床基础

1. 小儿肾病脾胃证候居多

在临床常见的五个分型中，与脾相关的证候占四个。有报道分析诊治小儿肾病437例，与脾相关的证候（脾虚湿盛、脾肾气虚、脾肾阳虚、脾肾气阴两虚）401例，占91.8%。

2. 脾肾证候持续时间长

脾肾之实证经治疗，实邪渐去而出现脾胃虚弱之象，脾胃虚弱（气阴两虚）证持续时间较久。往往以乏力倦怠、纳少等症为主，甚至贯穿于肾病之始终。

3. 调理脾胃效果较好

如顽固性重症水肿，以腹水甚，屡用利尿无效为特征，用中药益气行气利水之剂（属湿热者以中满分消饮化裁，属寒湿者用中满分消汤加减）每获良效。再如尿蛋白屡治不消，用益气养阴兼清热利湿法，或补气健脾、益胃升阳法常可收功。

4. 其他治法配合益气健脾药可提高疗效

如益气活血、益气利湿、益气解毒等，较单纯活血利湿、解毒法疗效更佳。

（三）从脾治肾分期论治法

1. 按水肿程度分期

小儿肾病多有水肿表现，临证常在辨证和辨病基础上根据水肿程度分期论治：①水肿期：多见于肾病的初期或病重期，水肿较甚（激素治疗前），临床常以脾虚湿困、脾肾阳虚表现为主，多兼标实表现（风邪、水湿、血瘀、气滞），治以温阳健脾化湿利水为主，兼以祛邪。②水肿消退期：多见于肾病的中后期（激素治疗的诱导期，减量巩固期），临床表现以肝肾阴虚、脾肾气虚、脾肾阳虚为主。肝肾阴虚，治以补益肝肾，滋阴清火；脾肾气虚或脾肾阳虚，治以健脾益肾或温补脾肾。

2. 按激素用量分期

①激素诱导期，指足量 [2mg/(kg·d)×4周] 至激素减至半量之前的激素治疗期，临床常表现为肝肾阴虚，阴虚火旺，治宜滋补肾阴为主，兼以清热；②激素撤减期，指激素减至中等剂量 [1mg/(kg·d)] 以下或隔日服时，患儿常出现食欲下降等脾肾气虚症状，此期多采用健脾益肾的治法；③激素停药期，在激素减至维持量 [0.5mg/(kg·qod)] 或停药时，患者常阳虚症状明显，此期宜温补脾肾。

3. 按尿蛋白分期

①大量蛋白尿期，多在复发期的水肿期，治宜扶正祛邪，扶正重在健脾益肾（重用参芪），祛邪重在疏风、清热、利湿、活血。②少量蛋白尿缠绵期，多见于难治性肾病患儿（激素耐药或激素依赖），治疗仍重在健脾益肾，佐以活血化

瘀。③尿蛋白转阴期，多为恢复期和缓解期患儿，治疗重在健脾益肾。

（四）名医肾病治脾经验举隅

1. 董廷瑶教授辨治小儿肾病着重调治脾肾

董廷瑶教授认为：小儿肾病应属"阴水""风湿肿"的范畴，常因禀赋不足、久病体虚、外邪入里等所致，其病理变化在肺脾肾三脏，而重点在脾肾。辨证重在识别本证与标证，权衡孰轻孰重，辨证上基本将其分为以下三型。

（1）肾虚湿滞型：因肾主水，肾虚气不化水，湿邪内滞，以致水溢肌肤而发病。症见患儿肢体浮肿，尿少便溏，面色萎黄，神倦乏力，纳呆，舌质淡，苔白滑，脉濡细。

（2）脾肾阳虚型：肾为水脏，主气化而利小便，脾属土，为制水之脏，素体脾肾不足或久病损伤脾肾阳气，则气不化水，水湿泛滥而起水肿。症见患儿明显水肿，按之凹陷不起，可伴胸水、腹水，形寒肢冷，面色㿠白或灰晦，时有恶心呕吐，便溏，舌体胖边有齿印，质淡，苔白，脉沉细无力。

（3）肾阴虚亏型：小儿属稚阴稚阳之体，肾精未充，久病后，肾阴亏耗，肾失其养，则肾气渐弱，气化失司，发生水肿。症见患儿水肿，头痛头晕，五心烦热，面色潮红，腰酸腿软，舌质红，少苔或剥苔，脉细数。

董老认为，在治疗上应紧扣"本元虚怯，脾肾两亏，而水湿泛滥之本虚标实"的病机，以扶正培本为主，重在益气健脾补肾，同时配合祛邪之法以治其标。治疗本病的关键在于根据虚实及标本缓急，确定扶正与祛邪的多寡。

2. 李少川教授从"肾病治脾"论治小儿肾病

李少川教授认为：脾虚湿困为小儿肾病的基本类型，症见面色㿠白无华，全身水肿，按之没指，小便短少，身体困重，胸闷，纳呆，泛恶，苔白腻，脉沉缓，起病较缓慢，病程较长。其发病机理由于小儿多为"脾常不足"之体，每多饮食不节，寒温失调以伤脾气而不能化湿，或外湿浸渍，脾受湿困而失其升降之职致三焦气化失司，脾病不能制水则下注乘肾，肾失开阖之用而出现水肿、蛋白尿、血浆蛋白低下等症。从临床所见小儿肾病发病的全过程来看，除去继发感染和长期服用激素的患儿外，病例可见面色㿠白无华、浮肿明显、精神倦怠等脾虚湿困之象，证明了"诸湿肿满，皆属于脾"的论述。

此外李老认为：小儿肾病之发，固然与肺、脾、肾三脏均有关系，但以脾气不足，脾胃升降枢机失其运化，脾虚湿困为其主要病机。依据脾虚湿困这一基本病机，提出"肾病治脾"的观点，在实际遣方用药之中，又依"脾虚应健不应壅补，治湿不利小便非其治也"之训，采用健脾利湿这一治则，采用以胃苓汤为主化裁的小儿肾病合剂：方中太子参、白术、云苓、川朴、枳壳、甘草，以健运中宫，借其香燥疏化，祛湿化浊；苏梗叶辛温开腠以发其汗，重用葫芦、泽泻甘淡渗湿以利小便，又以知母、麦冬、黄精等药顾护里阴；以上诸药共奏健脾利湿、燥润相济之功，贯穿治疗肾病整个过程，但可根据不同证型，随证加减。

（五）从脾治肾的体会

1. 急则治标，兼顾脾胃

肾病患儿每因感受外邪、水湿、湿热、使湿邪困阻中焦，升降失司、统摄失职，导致肾病急性发作，症见蛋白尿、血尿复发或加重，周身浮肿（或有胸腹水），尿少等，此刻在辨证利水消肿的同时，即使无脾胃症状，也应于大剂量利水剂中伍以黄芪、党参、茯苓、白术等健脾益气之品，以利水祛邪而不伤正，调中扶正而不碍邪为度。

2. 缓则治本，调补脾胃

由于脾虚贯穿于肾病发生发展的慢性演变过程中，故补脾治本之法也应坚持始终，调补脾胃不仅有摄血、止尿蛋白之功，且有增强免疫、升高血浆蛋白、改善机体功能之妙。调补之法，常用益气健脾、温补脾阳、升阳举陷、益气养阴的方剂如四君子汤、参苓白术散等。且在其他疗法中每伍以益气健脾之品可提高疗效。

3. 无症可辨，治以脾胃

肾病屡经中西药治疗，临床表现多以蛋白尿、血尿为主，常无其他明显症状。对于无症可辨，除了从舌脉上下功夫并结合实验室检查外，多从脾胃论治。每用益气养阴兼清利湿热法，或补气健脾益胃升阳法而取效。

4. 防止复发，培补脾肾

肾病初愈或初获缓解，尿检阴性，或尿蛋白极微量，或见少许红细胞，不宜过早停药，主张继用益气健脾养阴之品，并少佐清热利湿之药，以培补脾胃，补中寓通，巩固疗效。

常用药物为黄芪、党参、白术、薏苡仁、麦冬、白花蛇舌草、益母草、甘草等。同时注意饮食起居有节，渐使胃气旺盛，以防肾病复发。另常酌加生熟地、菟丝子、桑寄生、山茱萸等益肾之品，以益肾有利于培土。临床治疗此类案例甚多，不再枚举。

综上可见，调理脾胃在肾病治疗中具有重要作用。

六、从肝论治小儿肾病

水肿是小儿肾脏疾病最常见的病证，历代医家及现行教材认为水肿的发生主要与肺脾肾三脏的功能失调有关，而对水肿的发病与肝的关系及从肝论治论述甚少。通过近40年的探索，在继承传统认识的基础上，结合自己多年的临床经验，提出了小儿水肿从肝论治的观点。

（一）对水肿病发病机制的认识

水肿的发病非仅关乎肺脾肾，与肝尤为密切。对水肿病机的认识早在《内经》中就认为与肺脾肾关系密切，如《素问·至真要大论》曰："诸湿肿满，皆属于脾。""故其本在肾，其末在肺。"历代医家均奉此学说，如《景岳全书》曰："凡水肿等症，乃肺脾肾三脏相干之病。"认为水肿为肺脾肾三脏功能失调所致。因肺主治节，宣发肃降，通调水道，下输膀胱，为水之上源；脾主升清，运化水湿，为胃行其津液，传输水液；肾主水，司开合，主持和调节水液代谢，为水之下源。若肺失宣降，不能通调水道，脾失健运，水湿不化，肾失开阖，气化不利而发为水肿。而肝主疏泄，调畅人体气机，若疏泄失常，则气机紊乱，脏腑功能失调，百病丛生，如周学海《读医随笔》曰："凡脏腑十二经之气化，必藉肝胆之气化以鼓舞之，始能调畅而不病，凡病之气结、血凝、痰饮、跗肿、鼓胀……皆肝气之不得舒畅所致也，或肝虚而力不能舒，或肝郁而力不得舒。"认为肝失疏泄，必将影响肺脾肾的功能，从而影响水液的代谢，也是水肿发生的根本原因，因此肝在水肿发病中占有重要地位，从肝论治也是水肿基本的治疗大法。

（二）水肿从肝论治的理论基础

肝在五脏中具有重要的地位，对人体各脏腑组织具有重要的调节作用，《素问·阴阳类论》曰："何脏最贵？雷公对曰：春甲乙青，中主肝，治七十二日，是脉之主时，臣以其脏最贵。"五脏中以肝为最贵，肝属木，应时为春，万物之生皆赖于春气的生发，人身之气的生发亦赖于肝，肝所藏生发之气，能调理阴阳气血，促进并协调各脏腑组织的功能活动。肝气能疏通、畅达全身气机，推动气血津液运行，《金匮要略心典》

曰："肝喜冲逆而主疏泄，水液随之上下也。"肝气的疏泄功能正常，则气机调畅，气血和调，经络通利，津液输布上下有序，若肝失疏泄，肝气郁滞，势必影响津液的运行输布而致津液停滞，水泛为肿；肝所藏之血有赖于肝之疏泄的功能正常，才能输布全身，即所谓气行则血行，若肝失疏泄，肝气郁滞，血亦为之瘀滞而为血瘀，"血不利则为水"而致水肿的发生。

　　肝脏本身自病，肝之气血阴阳失调，可使肝失疏泄而致水液代谢失常，《黄帝内经素问集注》曰："肝主疏泄水液，如癃非癃，而小便频数不利者，厥阴之气不化也。"《黄帝内经灵枢集注》曰："盖肝主疏泄，结在厥阴之络，亦不得小便矣。""肝主疏泄，小便不利者，厥阴之气逆也。"指出当厥阴之气逆或结或不化时，可使小便不利。《症因脉治》亦曰："阳虚小便不利之因，肝主疏泄，肾主开合，肝之真阳虚，则施泄无权，肾之真阳虚，则关门不利，此聚水生病，而小便不利也。"又曰："阴虚小便不利之因，肝主疏泄，肝阴不足，则亢阳癃闭而小便不利。"指出肝阳虚、肝阴虚均可引起小便不利，而致水肿的发生。认为肝气郁滞、肝阴不足、肝虚寒凝、肝胆湿热、肝血瘀滞或肝阳上亢，皆可使肝失疏泄，水液不得疏利，而致小便不利、水肿之症。

　　肝脏与其他脏腑关系密切，肝脏功能失调常可影响肺脾肾，致肺脾肾功能失调，影响水津的代谢，水液不循常道，泛溢全身，是水肿发生的重要机制，常表现在以下三方面：①由肝及肺：肺位于上焦，其性属金，其气以清肃下降为顺，肝位于下焦，其性属木，其气以升发条达为常，二者相互协调克制，共同调节全身的气机，使全身气机升降有序，肝气疏泄有常，升发条达，有利于肺气的肃降；肺气肃降正常，有利于肝气的升发。若肝疏泄失调，失于条达，由肝及肺，致肺失肃降，水道失于通调而为水肿。②由肝及脾：脾属土居中，主运化，主水谷精微和水液的吸收、转输和布散，其功能发挥离不开肝的疏泄，二者相互依赖、相互制约，肝的疏泄功能正常，全身气机调畅，有助于脾的运化；脾气健旺，运化有力，则有利于肝之疏泄，若肝失疏泄，或乘克脾土，或木不疏土，皆可影响到脾的运化功能，脾失健运，致水湿不化，发为水肿；而脾失健运，水液潴留，阻滞气机，又会影响肝的疏泄升发，加重津液代谢的障碍发为水肿。③由肝及肾：肝肾的关系极为密切，有乙癸同源之说，肝主疏泄，肾主闭藏，二者相互制约、相辅相成，只有肝气疏泄条达，气机调畅，肾脏才能闭藏有序，开阖有度，发挥正常的主水的功能；若肝失疏泄，气机不畅，则肾失封藏，开阖失职，水无所主，水液不能正常输布而为水肿。

综上所述，肝脏在水肿的发病中占有重要的地位，包括了肝脏本身功能失调，失于疏泄，而致水液代谢失常，以及因其与肺脾肾的关系，导致肺脾肾功能失调，从而使水液代谢紊乱而引起水肿的发生。

（三）从肝论治的治法举例

把从肝论治作为水肿的治疗大法之一，肝气郁滞者，治以疏肝解郁；肝阴不足者，滋养肝阴；肝虚寒凝者，温肝散寒；肝胆湿热者，清肝利胆；肝血瘀滞者，活血散结；肝阳上亢者，平肝潜阳，使肝之气血阴阳得调，疏泄得宜，水液运行输布正常；由肝而及肺脾肾功能失调者，则予扶土抑木，或佐金制木，或肝肾同治，使肝与肺脾肾功能协调而达到治疗水肿的目的，具体治法列举如下：

疏肝解郁法适用于肝气郁滞证，症见肢体浮肿，伴见胸胁窜痛，少腹胀闷，胸闷喜太息，情志抑郁，急躁易怒，女孩乳房胀痛，月经不调，舌淡苔白，脉弦，常选柴胡疏肝散加利水消肿之品，以疏肝理气，利水消肿。

滋阴养肝法适用于肝阴不足证，症见水肿小便不利，伴见头晕目眩，两目干涩，面部烘热，胁肋灼痛，潮热盗汗，五心烦热，口咽干燥，手足蠕动，舌红少津，脉弦细数，常选一贯煎或滋水清肝饮酌加利水消肿之品以滋养肝阴，柔肝利水。

温肝散寒法适用于肝气虚寒，寒凝肝脉证，症见肢体浮肿，阴部肿甚，小便不利，伴少腹牵引睾丸或会阴部坠胀冷痛，遇寒加剧，得热则减，指（趾）端青紫，舌质淡苔白滑，脉弦细，善用暖肝煎、温胆汤或天台乌药散加减以温肝散寒，疏肝利水。

清肝利胆法适用于肝胆湿热证，症见胁肋部胀痛灼热，口苦泛恶，厌食腹胀，阴囊湿疹，瘙痒难忍，或睾丸肿胀疼痛，或带下黄臭，外阴瘙痒，大便不调，小便短赤，舌红苔黄腻，脉弦数，每以龙胆泻肝汤或泻青汤加减以清肝利胆，清利湿热，疏利水道而收功。

活血散结法适用于肝血瘀滞证，症见肢体肿胀，伴面色黧黑，肌肤甲错，口唇爪甲紫暗，皮下紫斑，肌表丝状如缕，腹部青筋外露，胁下癥积，舌质紫暗或见瘀点瘀斑，脉弦细而涩，常以新绛散、当归芍药散或血府逐瘀汤等加减活血散结，化瘀通络而取效。

平肝潜阳法适用于肝肾阴虚、肝阳上亢证，症见水肿病人，眩晕耳鸣，头目胀痛，面红目赤，急躁易怒，心悸健忘，失眠多梦，腰膝酸软，头重足飘，舌红苔少，脉弦细数，用天麻钩藤饮、知柏地黄汤酌加平肝潜阳，疏肝利水之品。适用于肝气不舒，乘克脾土之证，症见水肿病人，而见脘胁胀闷疼痛，嗳气呃逆，嘈杂吞酸，急躁易怒，纳少腹胀，大便稀溏，舌淡苔白滑，脉弦缓，常选逍遥散合苓桂术甘汤加减，以疏肝健脾，扶土抑木，使肝气得舒，脾土得健，水自能运，而水肿自消。

佐金制木法适用于肝火犯肺，木火刑金证，症见水肿病人，胁肋灼痛，头晕目赤，烦热口苦，急躁易怒，咳嗽阵作，痰黏色黄，或痰中带血，舌红苔黄脉弦数，选泻青丸合泻白散加减，以泻肺肝之热，以复肝之升发、肺之肃降，使升降相因，水津自调。

肝肾同治法适用于肝肾阴虚，肝肾精血不足之证，症见头晕目眩，耳鸣健忘，失眠多梦，胁痛，腰膝酸软，发脱齿摇，足痿无力，精神呆钝，或五心烦热，颧红盗汗，舌红少苔，脉细数，常选六味地黄丸、左归丸酌加淡渗之品，使肝肾得补，精血得填，肝能疏泄，肾可闭藏，开阖有序，水有所主，水肿自然消退。

七、难治性肾病中西医诊治经验

难治性肾病综合征是指原发性肾病综合征：①经强的松的标准疗程治疗无效者；②经强的松的标准疗程治疗缓解，但6个月内2次或1年内3次或3次以上复发者。有上述一种情况即视为难治性肾病。难治性肾病经久不愈可诱发严重感染、急性肾衰竭、血栓栓塞综合征等致命的并发症，最终发展成为慢性肾衰竭，给病人造成巨大的身体和经济负担，甚至威胁生命。通过对本病数十年的临床观察和理论研究，认为对本病的治疗首先要分析难治性肾病的病因，然后才能进行针对性治疗，并主张中西医结合治疗，从而扬长避短，提高疗效，其中中医治疗方面需特别重视谨守病机，多法并举，方收良效。

（一）难治性肾病的病因

1. 基因因素

难治性肾病的病因诊断尤其激素耐药的机制一直是国内外学者探索的问题，近年对难治性肾病的遗传因素尤其是对基因及其突变的研究有助于提高对发病机制的认识，而且有助于对临床诊疗的指导。如近期的研究表明，对激素耐药的肾病综合征患儿中 NPHS2 基因突变的发生率可高达 30%，该类型应用免疫抑制剂如环磷酰胺、环孢霉素 A 不会诱导完全缓解。10%～15% 与遗传明确有关，难治性肾病可能更高。遗传种类常见的有：

（1）有遗传易感性：有研究表明，激素敏感型肾病综合征与人类白细胞抗原（HLA）相关，同胞姊妹有 3.5% 发病。中国儿童 HLA–DR7、HLA–DR9 发病明显升高；HLA–DR9 在 NS 的频复发患儿中明显升高。遗传易感性与免疫反应异常有关：有研究表明肾病综合征的发生主要与 T 细胞功能障碍有关，HLA–Ⅰ类、Ⅱ类抗原为 T 细胞的引导系统。

（2）单基因病：常涉及一对等位基因，呈明显孟德尔遗传方式。如 Alport 综合征、先天性肾病综合征。

（3）多基因病：多对基因与环境因素共同作用，遗传方式复杂，常不符合孟德尔遗传方式，常见有两种情况：①一对主效基因＋其他基因＋环境因素。②多对微效基因共同参与＋环境因素。常见的肾病有：IgA 肾病（IgAN），狼疮性肾炎（LN）。

（4）染色体病：生殖细胞早期发育过程中，整条染色体或节段数目及结构异常，涉及多个基因结构或数量的改变，产生复杂的临床综合征。如：肾发育不良、马蹄肾、局灶节段肾小球硬化（FSGS）。FSGS 有明显的种族差异，在原发肾病综合征肾活检病例中白种人占 12%～35%，黑人男性高达 80%，中国及亚洲为 3.8%～10%。

2. 病理因素

原发性肾病综合征激素疗效与患儿肾脏病理类型密切相关。

（1）微小病变（MCD）：85% 以上对激素敏感，5%～10% 初治耐药，5% 后期耐药。近年来将 MCD 分为几种亚类：①无异常（NIL）；②局灶性肾小球闭塞（FGO），表现为局灶性肾小球硬化，不伴小管萎缩；③轻度系膜增厚（MMT），系膜基质轻度增加，无系膜细胞增生；④局灶性肾小管改变（FTC）；⑤轻度系膜细胞增多（MMH），呈节段性或弥漫性，血管管腔开放。

（2）系膜增生（MSPGN）：中重度增生伴节段性坏死病变，血管壁增厚。

（3）局灶节段性肾小球硬化（FSGS）：据报道仅 29.9% 对激素有效，多数耐药。

（4）膜性肾病（MGN）：①原发：大多耐药；②继发：部分可缓解，部分耐药。

（5）膜增生性肾小球肾炎（MPGN）：对激素有效者仅6.9%，多见于年长儿或青年人，常呈进行性肾损害致慢性肾衰。

3. 医源性因素

（1）治疗不规范：初治量小，后渐加量，致 8 周未缓解；疗程不足；过早、过快减药或停药。

（2）肾病综合征状态长期不缓解：致肾内肾外合并症增加：如感染、高凝状态、肾静脉血栓形成、低蛋白血症、低免疫状态、蛋白尿、高脂血症、肾脏病理改变加重。

（3）使用激素、免疫抑制剂及其他药物治疗：使药物副作用增加（感染、高血压、继发小管间质损伤）。

（4）伴用药物的影响：如苯妥英钠、利福平可使激素药代动力学改变，疗效下降。

（二）难治性肾病的西医治疗

1. 规范用药

采取规范用药量，规范疗程，规范减药的方法。对以下几种易于复发和发生激素依赖的情况，减药尤应谨慎，速度可适当减慢：①初治时激素效应，但 6 个月内已有 2 次复发者；②初治激素足量诱导阶段已有反复者，其后 18 个月内常为频复发;③激素治疗前及用药 8 周时肾上腺皮质功能低下者有频复发倾向。

2. 处理并发症

并发症包括:感染及低免疫状态;低蛋白血症及低血容量;高凝状态及肾静脉血栓;高脂血症;低钙、多种维生素及微量元素的缺乏。

3. 及早肾活检

明确病理类型,以便选择合理方案。

4. 免疫治疗方案

(1)甲基强的松龙冲击疗法:运用大剂量激素冲击治疗,能迅速、完全地抑制一些酶的活性,并使激素特异性受体达到饱和,在短时间内发挥激素抗炎的最大效应;另一方面大剂量激素的免疫抑制及利尿效应也较常规剂量更为明显。因而它可用来治疗对常规激素无效的难治性肾病综合征,可使部分患者肾病得到缓解。用量及用法:甲基泼尼松龙 15 ～ 30mg/kg 以 5% ～ 10% 葡萄糖注射液 100 ～ 200mL 稀释,静脉滴注 1 ～ 2 小时,每天或隔天 1 次,3 次为 1 疗程,1 周后再用第 2 疗程,两疗程之间继以泼尼松口服,一般用 2 ～ 3 个疗程,如疗效较好,可每周冲击一次以巩固疗效。

(2)环磷酰胺(CTX)的应用:适应证:①激素无效应或部分效应;②频繁反复、复发;③激素依赖。禁忌证:①造血系统损害;②肝损害;③合并感染。用法:①口服:小儿:2 ～ 3mg/(kg·d),8 ～ 12 周;②静脉冲击:每次 8 ～ 12mg/kg(平均每次 10mg/kg),尿蛋白转阴前可采用密集冲击,连续 2 天为 1 疗程,每 2 周重复 1 疗程,在尿蛋白转阴后,可采用稀疏冲击,即每月 1 次,若病情持续稳定后可 6 个月 1 次,但总的次数仍应在 10 ～ 15 次,总剂量应控制在 150mg/kg 以内。副作用:①造血系统:粒细胞减少。②感染。

③肝损害。④膀胱出血。⑤性腺损害。

（3）苯丁酸氮芥：对预防复发，延长缓解期也有肯定的效果。每日 0.15 ～ 0.2mg/kg，连用 8 周。儿童两次用药间隔至少 1 年。

（4）环孢霉素 A：因其对小管间质的损害及价格昂贵而很少选用，临床仅在激素依赖、副作用明显时短期应用。

（5）霉酚酸酯（MMF）：一种新型免疫抑制剂，是高效、选择性、非竞争性、可逆性的次黄嘌呤单核苷酸脱氢酶抑制剂，能特异性地抑制 T 和 B 淋巴细胞增殖，抑制抗体的形成。MMF 治疗以肾病综合征为表现的尤其伴有血管炎病变的如紫癜肾、狼疮肾等肾小球疾病疗效肯定，安全，毒副作用小，但价格昂贵。应注意其消化道反应、白细胞减少、胰腺炎、肺纤维化、感染等副作用。儿童量 20 ～ 40mg/（kg·d），分 2 ～ 3 次餐后服，1 ～ 3 个月后减量 10 ～ 20mg/（kg·d），维持疗程 6 个月～ 2 年。

（6）雷公藤多苷：目前，临床上应用雷公藤多苷治疗肾病较普遍，南京总院报道用双倍剂量雷公藤多苷治疗成人及儿童难治性NS均取得了较好的短期疗效。我及课题组成员也通过临床观察认为双倍剂量的雷公藤多苷是治疗儿童难治性 NS 的可选择的有效方法之一。常规剂量：1 ～ 1.5mg/（kg·d），分 2 ～ 3 次服。也可用：2mg/（kg·d），疗程 1 个月后减为常规量。总疗程多为 3 个月；部分延长至 3 ～ 6 个月。

（三）中医辨治体会

1. 辨别本证与标证，把握本虚标实之主次

小儿肾病反复、迁延难愈的重要因素是病变涉及肺、脾、肾、肝四脏，其病机变化常阴阳交错、虚实夹杂、本虚标实。因此在治疗上应首先辨别本证与标证，把握本虚标实之主次是提高疗效的关键。本证：肺肾气虚、脾肾阳虚、肝肾阴虚、气

阴两虚。标证：外感、水湿、湿热、血瘀、湿浊。就小儿难治性肾病而言，基本证型以气阴两虚型为多，其中又以肺脾气虚和肾阴阳两虚为核心，标证中则以外感、湿热及血瘀为突出。肺脾气虚型多表现为面浮身肿，神倦乏力，心悸，气短懒言，面色白，平素易感冒，舌质淡胖苔白，脉沉细无力。肾阴虚表现：腰酸腿软，头晕耳鸣，五心烦热，失眠盗汗，口燥咽干，舌红无苔，脉沉细或弦细。肾阳虚的表现：腰膝酸软，形寒肢冷，疲乏无力，神态倦怠，气短懒言，自汗，语言低微，舌淡苔白，脉沉无力。故治疗应以益气、健脾、滋补肾之阴阳为主要方法，同时必须标本兼顾、扶正祛邪，适时予以宣肺、清热、活血化瘀，方能取得满意疗效。临证常用的治疗难治性肾病的肾必宁冲剂即根据这一原则而组方。本方由黄芪、太子参、淫羊藿、刺五加、生地黄、知母、白花蛇舌草、丹参、川芎、郁金等组成。方中参、芪、淫羊藿、刺五加益气健脾补肾以顾其本；太子参气阴双补，配生地黄、知母滋补肾阴兼以清热；白花蛇舌草清热解毒；丹参、川芎养血活血；郁金开郁行气以增强活血化瘀之功。全方温阳与滋阴并举，扶正与祛邪兼顾，恰中难治性肾病本虚标实、寒热错杂之病机，故经多年临床应用获得较好疗效。常如下临证加减：阴虚甚者加五味子、玄参、石决明；阳虚偏重去知母加肉苁蓉、菟丝子；兼外感加金银花、连翘；兼湿热加黄柏、黄芩；血瘀突出加水蛭等。

2.调整阴阳失衡

本病初期多为阳虚，病久，尤其长期和大剂量应用糖皮质激素后则阳损及阴，出现阴虚或气阴两虚之证。激素副作用所表现的柯兴症候群如：满月脸、痤疮、口干、烦热、高血压等，表面上属阴虚阳亢，而实质是阴阳两亏。因此，应根据患儿的不同病程阶段，始终坚持调整阴阳平衡这一关键。在本病早期及水肿明显阶段以益气温阳为主，兼以养阴；在中期，尤其是用激素之后，则重在滋养肾阴兼以扶阳；恢复期则又以益气温阳兼以养阴使阴平阳秘，脏腑功能得以相对平衡。常用的益气温阳药有：黄芪、刺五加、肉苁蓉、菟丝子、淫羊藿等；养阴之药有：生地黄、太子参、山茱萸、五味子、知母等。

3. 辨证与辨病相结合

辨证与辨病相结合治疗可以提高疗效。为提高本病的缓解率，常须合理应用激素及细胞毒药物，因此，如何运用中药配合治疗，最大限度地发挥激素及细胞毒药物的作用，防止其副作用是临床应注意的问题。一般来讲，在激素诱导期及巩固期，中药多以益气养阴为主，维持治疗期则以益气温阳为主。大量研究证实，中药补阴药可拮抗外源性激素对肾上腺皮质功能的抑制作用，补阳药则有兴奋下丘脑 – 垂体 – 肾上腺皮质轴之作用。因此，适时地滋阴补阳，对防止激素的副作用，巩固疗效有重要意义。

八、过敏性紫癜及紫癜性肾炎的辨治经验

过敏性紫癜是西医的病名，是一种常见的血管变态反应导致的全身性毛细血管炎。以皮肤紫癜、消化道黏膜出血、关节肿痛和血尿、蛋白尿等肾脏损伤的症状为主要临床表现，属于中医学"血证"范畴，历代医籍所论的"葡萄疫""肌衄""紫癜风"等病证，与本病有相似之处，内容尽管丰富，非独指过敏性紫癜一病，但其病机、治则对今天认识和处理过敏性紫癜有着重要的指导价值。

目前对过敏性紫癜尚无特效治疗，多数患者难以查出明确的过敏原，糖皮质激素虽可以改善消化道及关节症状，但不能防止皮肤紫癜复发，也不能防止肾炎的发生。目前运用中医中

药治疗本病尤其是紫癜性肾炎的报道日益增多，亦取得了较好的临床效果。

（一）外感、饮食与体质是发病的关键

外感因素、饮食因素与体质因素等均可导致本病的发生。内有伏热兼外感时邪为本病发生的主要原因，其病机为风热毒邪浸淫腠理，深入营血，燔灼营阴；或素体阴虚，热伏血分，复感风邪，与血热相搏，壅盛成毒，致使脉络受损，血溢脉外。因小儿体质稚嫩，腠理不密，易感风邪，故此病多发于小儿；小儿脾肾相对不足，发病时常见消化道及肾脏受累，如出现便血、尿血等症；因风性善变，游走不定，窜至关节，故可见关节肿痛症状。总之，在发病因素上，虽认为外感风热、饮食不节、环境污染是发病的主要诱因，但禀赋不足、气阴两虚、血分伏热，则是导致过敏性紫癜发病的重要内因，且是迁延不愈的关键所在。瘀血常为病情发展或反复发作的继发因素。此与西医学认为本病的发生发展与感染、饮食等外因致敏，使自身免疫功能紊乱，而有全身毛细血管炎性改变、血液外渗，并继发高凝状态的病因病理等认识有相似之处。

（二）辨证思路

因本病易反复发作，尤其出现肾脏损害时，病程较长，可达数月～1年以上。故临证首先将本病分为急性期、迁延期辨证，后可按虚实、病位、病情轻重辨证。

1. 辨急性期、慢性期

急性期多为实热证，病位主要在肺卫。因小儿本为纯阳之体，外感风热毒邪等，更易从阳化热，以致邪热迫血妄行而发本病。故急性期症见皮肤紫癜、发热、咽干咽痛，或伴有腹痛、关节痛、舌红苔薄黄、脉浮或浮滑。以风热伤络、血热妄行为主要证型，常兼见湿热痹阻或热伤胃络。

迁延期：病程日久，则进入迁延期，以肝肾阴虚、脾肾气阴两虚为主要病机，病位主要在肝脾肾。故患儿以阴虚火旺、气阴两虚为主要证型，常兼瘀血、外邪，总属本虚标实。常表现为皮肤紫癜消退后，仅留有肾脏损伤，临床以持续或反复紫癜和（或）血尿、蛋白尿为表现。

2. 辨虚实

本病辨证首先根据起病急缓、病程长短，以及出血的部位与紫癜颜色等，分清病情的表里虚实缓急。起病急，病程短，紫癜颜色鲜明者多属实；起病缓，病情反复，病程迁延，紫癜颜色较淡者多属虚。

3. 辨病位

外邪与血分伏热互结，灼伤血络，迫血妄行，不仅致皮肤紫癜反复出现，也常使邪滞脏腑，伤及心肝脾肾，心主血、脾生血、肝藏血、肾藏精、精生血，心、肝、脾、肾功能受损，血行不循常道，轻则外溢肌肤，重则便血、尿血。故病位在心、肝、脾、肾，除出血之外，有相应脏器的病变。

4. 辨病情轻重

以出血量的多少及是否伴有肾脏损害或肠道出血等作为判断轻重的依据。凡出血量少，无便血、尿血、蛋白尿者为轻症；出血严重伴大量便血、尿血、明显蛋白尿者为重症。

（三）常用治法

本病的治疗不外祛因和消斑两方面，可标本同治，症因兼顾。实证以清热凉血为主，随证配用祛风通络，缓急和中；虚证以滋阴降火、益气摄血为主。紫癜为离经之血，皆属瘀血，故活血化瘀贯穿始终。临证须注意证型之间的相互转化或同时并见，治疗时要分清主次，统筹兼顾。

临床常用分型论治的方法是：风热伤络证疏风清热，凉血安络；血热妄行证清热解毒，凉血止血；胃肠积热证泻火解毒，清胃化斑；湿热痹阻证清热利湿，化瘀通络；阴虚火旺证滋阴降火，凉血止血；气不摄血证健脾益气，和营摄血；气滞血瘀证理气活血，化瘀消斑。

但临证应注意，对紫癜的治疗早期当以祛邪为主，迁延期则当顾护气阴为本，消除紫癜为标。由于本病易于复发，是标证虽去而内脏功能尚未恢复之故。因此，紫癜消退后若有肾脏损害者，仍应继续调治，方能获得远期疗效。

（四）治法四要

1. 祛邪安络

本病早期以风、热、瘀为主要病机，以邪实为主。邪热伤络是主要病理环节，临床表现为大量皮肤紫癜的同时，常伴有关节肿痛、腹痛、便血等风、热、瘀证候，故祛邪安络是早期的基本治疗大法。

2. 活血化瘀

离经之血即为瘀血，瘀血不去，血不循经，可以导致反复出血。因此在治疗时不能单纯见血止血，而当化瘀止血。活血化瘀是提高本病治疗效果的关键因素。临床运用时应注意：紫癜未消失，瘀血症状明显时，以活血化瘀为主；紫癜消失后以肾炎症状为主时，则在辨证基础上，随证配以养血活血化瘀等法。

3. 扶正祛邪

本病后期皮肤紫癜消退后，部分患儿仅留有血尿、蛋白尿等肾脏损伤的症状，此期辨证常见阴虚火旺、气阴两虚、脾肾气虚三型。由于病程较长，易于反复，又常有外邪反复侵入，机体抵抗力日渐下降，从而出现虚实互现之证。故治疗应注重扶正与祛邪兼顾，并根据正邪消长的变化，或以扶正为主，兼以祛邪；或以扶正祛邪并重。

4. 补脾扶正

小儿脏腑柔弱，脾常不足，且临床治疗本病常选用清热凉血等苦寒药物，更伤脾胃，形成恶性循环，致使病情反复发作，难以奏效。故本病的后期尤其是以大量蛋白尿为主的患儿，治疗勿忘补脾扶正。

（五）方剂选择与应用

1.风热伤络证

常用银翘散加减。方用薄荷、防风、牛蒡子疏风散邪；连翘、栀子、黄芩、升麻清热解毒；玄参、当归养血祛风；赤芍、紫草清热凉血。皮肤瘙痒者，加地肤子、浮萍、赤小豆、蝉蜕；腹痛便血者，加木香、地榆炭、三七；尿血者，加白茅根、大小蓟、旱莲草；关节肿痛者，加秦艽、牛膝、制乳香、制没药。若表证不著，血热已成，用清营汤加减。

2.血热妄行证

常用清瘟败毒散合犀角地黄汤加减。方用连翘、玄参、桔梗、竹叶清热解毒；石膏、知母、甘草清气分之热；黄连、黄芩、栀子泻三焦实火；水牛角、牡丹皮、生地黄、赤芍专于凉血止血化瘀。皮肤紫癜量多者，加藕节炭、地榆炭、茜草炭、三七粉（冲服）；鼻衄量多不止者，加白茅根、茜草炭、侧柏叶等；齿衄者，加藕节；尿血者，加小蓟、仙鹤草；便血者，加地榆炭；便秘者，加大黄；烦躁不宁，目赤者，加青黛、菊花。热犯营血，邪陷心包，症见神昏谵语者，加服安宫牛黄丸或紫雪散。

3.胃肠积热证

常用葛根黄芩黄连汤合小承气汤加味。方用葛根、黄芩、黄连泻火解毒，清胃肠湿热；大黄、枳实、玄明粉等泻下焦热结。胃热盛者，加生石膏、知母；热毒盛者，加大青叶、焦栀子。为缓解腹痛，加炒白芍、炒延胡索、丹参；为减少出血，可加牡丹皮、地榆炭、人中白。

4. 湿热痹阻证

常用四妙丸加减。方用苍术、白术燥湿健脾；黄柏清热燥湿；牛膝、薏苡仁、木瓜祛湿热，利经络；紫草化瘀通络。关节肿痛，活动受限者加赤芍、桑枝、鸡血藤、忍冬藤；小便出血者加小蓟、石韦等。若湿重肿甚，小便黄赤者，加用导赤散。

5. 阴虚火旺证

常用大补阴丸加减。方用熟地黄或生地黄、龟板滋阴潜阳以制虚火；黄柏、知母清泻相火；牡丹皮、牛膝养阴凉血；蜂蜜填精润燥。鼻衄、齿衄者加白茅根、焦栀子凉血止血；低热者加银柴胡、地骨皮以清虚热；盗汗加煅牡蛎、煅龙骨、五味子以敛汗止汗。

6. 气不摄血证

常用归脾汤加减。方用党参、黄芪、白术、红枣补脾益气；当归养肝而生血；茯神、酸枣仁、龙眼肉养心安神，远志宁心定志；木香理气醒脾，以防益气补血药物滋腻滞气，诸药合用能益脾气养肝血以摄血止血。若气虚甚者，黄芪应重用。伴腹痛者，加乌梅、白芍；若兼有风邪表证者，可酌加荆芥、防风、牛蒡子等疏风解毒之品，但用量不宜大，以防化燥伤阴。

7. 气滞血瘀证

常用血府逐瘀汤加减。本方乃桃红四物汤合四逆散加桔梗、牛膝而成。方用桃红四物汤活血化瘀而养血；四逆散行气和血而舒肝；桔梗开肺气，载药上行，合枳壳则降上焦之气而宽胸；牛膝通利血脉，引血下行。诸药配合，具有活血化瘀而不伤血，行气解郁而无耗气之功。伴关节肿痛者，加鸡血藤、威灵仙、牛膝等通络止痛；紫癜久不消退，斑色暗者可加用香附、郁金加强行气活血之功。

紫癜虽有以上七个证型可分，但仅为条目清晰而设，临床实际应用中，胃肠积热证、湿热痹阻证这两个证型，因大多持续的时间较短，多作为兼证处理，气滞血瘀证因可见于各个阶段和类型也多作兼证处理。

（六）药物选择与应用

1. 徐长卿

徐长卿辛，温，归肝、胃经。功能祛风止痒止痛，活血解毒。本品长于祛风止痒，善治湿疹、风疹、顽癣等皮肤瘙痒之症，可单味煎汤内服，亦可煎汤外洗。现代研究表明徐长卿有抗炎、镇痛、抗过敏和解除肠管痉挛作用，尤其适用于腹型和关节型紫癜。常用剂量 6～10g。

2. 丹参

丹参苦，微寒，归心、肝经。功能祛瘀止痛，活血通经。本品专入血分，清而兼补，活血祛瘀作用广泛，善治瘀血阻滞各种病症。现代药理研究表明丹参有抗过敏、抗血栓形成、降低血黏度、调节免疫及清除氧自由基等作用。常用剂量 9～15g。

3. 三七

三七甘、微苦，温，入肝、胃经。功能祛瘀止血，活血止痛。本品功善散瘀止血，具有祛瘀通络、止血而不留瘀之功。现代药理研究发现，三七能扩张血管，具有抑制血小板聚集、抗凝、改善微循环，降低毛细血管通透性，调节免疫等功能。常研末吞服，每次 1～1.5g。

4. 水牛角

水牛角咸，寒，入心、肝、胃经。功能清热，凉血，解毒。本品为犀角替代品，专入血分，善清心肝胃三经之火而有凉血解毒之功，为治血热毒盛之要药。适用于热盛而迫血妄行的皮下血斑等多种出血。但紫癜虚证则不应使用。最好用水牛角粉入煎剂，剂量 9～15g，近年临床大多用配方颗粒、粉剂冲服每次 3～5g，1 日 2 次。学龄儿大多每日用 15g。

5. 紫草

紫草甘，寒，入心、肝经。功能凉血活血，解毒透疹。本品为清热凉血之要药，对血热妄行所致皮肤紫癜尤为适用。现代研究表明紫草有明显的抗过敏作用，并能调节机体的免疫功能，用于治疗过敏性紫癜可获良效。常用剂量 6 ～ 15g。

6. 中药成药雷公藤多苷的应用

雷公藤多苷片：1 ～ 1.5mg/（kg·d），分 2 ～ 3 次口服。适用于过敏性紫癜反复不愈及紫癜性肾炎。单纯皮肤紫癜疗程 2 ～ 3 个月；紫癜性肾炎疗程 3 ～ 6 个月。用药期间应每周查一次血常规，2 周查一次肝功能。以便早期发现有无血液、消化系统的不良反应。

（七）研究思路

1. 防治紫癜复发及肾脏损伤发生发展的相关研究

对于顽固性紫癜，西医学认为是由于反复接触过敏原激发机体产生相应抗体，沉积在小血管壁，引起血管炎性改变的结果。与出现肾脏病变及预后密切相关，因每次皮疹复发都可能诱发或加重肾脏病变，导致疾病迁延不愈，甚至最后出现肾功能不全。因此，如何预防和控制皮肤紫癜复发及肾脏损伤一直是临床研究的热点、难点。西医认为适当给予抗感染治疗，消除病灶，有助于控制病情反复。糖皮质激素、H_2 受体阻滞剂皆能在一定程度上阻止血管炎的发生，从而防止紫癜复发。但是，由于过敏性紫癜的机制并不完全清楚，上述药物作用靶点局限，对一些顽固性过敏性紫癜病人效果并不明显。中西医结合治疗过敏性紫癜，能在改善微循环、修复病灶等多靶点上发挥作用。因此，临床可根据中医学辨证施治，中西医结合防治紫癜反复及肾脏损伤已成为研究趋势。

2. 重视过敏性紫癜患儿长期随访的研究

是否出现肾脏受累及肾脏受累程度是决定过敏性紫癜预后

的关键因素。临床上常通过对病例的长期随访以了解过敏性紫癜的发展转归如何，以及影响预后的可能因素，而且要观察中医药治疗过敏性紫癜对远期预后的影响必须通过长期追踪随访来实现。近年来，过敏性紫癜（紫癜性肾炎）病例的随访研究虽已开始受到关注，但文献报道仍较少，中医药治疗远期疗效的随访尤其是中西医严格对照治疗后的随访研究更少。因此，今后的病例随访研究应该是一个重要的研究方向，长期随访对评价病情的远期疗效、药物副作用及转归、指导临床诊疗计划的制定及提高疗效均有重大意义。但该项工作相当费时，而且需要得到患儿家长的配合，故需加强对本病的宣传教育，增加家长对本病的认识，才能较好地配合研究。中医儿科临床工作者应当加强对该病的随访。

3. 加强过敏性紫癜临床分型、疗效及疗效判定标准的研究

由于本病病因复杂，轻重悬殊，病程长短不一，尤其出现肾脏病变后变化各异，各位学者对病机认识不尽相同，所以辨证分型亦相对较多。致使本病缺乏规范辨证分型，没有统一疗效判定标准，因此难以比较不同研究报告中的实际疗效水平。鉴于此，今后需有针对性地在统一诊断、辨证分型及疗效标准方面加强研究，开展大样本、多中心、前瞻性临床研究，开展真实世界的大数据研究，在大数据支撑的基础上，总结既往治疗经验，建立规范的辨证分型及统一的疗效判定标准。相信随着国家专病及科技专项研究的进一步深入，中医药治疗过敏性紫癜将有广阔的前景。

4. 我近年的研究

2006～2011年，我带领课题组通过"十一五"国家科技支撑计划疑难疾病项目"小儿紫癜性肾炎中医综合治疗方案的示范研究"，针对小儿过敏性紫癜性肾炎制定了中医辨证分型及疗效判定标准，并在国内首次对本病进行了大样本、多

中心、中央随机、严格对照的临床研究，取得满意疗效。在2007年国家中医专科专病建设项目中，我作为专病组组长成立了小儿过敏性紫癜（肾炎）中医专病研究协作组，开展了对本病诊疗方案及疗效评价的研究，以期建立较为科学的中医药治疗过敏性紫癜性肾炎的诊疗规范。该方案2012年已由国家中医药管理局医政司正式发布并在全国推广。2013年我又中标国家"十二五"科技支撑计划病证结合项目"小儿紫癜性肾炎中医阶梯治疗方案的研究"，2014年底正式启动。目前正在牵头联合上海复旦大学儿科医院、上海交通大学附属上海市儿童医院、北京大学北大医院妇幼医院等单位，统一实施中药、西药两种不同方案的阶梯治疗，此为继国家"十一五"科技支撑计划以来，第二次在国内儿科领域进行的大样本、多中心、中央随机、严格对照的RCT研究，寄希望得出一个科学性强、可信度高、能被医学界认可的中医药治疗紫癜性肾炎疗效的结论（"十一五""十二五"课题方案详见第七章）。

（八）辨治体会

个人认为：紫癜的早期病机基本以邪实为主。临床证候基本以风热与血热为主，实际上两者表现大同小异，常无本质的区别。除全身症状外，紫癜有无瘙痒或外感症状、皮肤紫癜的量是两者的鉴别点。只要有外感症状或皮疹瘙痒者辨为风热，若紫癜量大者即为血热，但临床更多见血热、风热并见者，两证治法应掺和使用，重在权衡其风邪与热邪孰轻孰重而选择药物。治疗以疏风清热、凉血活血、祛邪安络为主，多选用银翘散、犀角地黄汤合方化裁使用。

活血化瘀可提高本病治疗效果，在病程的各个阶段均可采用，充分体现了"治风先治血，血行风自灭"的古训。临床运用时应注意：发病早期有胃肠道出血时要慎用；皮肤紫癜紫暗明显且消退慢时，可以活血化瘀为主；紫癜量少、消失快且不留色素沉积者，活血化瘀作为辅助治疗即可；紫癜后以肾炎症状为主时，以扶正祛邪为主，随证配以养血活血化瘀。

紫癜早期以风、热、瘀为主，但后期若出现肾脏损害则使病程迁延而由实转虚，以虚为主、虚实互现。故治疗应注重扶正与祛邪兼顾，辨清正邪消长的变化，把握扶正祛邪之偏颇。此期辨证常见阴虚火旺、气阴两虚、脾肾气虚三型。阴虚火旺多见于单纯血尿；脾肾气虚多见于蛋白尿明显者；气阴两虚既多见于血尿兼蛋白尿者，也可见于蛋白尿明显或单纯血尿者。此外，本病以大量蛋白尿为主达到肾病综合征标准时，辨证治疗基本同肾病。

就我个人经验而论，雷公藤多苷对小儿过敏性紫癜及紫癜性肾炎的疗效是最快而确切的，从中医角度，紫癜是热、是毒，而雷公藤则是以毒攻毒！依据以西医学理论而言，过敏性紫癜属结缔组织病，该类疾病的免疫学特点是多环节、多靶位的免疫紊乱，而雷公藤含多种生物碱及其他多种化学成分，具有多环节、多靶位的治疗作用，此恰好符合过敏性紫癜免疫紊乱的特点，有关其作用机制亟待今后进一步研究证实。

九、血尿证治经验

血尿是指尿中红细胞排泄异常增多，若尿液中红细胞≥3个/HP，离心尿红细胞>5个/HP，均示尿液中红细胞异常增多，则称为血尿。轻者仅镜下发现红细胞增多，称为镜下血尿；重者外观呈红色或呈洗肉水样或含有血凝块，称为肉眼血尿。是小儿常见的泌尿系统症状。根据尿中红细胞的形态，可以鉴别是肾小球性血尿，还是非肾小球性血尿。

肾性血尿是指血尿来源于肾小球，临床上表现为单纯性血尿，或血尿伴蛋白尿，多见于原发性肾小球疾病，如急慢性肾小球肾炎、肾病综合征型肾炎、IgA 肾病、系膜增生肾小球肾炎、局灶性肾小球硬化症，及继发性肾小球疾病如紫癜性肾炎、狼疮性肾炎等。血尿长期反复发作，病程缠绵，如果治疗不彻底，反复迁延或失治误治，病情不能得到切实有效的控制，最终会导致肾功能衰竭，是临床比较顽固的病症，目前仍无特殊的治疗方法。本人在近 40 年肾脏病的临床实践中，治疗肾性血尿积累了丰富的经验，取得了较好的疗效。

（一）病因病机认识

肾性血尿属于"尿血"的范畴（《内经》称之为"溲血""溺血"）。尿血与血淋不同，两者虽然都是尿中带血，但尿血尿道多无疼痛，或虽亦见有轻微的胀痛或热痛，终不若血淋之滴沥涩痛，痛苦难忍。故一般以痛为血淋，不痛为尿血。如《证治要诀》云："痛者血淋，不痛者尿血。"

尿血之证，多因热扰血分而致。发病部位主要在肾和膀胱。热聚下焦，损伤脉络，热扰血分，营血妄行，渗于水道，使血随尿出。如《素问·气厥》说："胞移热于膀胱，则癃溺血。"《素问·四时刺逆从论》："少阴有余……涩则病积溲血。"《金匮要略·五脏风寒》云："热在下焦者则尿血。"钱仲阳说："血之流行，周遍经络，循环脏腑，若热聚膀胱，而渗入，故从小便出也。"其病因病机可概括为以下几个方面：

1. 风热伤络

小儿脏腑娇嫩，形气未充，外易为六淫所伤，机体感受风热，风热犯肺，母病及子，热毒扰肾，损伤血络，迫血妄行，而致尿血。诚如《诸病源候论·血病诸候》所言："风邪入于少阴则尿血。"

2. 湿热下注

小儿饮食不节，恣食香辛肥甘之物，酿生湿热，或外感湿热邪气，蕴结于下焦，下注于肾和膀胱，灼伤肾络，血溢溺道，故为尿血之证。

3. 阴虚火旺

根据小儿生机蓬勃，发育迅速，为纯阳之体，阴常不足，阳常有余，阴液易亏，虚火易亢的特点，素体阴虚，久病之后或温病后期，肝肾阴虚，阴不制阳，虚火内动，灼伤血络，血溢脉外，循溺道而出，发为尿血之证。

4. 气阴两虚

久病不愈或温热病后，耗气伤阴，气阴两虚，气虚统摄无权，阴虚火热内动，血液不循常道而溢出脉外而为尿血。

5. 脾不统血

小儿脾常不足，加之饮食不知自节，以损伤脾胃，影响气血化生，或久病气虚，或慢性失血，气随血耗，以致脾气虚弱，失于统摄，不能约束血液在脉内正常运行，而溢于脉外，发为尿血。

6. 脾肾气虚

脾主运化，为气血生化之源，为后天之本而主统摄，肾藏精，主司气化，为先天之本而主封藏固摄。若先天禀赋不足，后天失于调养，以致脾肾两虚，脾虚则中气不足，统摄无权，血随气陷；肾虚则下元空虚，封藏失职，血随尿出。正如《景岳全书》所云："盖脾统血，脾气虚则不能摄血、化血，肾气虚则不能运化，是皆血无所主，因而脱陷妄行。"

7. 瘀血阻滞

离经之血即是瘀血，瘀血既是本病的病理产物，又可导致或加重出血，离经之血阻于肾络，妨碍气血运行；久病不愈，久病入络，肾虚络损，气机不畅，气滞血瘀，瘀血内阻，血不循经而见尿血。正如《素问·调经论》所云："孙络外溢，则经有留血。"《素问·缪刺论》也说："恶血留内……不得前后。"

（二）证治分型

根据本病的病因病机，将肾性血尿分为风热伤络型、湿热下注型、阴虚内热型、气阴两虚型、脾不统血型、脾肾两虚型、瘀血阻滞型等进行辨治。

1. 风热伤络型

临床可见尿血始于发热恶风、颜面浮肿之后，常见鼻塞流涕，咽痒咳嗽，咽干咽痛，口渴喜饮，尿血鲜红，舌红，苔薄黄，脉浮数。治以疏风清热，凉血止血。方用丁氏清热止血颗粒合银翘散加减。药用：金银花、忍冬藤、连翘、竹叶、牛蒡子、荆芥、薄荷、芦根、生地黄、丹皮、丹参、墨旱莲、赤芍、三七、小蓟、茜草、海风藤、甘草等。血分热胜者，加水牛角粉、乌梅；咽干咽痛者加凌霄花；眼面目浮肿者加车前草。

2. 下焦湿热型

临床可见尿中带血，血色鲜红，尿道有灼热感，频数短涩，滴沥不爽，小腹胀满不适，腰部酸痛，口苦纳呆，心烦口渴，夜寐不安，舌苔厚腻，脉滑细。治以清热利湿，凉血止血。方以清热止血方和八正散加减。药用：萹蓄、瞿麦、滑石、栀子、车前子、通草、竹叶、芦根、生地黄、丹皮、丹参、墨旱莲、赤芍、三七、小蓟、茜草、藕节、络石藤、甘草等。血尿重者加大蓟、白茅根；皮肤疔疖肿毒者，加蒲公英、地丁、野菊花。

3. 阴虚火旺型

临床可见尿血反复发作，血色鲜红，时或淡红，头晕心悸，耳鸣目眩，潮热盗汗，五心烦热，夜寐不安，咽干口渴，腰膝酸软，舌红少苔，脉细数或弦细。治以滋阴清热，凉血止血。方以清热止血方合知柏地黄丸加减。药用：知母、黄柏、生地黄、熟地黄、山药、山萸肉、丹皮、地骨皮、土茯苓、泽泻、丹参、女贞子、墨旱莲、赤芍、三七、小蓟、茜草、生蒲黄、忍冬藤、甘草等。腰膝酸软著者加川杜仲、怀牛膝。

4.气阴两虚型

临床可见血尿时轻时重，劳累后加重，平时以少量镜下血尿为主，稍有劳累即见肉眼血尿，神疲乏力，气短懒言，食少纳差，腰痛腿软，手足心热，口干咽燥，口渴欲饮，大便干结，舌质淡红少苔，脉弦细或沉细。治宜益气养阴，凉血止血。方以清热止血方合参芪地黄汤加减。药用：太子参、生黄芪、菟丝子、桑寄生、麦冬、玄参、五味子、生地黄、丹皮、丹参、墨旱莲、首乌藤、赤芍、三七、小蓟、茜草、白茅根等。食欲不振加焦麦芽、炒山楂。

5.脾不统血型

临床可见久病尿血，血色淡红，精神困顿，浮肿尿少，体倦乏力，口淡纳呆，腹胀便溏，面色萎黄，可兼见肌衄、齿衄，舌质淡红，苔白或厚腻，舌边有齿痕，脉沉弱。治以健脾益气，摄血归经，方以归脾汤加减。药用：党参、黄芪、白术、当归、茯苓、龙眼肉、山药、薏苡仁、木香、炒蒲黄、藕节炭、三七粉、鸡血藤、炙甘草等。肌衄、齿衄加阿胶珠、白及。

6.脾肾气虚型

临床可见血尿反复发作，尿色淡红或以镜下血尿为主，劳则加剧，神疲气短，肢软无力，倦怠懒言，面萎无华，头晕耳鸣，食少便溏，腰膝酸软，腰痛不适，舌淡苔白有齿痕，脉细弱。治以健脾益气，补肾固摄。方以四君子汤合无比山药丸加减。药用：党参、茯苓、白术、山茱萸、泽泻、熟地黄、茯苓、巴戟天、怀牛膝、山药、杜仲、菟丝子、肉苁蓉、炒蒲黄、侧柏炭、三七粉。头晕耳鸣者加炒酸枣仁、生龙骨。

7.瘀血阻滞型

临床可见顽固性持续镜下血尿或肉眼血尿，久治不愈，伴腰、腹部疼痛，胀痛或刺痛，且痛有定处，固定不移，夜间加重，唇舌紫暗，舌质暗有瘀点瘀斑，脉细涩。治以行气活血，化瘀止血。方以血府逐瘀汤加减。药用：当归、川芎、赤芍、生地黄、桃仁、红花、柴胡、枳壳、桔梗、牛膝、木香、丹参、丹皮、大血藤等。局部刺痛，固定不移，加血竭、水蛭。

（三）证治经验

1. 明晰尿血的病机特点

尿血的病机特点，体现在热、虚、瘀三个方面。热证有虚实之分，风热伤络及湿热内蕴属于实热之证，阴虚内热、阴虚火旺属于虚热之证；虚证则有阴虚、气虚、气阴两虚、脾虚、肾虚之分。"离经之血即是瘀血"，瘀血亦有虚实之分，有因风热湿热之邪，阻滞肾络致瘀者为实；有脾肾气虚，无力运血摄血致瘀者，或阴虚火旺，煎熬血液致瘀者属虚。临床上热、瘀、虚往往两两并见，或三者并见，表现为本虚标实，虚实夹杂之证，治疗上应明辨虚实、分清孰轻孰重，不要拘泥于一方一证，要善于变通，灵活用药，才能取得好的疗效。

2. 重视咽部的辨证

治疗肾病多继发于感染之后，包括呼吸道感染、皮肤感染、泌尿系感染及消化道感染，其中呼吸道感染最为常见，咽部充血、疱疹、扁桃体糜烂、化脓等炎症刺激可诱发或加重肾病，出现镜下血尿或肉眼血尿，咽部症状轻则血尿轻，咽部症状重则血尿重，咽部感染的程度与血尿的轻重密切相关。临床上很多肾病患者常有不同程度的扁桃体炎反复发作，尤其是 IgA 肾病，往往在上呼吸道感染的同时出现血尿。中医学认为咽喉是足少阴肾经的循行部位，《灵枢·经脉》曰："肾足少阴之脉，其直者，从肾上贯肝膈，入肺中，循喉咙，挟舌本。"可见咽喉是外邪侵犯少阴、扰袭肾脏的重要渠道。外邪侵袭，经皮毛或口鼻而入，化热化火，壅结于咽喉，可致咽充血，咽后壁滤泡增生，热盛则肉腐，可致扁桃体化脓。咽喉热毒结而不散，循经下行，灼伤肾络，从而诱发或加重血尿。常在辨证治疗的同时，加入凌霄花、猫爪草、冬凌草、桔梗、木蝴蝶等，以清热解毒，清利咽喉。对于咽喉部的感染，要遵循"祛邪务尽、善后务细"的原则，务必彻底清除咽部感染灶，有利于肾性血尿的恢复，减少血尿的复发。

3. 血尿治疗不能一味止血

血尿属于血证的范畴，血证的治疗，先贤有"急则治其标"之谓，唐容川在《血证论·卷二·吐血》指出："……此时血之原委，不暇究治，惟以止血为第一要法。"对于出血急症首先要立即止血，以免气随血脱形成脱证，危及生命，止血是血证治疗的重要治法。对于血尿的治疗不能单纯地见血止血，一味地堆砌止血药物。大量止血药的应用，出血虽止，往往有留瘀之弊，瘀血留滞，脉络受阻，反而会加重出血，或使出血反复。临床常可见到医者一见肉眼血尿或镜下血尿，急于止血，遍投各种止血之药，仍不能奏效者，因此治疗血尿之证，应治病求本，治本求源，本病祛除，痼疾立愈。正如《医宗必读》所云："见痰休治痰，见血休止血，无汗不发汗，有热莫攻热，喘生勿耗气，精遗勿止涩。明得个中趣，方为医中杰。"明代医家周之干亦说："见病医病，医家大忌。盖病有标本……若见一证，即医一证，必然有失。"只有针对病机，辨证准确，有的放矢，才能收到预期的疗效，针对血尿不同的本质，虽仅用1～2味止血药，亦能取得理想效果。

十、论蛋白尿证治

蛋白尿是各种原发性或继发性肾小球疾病的主要临床表现

之一，不但短期内难以控制，而且容易反复，即使一般症状减轻消失后，尿蛋白也可长时间存在。部分患者，隐匿起病，在发病之初毫无任何自觉症状，仅以蛋白尿为早期表现。蛋白尿尤其是大量的蛋白尿，具有不少危害，不但能引起水肿、体腔积液、营养不良、血栓形成等并发症，而且还能促进肾小球硬化及肾纤维化，加速肾损害进展。因此，积极治疗蛋白尿，减少尿蛋白排泄，可以保护肾功能，防止肾小球硬化，延缓慢性肾衰进展，从而改善患儿的预后。中医中药在此方面有独特的优势。

（一）病因病机认识

中医学没有蛋白尿的专门论述，但由于蛋白大量丢失，血浆蛋白低而出现全身浮肿，腰痛，神疲乏力等症状，故可归于"水肿""腰痛""尿浊""膏淋""虚劳"的范畴。蛋白尿的形成，责之于本虚标实，本虚以脏腑阴阳气血的亏虚和功能失调为主，标实以外感、水湿、湿热、瘀血和湿浊为重，本虚与标实常互为因果，形成本虚标实之证。

1.肺失通调

肺主气，司呼吸，居于上焦，上连喉系，外合皮毛，吸纳清气，呼出浊气，主一身之气，与脾气同行，输精布众。若肺气不足，或感受外邪，使其宣降失职，输布失常，不能通调水道，则水谷之精微，漏于岐道，而从尿中流失。

2.脾失统摄

脾居中焦，喜燥恶湿，主运化水谷，为气血生化之源，后天之本，升清降浊，转输精微，灌溉百骸。饮食不节，调护失宜，而致中气亏虚，脾虚气陷，统摄失职，升降失司，清气不升，清浊互混，精微下注，或脾虚不能运化水湿，水湿困脾，阻遏气机，脾精不散，精微下注，而出现蛋白尿。

3. 肾失封藏

肾居下焦，主蛰藏精气，为封藏之本，精之所处，上连肺系，下合膀胱，职司开阖，主司二便。如先天禀赋不足，或久病重病，耗伤肾气，肾气亏虚，关门不固，致精气泄漏，或阴精受损，阴虚火旺，相火内扰，封藏失职，精微下泄，而出现蛋白尿。

4. 肝失疏泄

肝藏血，主疏泄，调畅人体气机，肝的疏泄功能正常，则气机调畅，气血和调，经络通利，精血津液之输布上下有序，五脏之精才能源源不断地下藏于肾，有"肝肾同源"之说。若肝虚而力不能舒，或肝郁而力不得舒，致疏泄失常，水液不得疏利，精血不得封藏而下泄，而致蛋白尿，如周学海《读医随笔》："凡脏腑十二经之气化，必籍肝胆之气化以鼓舞之，始能调畅而不病，凡病之气结、血凝、痰饮、跗肿、鼓胀……皆肝气之不得舒畅所致也。"

5. 外感风邪

风为阳邪，乃百病之长，易袭阳位，风邪侵袭肌表，首先犯肺，肺气不宣，失于肃降，风邪激荡，水液混浊，水谷精微输布失常，不归正道而下泄，从而形成蛋白尿。肺肾经脉相通，正如《灵枢·经脉》云："肾足少阴之脉……贯脊属肾络膀胱，其直者，从肾上贯肝膈，入肺中。"肺病可通过经脉联系影响肾之封藏作用。风邪可直接循经下行，滞留于肾，"风性开泄"，致肾之封藏失职，是风邪为患形成蛋白尿的重要机制。

6. 湿热蕴结

薛生白云："太阴内伤，湿饮停聚，客邪再至，内外相引，故病湿热。"肾病患儿脾肾两虚，或因治疗中激素、免疫抑制剂、雷公藤制剂、抗生素等药物的长期、大量使用，损伤脾胃，脾失健运，肾之气化功能失常，故湿邪内生，湿邪蕴郁不化，加之外来湿邪，内外相引，日久生热，湿热互结。湿热之邪内困于脾，脾失升清降浊之职，则清浊俱下；湿热扰于下焦，肾封藏失职，开阖失常，清浊不分，精微外泄，从而形成或加重蛋白尿。

7. 瘀血阻滞

肾病形成瘀血的病理环节很多，如水湿内停，水停则气阻，"水病及血"；阳气虚衰，无力推血运行，血行瘀阻；气虚失于统摄，血溢脉外，留而不去；脾肾阳虚，失于温煦，寒凝血脉而为瘀；病久不愈，深而入络，脉络瘀阻；阴虚火旺，灼伤血络，血失常道而为瘀；阴虚内热，煎熬熏蒸，血凝为瘀等都可导致血瘀。瘀阻肾络，肾络不通，精流不畅，塞而外溢，从而形成蛋白尿，并使蛋白尿顽固难消。

（二）证治分型

蛋白尿见于不同的肾脏疾病中，根据其伴随的不同临床表现，确立为以下数型进行施治。

1. 脾肺气虚型

临床可见面目浮肿，神疲乏力，面色萎黄，气短懒言，易患感冒，食少纳呆，自汗便溏，腰背酸软，舌质淡胖、边有齿痕，苔白而润，脉细弱无力。治以健脾补肺，益气固表。方药常选用玉屏风散合参苓白术散或补中益气汤加减。药用：黄芪、党参、白术、茯苓、防风、扁豆、山药、薏苡仁、芡实、金樱子、益母草、苏叶、杏仁。自汗明显者加浮小麦、煅龙骨、煅牡蛎；食少纳呆加焦麦芽、焦神曲、焦山楂；腰背酸软加杜仲、牛膝、续断。

2. 脾肾阳虚型

临床可见神疲乏力，面色㿠白，畏寒肢冷，腰膝酸软，纳呆便溏，甚或五更泄泻，小便频数，夜尿频繁，口淡不渴，手足不温，足跟常痛，舌质淡有齿痕，苔白滑，脉沉无力。治以健脾补肾，温肾壮阳。方药常选右归丸、无比山药丸加减。药用：黄芪、党参、桑寄生、菟丝子、肉苁蓉、巴戟天、怀牛膝、淫羊藿、山萸肉、泽泻、熟地黄、茯苓、山药、杜仲、芡实、金樱子。夜间遗尿者，加桑螵蛸、沙苑子；手足欠温者，加桂枝、细辛。

3. 肝肾阴虚型

临床可见五心烦热，心烦急躁，潮热盗汗，颧红如妆，头晕耳鸣，目睛干涩，视物不清，腰酸腰痛，咽干口渴，小便短少，可伴血尿，舌红少苔，脉细数。治以滋补肝肾，滋阴清热。方药常选用一贯煎合知柏地黄汤加减。药用：知母、黄柏、生地黄、熟地黄、山药、山萸肉、丹皮、地骨皮、土茯苓、泽泻、当归、枸杞子、麦冬、川楝子、芡实。伴血尿者加女贞子、墨旱莲、三七粉；咽痛者，加凌霄花、冬凌草、桔梗。

4. 气阴两虚型

临床可见神疲懒言，气短乏力，食少纳差，腰痛腿软，颧红盗汗，手足心热，口渴欲饮，蛋白尿时轻时重，劳累后加重，大便干结，咽痛咽红，舌质略红、苔薄，脉细弱无力。治以益气养阴，补益脾肾。常以参芪地黄汤合生脉饮加减。药用：太子参、生黄芪、菟丝子、桑寄生、麦冬、五味子、生地黄、山萸肉、山药、丹皮、茯苓、泽泻、旱莲草、益母草。咽部不适加凌霄花，木蝴蝶。

5. 阴阳两虚型

临床可见精神困倦，食少乏力，面色㿠白，畏寒肢冷，腰膝酸软，手足心热，渴欲饮水，小便短少，舌淡红少苔、胖润有齿痕，脉象沉细无力。治法：阴阳双补，调补脾肾。常以地黄饮子加减。药用：生地黄、熟地黄、麦冬、石斛、五味子、巴戟天、附子、桂枝、茯苓、山药、山萸肉、肉苁蓉、枸杞、菟丝子、知母、丹皮。腰膝酸软，加怀牛膝、杜仲；食欲不振，加炒麦芽、炒神曲、焦山楂。

6. 肝郁不舒型

临床可见肢体浮肿，胸胁窜痛，少腹胀闷，胸闷喜太息，情志抑郁，心烦易怒，易发脾气，欲卧不能卧，欲行不能行，食欲不振，女孩乳房胀痛，月经不调，舌淡苔白，脉弦。各种肾脏疾病，长期蛋白尿，经久不消，常使儿童产生严重的心理负担，致肝气不舒，肝气抑郁。治以疏肝解郁，行气利水。常以逍遥散或柴胡疏肝散加减。药用：柴胡、白芍、当归、白术、茯苓、薄荷、香附、川芎、陈皮、益母草、生姜、甘草。无名烦躁者，加合欢花、佛手；失眠多梦者加炒酸枣仁、柏子仁。

7. 风邪外感型

临床可见发热，恶寒或恶风，面目浮肿，咳嗽，鼻塞流涕，咽部不适。风寒外感者，痰白而稀，常流清涕，咽部不红，口淡不渴，舌质淡，苔薄白，脉浮紧；风热者，痰黄而稠，常流浊涕，咽红咽痛，喉蛾肿大，心烦口渴，小便短赤，舌质红，苔薄黄，脉浮数。风寒外感者，治以散寒解表，宣肺利水。方选三拗汤合防己茯苓汤加减。药用：麻黄、杏仁、汉防己、黄芪、茯苓、桂枝、苏叶、防风、益母草、生姜、甘草、大枣。风热外感者，治以辛凉解表，祛风清热。方选银翘散加减。药用：金银花、连翘、荆芥、薄荷、牛蒡子、桔梗、芦根、淡竹叶、蝉蜕、僵蚕、甘草。咽喉肿痛加蒲公英、猫爪草。

8. 湿热内蕴型

症见肢体困重，脘腹胀满，胸闷不饥，心胸烦热，口苦口腻，口渴不欲饮，腰酸腰痛，皮肤疖肿，小便短赤，大便黏滞不爽，舌尖红，苔黄厚或黄腻，脉濡缓。治宜清利湿热，解毒清热。方选三仁汤合四妙散加减。药用：薏苡仁、土茯苓、滑石、杏仁、法半夏、厚朴、白豆蔻、竹叶、通草、萆薢、石韦。皮肤疖肿、疮疡者，常合用五味消毒饮；若以小便频急，灼热涩痛者，多合用八正散加减。

9.瘀血阻滞型

临床可见肢体浮肿，面色晦暗或面色灰滞，唇甲紫绀，肌肤甲错，腰部疼痛，疼有定处，痛处拒按，按之痛甚，轻则俯仰不便，重则不能转侧，舌质紫暗，或有瘀点瘀斑，苔白，脉涩。治以活血化瘀，通经活络。方选血府逐瘀汤加减。药用：川芎、当归、赤芍、生地黄、桃仁、红花、枳壳、桔梗、柴胡、川牛膝、丹参、鸡血藤、三七粉、益母草。

（三）证治体会

1.匠心独运，从肝论治

各种肾脏疾病蛋白尿日久难消，宜从肝论治，灵活应用调肝的药物，使肝气得舒，疏泄功能正常，常能获得佳效。水肿、蛋白尿发病与肺脾肾关系最为密切。肺失宣发，肃降功能失调，水谷精微不能正常敷布而由尿道排出；脾失健运，脾不升清，不能统摄精微物质，致部分精微物质从尿道排泄而致蛋白尿；肾失封藏，固摄无权，精微物质流失而导致蛋白尿。在研究和临床中发现水肿、蛋白尿的发病与肝的关系亦甚为密切。肝主疏泄，肝气能疏通、畅达全身气机，推动气血津液运行，使精微物质封藏于肾，肝气的疏泄功能正常，则气机调畅，气血和调，经络通利，津液输布上下有序，精微物质才能封藏于肾而不外泄。若肝失疏泄，肝气郁滞，则会影响津液的运行输布及精微物质的封藏，而致津液停滞，精微物质流失，而致水肿及蛋白尿。另外，肝脏与肺脾肾关系密切，肝脏功能失调常可影响肺脾肾，致肺脾肾功能失调，从而影响水津的代谢，影响精微物质的敷布、统摄及封藏，使水液不循常道，精微物质下泄，是水肿、蛋白尿发生的重要机制。因此，在治疗水肿及蛋白尿时应当重视对肝的调理，复其疏泄之职。肝气郁滞者，治以疏肝理气，利水消肿，常选逍遥散或柴胡疏肝散加减；肝阴不足者，治以滋养肝阴，柔肝利水，常选一贯煎或滋水清肝饮加减；肝虚寒凝者，治以温肝散寒，疏肝利水，常以暖肝煎、温胆汤或天台乌药散加减而取效；肝胆湿热者，治以清肝利胆，清利湿热，每以龙胆泻肝汤或泻青丸加减而收功；肝血瘀滞者，治以活血散结，化瘀通络，善用新绛散、当归芍药散或血府逐瘀汤等加减；肝阳上亢者，治以平肝潜阳，疏肝利水，喜用天麻钩藤饮、知柏地黄汤等取舍。另外，还要强调理疗法，使患儿心情舒畅，忘掉疾病所带来的痛苦，对肾系疾病的恢复有明显的促进作用。

2. 善用藤类，畅通肾络

各种原发性或继发性肾脏疾病，蛋白尿往往反复发作，或长时间不消失，病程长，缠绵难愈。中医学有"久病入络"之说，认为邪入络脉是造成疾病迁延难愈的主要原因。外感六淫、水湿、湿热及瘀血等病邪，久居体内，阻遏气血，使气血不畅，络脉瘀滞不通，是导致水肿、蛋白尿经久不消，甚至出现肾功能衰竭的关键所在。现代研究表明，各种慢性肾脏疾病迁延不愈，最终均可导致慢性肾衰竭。肾间质纤维化和肾小球硬化是慢性肾衰竭的主要病理特征，而肾间质纤维化和肾小球硬化的主要原因是系膜细胞（MC）的增生和细胞外基质（ECM）的进行性积聚。系膜细胞和基质大量增生和积聚，属于邪阻肾络、肾络瘀阻的范畴。因此，小儿肾系疾病，特别是蛋白尿久不缓解的患儿，治疗上应予以通经活络。祛除络中病邪，使肾络通畅，是肾系疾病的重要治法。病久之邪，深入于络，肾络不通，非一般活血药物所能剔除，故有络邪易入难出之谓。通过多年临床实践，我观察到藤类药物常能够深入络脉，畅通肾络，逐出滞留其间的病邪。《本草便读》云："凡藤蔓之属，皆可通经入络。"藤蔓之属，缠绕蔓延，犹如网络，纵横交错，无所不至，为通络之佳品，临床常辨证使用雷公藤、忍冬藤、青风藤、海风藤、络石藤、鸡血藤等。对于外感风邪，伏于肾络，每因外感诱发或加重者，常用青风藤、海风藤以祛风通络，除肾络伏风；湿热内蕴，阻于肾络者，以忍冬藤、络石藤清热利湿，解毒通络；瘀血阻滞，肾络不通者，以鸡血藤祛瘀活血，化瘀通络；病程日久耗伤气血，血虚致瘀，阻于肾络者，以鸡血藤、首乌藤养血补血，活血通络。《饮片新参》云：鸡血藤能"去瘀血，生新血，流利经脉"。雷公藤为所有藤类药物的代表，可应用于各种证型之中。目前其提取物雷公藤多苷广泛应用于临床，具有较强的抗炎、抗自由基、抗氧化及免疫抑制作用，抑制肾小球系膜细胞和基质的增生，对免疫介导的肾小球疾病可发挥抗炎和免疫调节作用，因而可减轻肾脏病理改变，减轻蛋白尿。

3. 活血化瘀，贯穿始末

肾病患儿由于肝脏合成有关凝血的物质增加（如纤维蛋白原，第V、VIII辅助因子增加），抗凝血酶III自尿中丢失，血浆纤溶酶原活性下降，高脂血症时血黏稠度增加、血小板聚集性增强，感染或血管壁损伤激活内源性凝血系统，皮质激素的应用促进高凝，利尿剂的应用使得血液浓缩等多种因素，均可导致患儿普遍存在明显的高凝状态，甚至出现血栓、栓塞等合并症。高凝状态严重影响机体各脏器组织的微循环，而使本病病程长、易复发、病情缓解缓慢，从而严重降低肾病的治疗效果。肾病高凝状态，属于中医血瘀范畴，如前所论，肾病形成瘀血的病理环节很多，如水湿内停，水停则气阻，"水病及血"；阳气虚衰，无力推血运行，血行瘀阻；气虚失于统摄，血溢脉外，留而不去；脾肾阳虚，失于温煦，寒凝血脉而为瘀；病久不愈，深而入络，脉络瘀阻；阴虚火旺，灼伤血络，血失常道而为瘀；阴虚内热，煎熬熏蒸，血凝为瘀等都可导致血瘀。瘀阻肾络，肾络不通，精流不畅，塞而外溢，从而形成蛋白尿，并使蛋白尿顽固难消。瘀血是导致肾病蛋白尿缠绵难愈、反复难消的重要病理因素。瘀血化水，水病及血，相互影响，存在于肾病的整个病程之中，因此，活血化瘀应贯穿于肾系疾病蛋白尿治疗的始终。常在辨证施治的基础上全程加入活血化瘀药物，常选方剂有桃红四物汤、血府逐瘀汤、抵当汤、大黄䗪虫丸等，常选药物有当归、丹参、桃仁、红花、丹皮、赤芍、川芎、泽兰、益母草等。尿血者以三七、蒲黄炭、茜草为佳，化瘀止血，止血而不留瘀；瘀血重者予水蛭、虻虫、制大黄破血逐瘀；血中胆固醇过高、高凝血瘀者喜用既有消肉食积滞又有活血化瘀功效的生山楂；气滞血瘀者常加入既有活血又有行气作用的郁金、三棱、莪术等。现代研究也证实，活血化瘀药具有改善血液黏稠度，扩张肾血管，提高肾血流量，改善微循环，减少肾动静脉血栓发生率的作用，同时可明显提高肾病蛋白尿的缓解率，缩短缓解时间，减少复发率。

十一、中药致药物性肾损伤的现状与预防

随着中草药在医学领域的不断应用，有关中草药引起肾损害的报道日趋增多，已引起国内外学者的广泛关注。民间和有关媒体在宣传中药的用药安全及其产生的不良反应上存在着一定的理解错误和片面性，如"中药药性平和，无毒副作用""中药有病治病，无病健身""纯中药制剂，绝无副作用"等。因此，进一步了解和认识中草药的肾毒性，掌握其防治措施很有必要。

（一）中草药引起肾损害的现状

有关中草药及其制剂所致的肾损害的报道有逐年增加之

势，据 1982～1996 年 178 篇 583 例中西药物致肾损害的文献报告，中草药引起的肾损害有 47 例，占 8.06%，位居致肾损害药物的第三位。根据 1960～1993 年间公开发表在 123 种期刊上 780 篇共 3009 例中药不良反应的报道，有关中成药、中药注射剂、中草药引起泌尿系统的不良反应分别占 9.9%、1.6%、5.1%。该统计资料中，服用雷公藤发生不良反应有 184 例，其中肾损害发生率达 25.5%，病死率 14.7%；斑蝥发生不良反应有 38 例，肾损害发生率为 34.2%，病死率也高达 34.2%。另有 19 篇有关雷公藤中毒 317 例的文献报道，中毒死亡人数高达 90 例，占 35%，其中 78 例死于急性肾衰竭，占 86.7%。还有文献报道雷公藤中毒 214 例，肾损害占总例数 54.2%，44 例因急性肾损害致死，病死率 37.6%。关于鱼胆中毒的报道也逐年增多，有人统计了 1995 年以来 28 篇有关鱼胆中毒 281 例的报道，肾损害发生率达 98.2%（276/281 例），急性肾衰竭发生率高达 89.3%（251/281 例）。

近年在国际上也发生了几起中草药致肾损害事件，如比利时的一家开业 10 多年的中药减肥中心，3 年的中药减肥人群中出现了 46 例肾衰竭病例，程度严重需做透析。据报告，1990 年 5 月，医生在原来的方案中加入了汉防己和厚朴两种中草药。经检测，尿沉渣无异常，其突出表现为肾功能急剧恶化，突出的病理表现为广泛的少细胞性的间质纤维化及肾小管萎缩。76 名病人中，除其中 1 人的治疗方案不含厚朴外，其余均含厚朴和汉防己。因此认为，厚朴和汉防己可能会引起慢性间质性肾炎。这些教训告诉人们应重视中草药引起的肾损害。

（二）致肾损害中草药药性分析

中草药性肾损害，引起的原因很多也很复杂，对有关文献中提及的具有肾毒性的 64 味中药，从毒性分级（按《药典》记载的毒性分级）、性味、毒性成分、中毒量（致死量）等4个方面进行分析，在致肾损害的中草药中，3/4的中草药具有程度不一的毒性，应引起临床重视。对于毒性药物的认识，文献多有出入，尤其是小毒药物，此云有毒，彼云无毒，使人无所适从。如鱼胆，《本草纲目》《名医别录》《中药大辞典》均称无毒，但近年临床服鱼胆引起中毒的报道甚多，故应认为鱼胆有毒，可能与鱼的种类有关。性味方面，辛味药占36味，苦味药占39味，可见辛、苦味是致肾损害中草药的最主要药味。辛味多含挥发性成分，苦味对胃肠道有刺激作用，经肾脏排泄对肾脏也有一定的刺激性。对肾脏有损害的成分，有的是有效的药理成分，有的是无效作用的毒性成分，如极毒的斑蝥、钩吻、砒石（霜）、红升丹等多为外用药，内服禁用或忌用，所含的斑蝥素、钩吻碱、硫化砷、氧化汞既是有效药理成分，也是导致肾损害的成分。望江南子、苍耳子、相思子、巴豆等种仁所含的毒蛋白，则多是无效的毒理成分，可经炮制去除。中药的中毒量大小不等，中毒途径各异。有些经典中药书籍记载为无毒的中草药，超量使用也屡有引起肾损害甚至死亡的报道。如木通，《本草纲目》云："木通无毒。"但现代研究发现木通有肾毒性作用。20世纪60年代后屡有中毒报道，且有多起中毒死亡病例。故应指出木通有毒，尤其是肾毒性。因而用于肾脏病治疗时，应予足够重视。

此外，引起过敏反应的常见中药有150种左右，如地龙、金银花、五味子、三七、冰片、一枝黄花、大青叶、板蓝根、丹参、穿心莲、云南白药、附子、苦参、鱼腥草、六神丸等。中药过敏所致的休克近年来有增多的趋势，休克的发生与剂型有一定的关系：针剂＞口服＞外用。过敏性休克占过敏反应的12%左右。

（三）中草药引起肾损害的机制

1. 中草药的肾毒性作用

木通、雷公藤等过量使用可直接对肾小管上皮细胞产生毒性作用。如马兜铃酸肾病的发病机制目前认为可能与肾小管上皮细胞坏死或凋亡、肾间质成纤维细胞增生或活性增高、肾小管上皮细胞分化、马兜铃酸的 DNA 加成物、肾小血管壁缺血等有关，肾脏病理表现以小管间质病变为主，肾小管呈大片状萎缩或扩张，部分肾小管上皮细胞肿胀、脱落，肾间质大量炎细胞浸润（以淋巴细胞、浆细胞为主）伴大片间质纤维化，小球病变轻微，小动脉管壁可增厚、管腔狭窄，免疫荧光多为阴性。

2. 中草药引起的过敏反应

某些中草药可作为过敏物质，进入体内导致全身过敏，从而引起局部急性过敏性间质性肾炎。其肾组织中有嗜酸性粒细胞浸润，典型病例临床表现为发热、皮疹、血尿及尿嗜酸性粒细胞增多。

3. 中草药诱发的细胞生长因子的释放

中草药可引起肾小管上皮细胞的损伤，使其释放某些炎症趋化因子及生长因子，从而导致肾间质炎性细胞浸润与纤维化，也可能是中草药直接刺激成纤维细胞增生或者使其活性提高而导致间质纤维化。

4. 中草药损害血管壁

有人认为中草药最初可能损伤肾脏小血管壁而引起肾缺血，特别是间质细胞的慢性缺血，最终致小管萎缩及间质纤维化。

5. 致溶血性反应

海马、独活、水蛭、蜈蚣、皂荚可引起患者发生溶血性反应而加重肾功能的损害。

（四）预防措施

为避免中草药产生肾损害，应重视其预防措施。

1. 加强中草药用药知识的科普宣传

消除"中药是天然药物，没有毒副作用"等错误观念，以引起临床工作者及患者对合理使用中草药的重视。

2. 不轻信民间传方

如民间流传鱼胆可清热、明目，常见报道生鱼胆吞服引起包括肾功能损害在内的多脏器损害；应避免用雄黄煎煮食物的习俗等。

3. 使用质量可靠的中草药

不用有污染的中药，如生蜂蜜，蜜源来自雷公藤、钩吻等有毒植物之花，则可致毒；或中药种植过程中使用农药过多，亦可污染药物。

4. 不误用有毒中草药

某些中药外形相似，易造成混淆，如将相思子误认为赤小豆服用。对易引起误服误食的有毒中草药，应说明其毒性，防止中毒事件的发生。

5. 勿超量服用中草药

超量则会导致严重的肾损害，如木通，《药典》记载用量为 6～9g，益母草用量 15～30g，而报道服用木通、益母草引起肾损害、急性肾衰竭（ARF）者，用量多在 60～120g，且反复多次使用，因此应控制剂量及疗程，避免随意改变药量、剂型及服法。

6. 注意中药的配伍与煎药方法

中药的配伍与煎煮方法常有严格要求，且与是否发生副作用常有密切关系，如中草药配伍的"十八反""十九畏"。部分中草药有特殊的煎煮时间要求，如山豆根煎煮时间越长，则毒副作用越强；煎药器具不当，也是致毒途径之一，如应避免用铝锅、铁锅煎药。

7.注意用药疗程

对慢性病患者需长期服用某类中药时，应了解其所含药效成分的排泄半衰期及其体内过程，避免长期不规范使用含马兜铃酸的中药和中成药，如现已有多起因长期服用龙胆泻肝丸而导致的慢性肾衰病例。对有蓄积可能的药物，应采用少量、间断服药的方法，减少蓄积中毒的可能；含金属矿石成分的中药一般排泄极为缓慢，不但一次用量需要严格控制，若长期服用，即使小剂量也易蓄积致肾损害。

8.熟悉具有肾损害作用的中草药品种

若应用肾毒性很强的中草药，事先应做尿常规及肾功能检查。服药期间进行监测，肾功能不全者应禁用。

9. 其他

注意患者的年龄、性别、生理状态、肾功能等，对孕妇、老人、儿童及过敏体质者慎用有毒中草药。

十二、论"清源洁流"法辨治小儿尿浊

尿浊是指以小便混浊，白如泔浆，而尿时无尿道疼痛为特征的一类疾患。早在《内经》时代，就对本病的病机有所认识，如《素问·至真要大论》曰："水液浑浊，皆属于热。"隋代巢元方《诸病源候论·虚劳小便白浊候》云："胞冷肾损，故小便白而浊。"这是对尿浊的认知起始阶段。元·朱丹溪《丹溪心法·赤白浊》认为："浊主湿热，有痰有虚。"并对尿浊的症状、病因病机、辨证治疗均做出了较系统的阐述，创制了温暖下焦、利湿化浊的萆薢分清饮。其后认识到尿浊无非湿热和脾肾虚兼湿两端。后世多把尿浊归属西医丝虫病的乳糜

尿，但也有人认为肾系疾病等只要出现小便混浊、白如泔浆者，均可按尿浊进行施治。

（一）"清源洁流"法理论瓶颈

蛋白尿可见于各种肾脏疾病的进程中，尤其是肾小球疾病的常见临床表现，在肾脏疾病中，蛋白尿是演变为肾衰的最危险因素，因此减少蛋白尿对保护肾脏至关重要。中医学没有蛋白尿的记载，据其尿液混浊、时有泡沫等临床表现，当属中医"尿浊"范畴。尿浊属水液代谢异常的一种情况，其病机不但责之于脾肾，而是关乎肺脾肾三脏，且与肺的关系更为密切。现代研究认为，小儿肾系疾病如急慢性肾炎、原发性肾病综合征及过敏性紫癜肾炎等的发病，与感染诱发的免疫损伤有关。据国内报道，40%～50%的小儿肾炎起病前1～3周有感染史，尤以呼吸道感染居多，"清除感染灶"常可很快控制蛋白尿，缓解病情。中医临证常以疏风清热解毒等从肺论治法治疗尿浊取效，甚合西医之"清除感染灶"疗法，但此法缺乏中医基础理论的支撑，似无源之水、无本之木，难以融入中医诊疗体系。

据此，提出"风激水浊"为尿浊中医关键病机的新观念，并详述了"清源洁流"三法，创新了尿浊中医病机理论。此论为中医疏风清热解毒等法治疗尿浊提供了中医基础理论支撑，突破了"清源洁流"法中医理论瓶颈，有望丰富和发展小儿尿浊的中医诊疗体系。

（二）水与浊同源同流，风激水浊，源不清则流不洁

中医认为，水液代谢与肺脾肾三脏密切相关，正如《素问·经脉别论》曰："饮入于胃，游溢精气，上输于脾，脾气散精，上归于肺，通调水道，下输膀胱，水精四布，五经并行。"如果三脏功能失常，则发为水肿。肺为水之上源，主通调水道，若风邪夹寒或夹热袭于肌表，致肺气郁遏，失于宣

降之职,上不能宣发敷布水津,下不能通调水道,致风遏水阻,风水相搏,内侵脏腑经络,外犯四肢肌肤,而发为本病之风水肿。正如《证治汇补·水肿》所言:"肺主皮毛,风邪入肺,不得宣通,肺胀叶举,不能通调水道,下输膀胱,亦能作肿。"明代李梴亦认识到水肿与外感邪气有关,在《医学入门·水肿论阴阳》言:"阳水多外因涉水冒雨,或兼风寒、暑气,而见阳证。"故风邪遏肺是水肿的重要中医病机之一。

基于临证验效和中医基本理论的研究,认为尿浊与水液同出于下窍,浊邪随水液而出,浊与水密切相关,同源同流,故尿浊仍属水液运化失常,与水肿中医病机类同,属于肺脾肾三脏功能失常。中医传统理论认为尿浊为脾虚及肾,脾主摄精,肾主封藏,脾肾两虚,脾失摄精,肾失封藏,固摄无权,精微漏出,出现蛋白尿。即言尿浊主要责之于脾肾两脏气虚失摄,病在脾肾,而少言及肺腑。但尿浊的中医病机类同水肿,故其发生不但责之于脾肾,而是关乎肺脾肾三脏,且与肺的关系更为密切。尿浊病机分虚实,临证分为风邪犯肺期和脾肾亏虚期,病机关乎肺脾肾三脏。关乎脾肾者为脾肾失司、固摄无权、精微漏出,发为尿浊,责之于虚;关乎肺者为肺因风窒、水由风起、风激水浊,发为尿浊,责之于实。简言之,肺为五脏之华盖,外合皮毛,为水之上源;若六淫之邪外袭,首先犯肺;风为百病之长,多首先由表犯肺,肺因风窒,水由风起,风激水浊,源不清则流不洁。临床所见,风邪又有夹寒、夹热、夹毒之不同。

(三)现代研究,以资佐证

据流行病学、免疫学及临床方面的研究,证明肾炎是由β溶血性链球菌A族(菌株以12型为主)感染所介导的一种免疫复合物性肾小球肾炎。既往有肾炎病史者,发作常于感染后1~2日诱发,无间歇期。实验室检查,抗链球菌溶

血素 "O" 抗体（ASO）可增高，抗脱氧核糖核酸酶 B 或抗透明质酸酶升高，纤维蛋白降解产物（FDP）增多，血清总补体及 C3 可一过性明显下降，6～8 周恢复正常。由此可见，中医多认为的感受外邪，确为急性肾炎发病的重要病因。前驱病常为链球菌感染所致的上呼吸道感染，如急性化脓性扁桃体炎、咽炎、淋巴结炎、猩红热等。感染以呼吸道为主，据我国 1886 例患儿的资料，北方地区因呼吸道感染者占 70.2%，南方为 61.2%。对于本病的预防和治疗，西医重视感染灶的清除。对于链球菌感染，应及时彻底治疗。对有咽部感染灶者，一般给予青霉素或其他敏感药物治疗 7～10 天。治疗过程中呼吸道等链球菌感染可使尿检反复，控制后尿检恢复。中医药也对宣肺利水、清热解毒法于肾炎水肿、尿浊的作用做了大量研究。如王建玲报道用宣肺利水、清热解毒方（麻黄、杏仁、银花、连翘、蒲公英、茯苓等）为基本方，观察治疗小儿急性肾炎 64 例，结果：治愈 47 例，好转 13 例，无效 4 例，总有效率 93.75%。可见，西医重视感染灶的清除，且控制感染可较好控制蛋白尿，而中医药的疏风清热之法对消除尿浊亦有良效。中西医在 "清源洁流" 和 "清除感染灶" 方面进行了密切的贯通。

现代研究认为，肾病综合征的发病部分与感染诱导的免疫损伤有关。据国内报道，本病有 42.4% 的小儿起病前 1～3 周有感染史，其中以呼吸道感染最多，皮肤感染等次之。由此可见，感染是肾病常见的诱因。肾病缠绵难愈，反复发作，消除蛋白尿为治疗的关键，也是难点所在。一般认为，蛋白尿的形成与脾肾两脏损伤密切相关，故多采用扶正固本的方法来治疗。但午雪峤认为消除蛋白尿要注意扶正与祛邪的关系，在强调补脾肾的同时，祛邪解毒应贯穿始终，切忌过早温补而闭门留寇。

（四）清源洁流三法

尿浊与水污，名异而实同，以中医取类比象思维方式，治浊（尿浊）如治污（水污），只有清其源方能洁其流，源清流自洁，实属治病求本之法，临证根据风邪夹寒、夹热、夹毒之不同灵活选用清源洁流三法。

1. 疏风散寒法

本法适用于尿浊之风邪夹寒者。本证多见于病程早期，症见水肿迅速波及全身，以头面部肿势为著，皮色光亮，按之随手而起，尿少色赤，微恶风寒或伴发热，骨节酸痛，鼻塞咳嗽，或有气短，舌淡苔薄白，脉浮紧。尿检：蛋白（+～++）。治宜疏风散寒，通阳利水。方用麻黄汤合五苓散加减。药用麻黄、杏仁、防风、桂枝疏风散寒；茯苓、猪苓、泽泻、白术、车前子等利水消肿。咳嗽气喘，加葶苈子、苏子、射干、桑白皮等；外寒证明显、骨节酸楚疼痛，加羌活、苏叶；血压升高明显，去麻黄，加钩藤、牛膝等。

2. 疏风清热法

本法适用于尿浊之风邪夹热者。本证多见于病程中期，症见突然头面眼睑浮肿，发热，汗出，口干或渴，咽喉肿痛，尿少而赤，舌质红，苔薄黄，脉滑数或浮数。尿检：蛋白（+～++）。治宜疏风清热，利水消肿。方用银翘散合越婢汤加减。药用金银花、连翘、牛蒡子、桔梗、生麻黄疏风清热；白茅根、车前草、生石膏、泽泻、甘草等利水消肿。咽红咽痛明显，加板蓝根、山豆根、黄芩；高热口渴，重用生石膏加芦根；头痛加钩藤、菊花；心烦加栀子；浮肿较重加四苓散以利水消肿。

3. 疏风解毒法

本法适用于尿浊之风邪夹毒者。本证多见于病程晚期，症见全身浮肿，尿少色赤，皮肤疮毒或咽喉肿烂，口苦口渴，心烦，或有发热，大便秘结，舌红苔黄，脉滑数或浮数。尿检：蛋白（+～+++）。治宜清热解毒，利湿消肿。方用银翘散合五味消毒饮加减。药用银翘散疏散风热；五味消毒饮解毒利咽。浮肿明显加浮萍、猪苓、车前草清热利湿；大便秘结加生大黄；口苦心烦加龙胆草、栀子；咽喉肿烂加山豆根、马勃。另外，尿浊之风邪夹毒、夹湿者，方选麻黄连翘赤小豆汤合五味消毒饮治之。

综上，尿浊分为风邪犯肺期和脾肾亏虚期，病机关乎肺脾肾三脏，关乎肺者为肺因风窒、水由风起、风激水浊，发为尿浊，责之于实；关乎脾肾者为脾肾失司、固摄无权、精微漏出，发为尿浊，责之于虚。"风激水浊"为尿浊风邪犯肺期的关键病机这一新理论解决了临床辨治尿浊之清源洁流法无中医基础理论支持的问题，丰富和发展了小儿尿浊中医辨证论治体系，也为今后开展中医药治疗蛋白尿研究提供了重要思路和方向，有望取得重大突破。诚然，尿浊病变脏腑关乎肺脾肾，病邪尚有湿热、瘀血等，临证仍应重清源洁流法而不忘他法，方可万全。

十三、免疫性血小板减少症的诊治经验

免疫性血小板减少性紫癜（ITP），又称特发性血小板减少性紫癜，是儿童最常见的一种出血性疾病，在过去一直被认为是原因不明的出血性疾病，近年来大量研究已证实本病与免疫反应有关，故因此得名。血液学特点是外周血中血小板减少，血小板表面结合有抗血小板抗体，血小板寿命缩短，骨髓巨核细胞可代偿性增多而血小板生成障碍。临床上以皮肤黏膜或内脏自发性出血为主要表现，严重者可有其他部位出血，如鼻出血、牙龈渗血、妇女月经量过多，或严重吐血、咯血、便血、尿血等症状，并发颅内出血是本病的致死病因。西医治疗主要以肾上腺皮质激素、脾脏切除、免疫抑制剂等为主，副作用明显；中医治疗具有副作用小，疗效巩固，不易反复的优势。

（一）病因病机

免疫性血小板减少性紫癜在中医学文献中没有具体命名，《医宗金鉴》称之为"肌衄"，《外科正宗》称之为"葡萄疫"，还有记载将其归属于"血证""发斑""紫斑"等范畴。汉代张仲景《伤寒论·辨太阳病脉证并治法》指出了火热致衄血，《金匮要略·血痹虚劳病脉证并治第六》指出了阴虚内热而出现衄血。宋代陈无择《三因极一病证方论》指出多种因素造成的血液瘀阻是导致出血的重要病因。血主于心，藏于肝，统于脾，布于肺，根于肾，有规律地循行于脉管之中，在脉内运营不息，若各种原因导致脉络损伤或血液妄行，就会引起血液溢出脉外而形成血证。ITP病因复杂，主要分为外因及内因：风热毒邪侵袭为外因，小儿素体正气亏虚为内因，发病以本虚为主。小儿为稚阴稚阳之体，形气未充，卫外不固，外感风热邪气或疫毒之邪，热毒内侵，内扰营血，灼伤血络，迫血妄行，溢于脉外，出现黏膜出血，多属于实证。若因小儿先天禀赋不足，或疾病迁延日久而致脏腑气血亏虚，导致脾肾阳虚，阴虚火旺或气不摄血，则归之于虚证。出血之后，离经之血瘀于皮下体内，或反复出血，则成为虚实夹杂之证。临床上凡能引起血不循经、溢出脉外的各种因素，都能造成"出血证"，故治疗ITP应从整体出发，临证时抓住标本虚实之纲要，根据病变的不同阶段和不同证型分别施治，方能执简驭繁。

（二）辨证分型

依据其发病机制，将本病划分为邪实阶段和正虚阶段进行辨证论治：前者治疗采用疏风清热凉血之法；后者则采用益气养阴清热之法，全程兼以活血化瘀。结合多年临床经验将本病分为 5 型：风热伤络型，多见急性期初发或慢性期的急性发作；血热妄行型，多见急性型，起病较急；气不摄血、阴虚火旺及脾肾阳虚证多见慢性型，病程较为迁延。

1. 风热伤络证

患儿可见针尖大小皮下瘀点，或大片瘀斑，分布不均，以四肢易磕碰处为多，可有鼻衄、齿衄，伴微恶风寒，咳嗽咽红，全身酸痛等现病史，舌质红，苔薄白或薄黄，脉浮数。治以疏风清热，凉血止血，常用银翘散加减。若鼻衄、齿衄，可加白茅根、藕节炭；大便出血，可加苦参、地榆等凉血止血。

2. 血热妄行证

患儿皮肤出现紫色瘀点或瘀斑，或伴有鼻衄、齿衄、便血、尿血，咽红，或发热，咽干，喜冷饮，小便短黄，大便干结难下，舌红苔黄，脉弦数。治以清热解毒，凉血止血，常以犀角地黄汤加减。若患儿出血较重，内热明显加用生石膏、知母以清热凉血。

3. 气不摄血证

患儿久病不愈，反复出现紫癜，神疲乏力，头晕目眩，面色苍白或萎黄，食欲不振，便溏，舌质淡胖，脉细弱。治以补脾益气，摄血养血，以归脾汤加减。并予砂仁、山药以健运脾胃，而慎用黄芪以防止助热。伴贫血者予当归以养血补血。

4. 阴虚火旺证

患儿紫癜缠绵难愈，时发时止，常伴鼻衄、齿衄或月经量多，颧红，心烦，口渴，手足心热，或潮热，盗汗，舌质红绛，少苔，脉细数。治以滋阴清火，凉血止血，常用大补阴丸合茜根散加减。盗汗明显者加用（煅）龙骨、（煅）牡蛎、五味子以收敛止汗；病情日久，阴损及阳者，酌加肉苁蓉、淫羊藿以补益肾阳；若长期服用大量激素者，阴虚火旺之象更甚，可加用知母、黄柏等清热燥湿。

5.脾肾阳虚证

皮肤紫癜色暗，下肢为多，伴四肢冰冷，便溏，舌质淡红，苔薄白，脉细弱或沉。治以温补脾肾，益气养血，以固本止崩汤加减。若伴气虚加黄芪、白术、茯苓以补气；阳虚者加巴戟天、肉苁蓉以益阳；脾虚纳呆者酌加焦山楂、砂仁以健运。

ITP 是一种由多种机制介导的自身免疫性疾病，确切的发病原因尚未完全阐明，可能与免疫、血管、脾脏、遗传等多种因素有关。西医治疗免疫性血小板减少性紫癜以激素治疗为主，也采用免疫抑制剂等治疗，严重者予以输血和血小板甚至脾脏切除。中医治疗以凉血解毒活血为主，兼顾益气养阴。中医治疗从髓入手，全身治疗，从奇恒之腑的髓到全身各器官，损有余而补不足，修复已造成的器官损害，使病证开始好转，人体恢复正常生理机能。由于器官损害的多样性，可根据病情随症加减调整处方中药物，使治疗效果达到最佳。在治疗 ITP方面，与西医治疗相比，中医治疗将辨病与辨证结合起来，利用二者各自的长处，将其有益地结合在一起，达到标本兼治而副作用小的治疗目的，临床上取得了较好的疗效，显示了中医治疗的潜在优势。

十四、我对中药雷公藤的认识、实践与研究

（一）无奈使用到情有独钟

我用雷公藤及相关制剂是从 1988 年开始的，当时国内已有雷公藤制剂的疗效及相关研究的报道，始因担心其副作用的问题未敢使用。后因遇到很棘手的继发性膜性肾病、乙型肝炎相关性肾病，以及少年类风关、过敏性紫癜及紫癜性肾炎、系统性红斑狼疮等以结缔组织病变为主的病例，用中西药常规治

疗后疗效不尽人意，或有激素禁忌证，或因经济能力不能承受进口免疫抑制剂高昂价格的人群，为了救命无奈之下我抱着尝试的想法开始使用。先后用过多种不同剂型的雷公藤产品，大多均有疗效，尤其感到使用雷公藤多苷的原创产品疗效最明显，多年使用下来解决了临床许多难题，也并未发现明显的不良反应，从而引发了我对雷公藤在儿科临床使用和副作用的研究兴趣及决心。近 20 年来，我持续进行了过敏性紫癜、紫癜性肾炎、乙肝肾等多种疾病的临床疗效观察，率先提出雷公藤多苷在小儿肾病应用 1.5mg/kg 的儿科新剂量，并对雷公藤多苷对小儿性腺发育的毒副作用进行了 19 年的临床随访及配套的基础实验。同时又在补肾中药、活血方干预雷公藤多苷致小儿性腺损伤的减毒增效方面进行了系列研究。

随着我院儿科临床数十万病例的积累，国内学者及我们从基础到临床的系列科学研究的深入，我越来越深刻地体会到，雷公藤确实是从中医学宝库中挖掘出的一项疗效显著、用途广阔、极有发展前景的药物，是我国传统中草药中的一个瑰宝。

（二）雷公藤的主要成分及药理作用

雷公藤又称黄藤、黄藤木、断肠草，为卫矛科植物的干燥根或根的木质部，性苦、辛、寒。有大毒。归肝、肾经。功效为祛风湿，活血通络，消肿止痛，杀虫解毒。临床具有清热解毒、祛风通络、舒筋活血、除湿消肿止痛的作用。迄今发现有四种类型：雷公藤、昆明山海棠、东北雷公藤、苍山雷公藤。雷公藤提取物众多，其提取物对免疫过程效应期有直接作用。其主要化学成分有二萜类（如雷公藤甲素等）、三萜类（如雷公藤红素、去甲泽拉木醛等）、生物碱类（如雷公藤总生物碱、雷公藤春碱等）等。其中雷公藤甲素和雷公藤红素是雷公藤的主要活性和毒性成分，是目前雷公藤制剂质量控制标准的指标性成分，也是目前研究最多并且最有发展前景的有效成分。

1. 雷公藤甲素

雷公藤甲素（TP）又名雷公藤内酯醇，是目前从雷公藤中分离出的活性最高的化学成分之一。研究表明，雷公藤甲素在十二指肠吸收最好，在肝、肾组织分布较高。雷公藤甲素在体内代谢很快，且还可受其他药物、性别的影响，其代谢速率雄性高于雌性。

目前雷公藤甲素广泛应用于以类风湿性关节炎、慢性肾炎、系统性红斑狼疮、过敏性紫癜性肾炎等为代表的自身免疫性疾病以及器官移植排斥反应等，近期在抗肿瘤、神经保护等方面的作用也受到广泛关注。其具有免疫抑制、抗炎、保护肾脏固有细胞、减少蛋白尿、抗肿瘤等多种功能。

2. 雷公藤红素

雷公藤红素又被称为南蛇藤素，是中药雷公藤的主要活性成分之一，因其对造血细胞无不良影响，器官损害作用小，近年来引发了国内外学者对雷公藤红素的研究热潮。研究表明雷公藤红素具有较好的抗肿瘤效应，在雷公藤红素的抗癌机制被逐渐阐述的过程中，学者们研究发现其还具有较多的药理活性，如对炎性因子、免疫功能等方面均具有调节作用。还有研究显示，雷公藤红素能够抑制乙型肝炎病毒（HBV-DNA）、人类免疫缺陷病毒（HIV）的复制、转录和表达。

雷公藤具有抗炎和调整免疫作用，且雷公藤抗炎作用是多环节、多途径的，对炎症细胞及炎症介质均有作用。

（三）儿科应用雷公藤多苷剂量、疗程的探索

雷公藤多苷是从植物雷公藤的根中提取精制而成的一种脂溶性成分混合物，既保留了雷公藤中药的免疫抑制等作用，又除去了许多毒性成分，是目前临床使用最多的雷公藤制剂。

本人近15年来，一直致力于探讨在儿科如何正确掌握雷公藤多苷应用剂量、疗程的问题，努力使其在发挥治疗作用

的同时，最大限度地降低副作用。儿科采用雷公藤多苷，始终是沿袭成人使用的剂量与疗程，即 1mg/（kg·d）3 ～ 6 个月。目前成人推荐的双倍剂量疗法同样在儿科临床中施行，即起始剂量 2mg/（kg·d），分 3 次餐后口服，使用 4 周后改为 1.5mg/（kg·d），继用 4 周，即减至 1mg/（kg·d）维持。总体来讲，成人使用雷公藤多苷的方法，基本适用于小儿。但随着雷公藤多苷在儿科应用范围的拓宽，接受治疗的儿科病例逐渐增加，发现小儿用双倍剂量 2mg/（kg·d）后，出现副作用的概率增加，尤以肝损害（肝酶增高）的发生率较高，且大多在用倍量 1 ～ 2 周后出现。当把雷公藤多苷剂量减至 1.5mg/（kg·d）以下时，副反应即很快减轻或消失，但若剂量过早减至 <1mg/（kg·d）时，病情常会有波动。故我们近年临床常采用的方法是：对各种原发性、继发性肾炎的轻度蛋白尿或兼血尿者以常规剂量 1mg/（kg·d）进行 3 个月治疗。对原发性肾病、紫癜性肾炎、IgAN（IgA 肾病）、狼疮性肾炎、乙肝相关性肾炎的中等或大量蛋白尿者，起始剂量多用 1.5mg/（kg·d）4 ～ 6 周，继改为 1mg/（kg·d）6 ～ 8 周，后或停药或减至 0.6 ～ 0.8mg/（kg·d）维持 2 ～ 3 个月后渐停药。

雷公藤多苷的总疗程因病情轻重不同、病理改变各异而有较大差别，一般而言，病情轻、对雷公藤多苷敏感、病情无反复的病例，其疗程在 3 个月左右即可。但对病情偏重、治疗反应不佳且出现不良反应的病例则需在严密监护下适当延长疗程以巩固疗效。（相关研究详见第七章临床研究）

（四）雷公藤多苷的临床应用

1. 结缔组织病

（1）类风湿性关节炎：本病是应用雷公藤多苷最早、最多、疗效最显著的病种之一。因其可明显抑制机体自身免疫因子的活化，故对活动期疗效较好，慢性及非活动期疗效差，故强调早期应用可改善病情。国内对中、重型类风湿性关节炎的治疗模式，已由单一的药物序贯治疗，逐渐变为多种抗风湿药物的联合应用。雷公藤多苷联合甲氨蝶呤、非甾体解热镇痛剂等治疗，疗效比单用甲氨蝶呤或非甾体解热镇痛剂效果好，且不良反应少。近20年来我使用该药先后针对全身型、少关节型、多关节型等各种类型的类风湿性关节炎进行了治疗和观察，疗效大多非常满意。据报道，采用雷公藤治疗类风湿性关节炎后，患者血沉、类风湿性因子、C反应蛋白等生化指标均明显改善，临床症状明显缓解，总有效率为94.2%。此外，类风湿性关节炎患者分别采用雷公藤片与甲氨蝶呤口服治疗，疗程均为2个月，结果显示：服用雷公藤片患者总有效率较高，不良反应发生率较低，疗效确切，安全性高，值得临床推广应用。

（2）系统性红斑狼疮及狼疮性肾炎：雷公藤具有免疫抑制和抗炎作用，进而可明显改善患者临床症状，目前已成为治疗系统性红斑狼疮的常规用药。主张轻型单用雷公藤多苷，重型合用激素。与激素相比雷公藤多苷副作用较轻，能明显抑制狼疮患者雌二醇水平，这也可能是其有效机制之一。已有研究表明，红斑狼疮患者口服雷公藤多苷片剂治疗后，皮损症状明显消退，仅有少数色素沉着斑痕，有报道其治疗总有效率达91.8%。

（3）硬皮病：雷公藤多苷治疗硬皮病以皮肤硬化的改善最为明显，其次是关节症状的减轻，但对内脏纤维化和实验室指标作用不明显。

（4）强直性脊柱炎：用雷公藤药酒治疗强直性脊柱炎（每日口服药酒中雷公藤用量约60mg），总有效率93.8%。用以雷公藤为君药的清痹丸治疗类风湿，总有效率89.1%。

（5）其他：还可应用于其他结缔组织病如皮肌炎、干燥综合征等。

2. 肾脏疾病

20 世纪 80 年代，继南京军区总医院黎磊石院士把雷公藤多苷引入肾脏病领域后，我在国内中医儿科界便较早使用雷公藤多苷治疗小儿肾病，积累了在小儿肾系疾病应用雷公藤多苷的一些经验（详见第七章临床研究）。根据多年的临床经验及观察研究认为：雷公藤多苷治疗多种小儿肾病，尤其过敏性紫癜性肾炎、狼疮性肾炎、IgA 肾病、继发性膜性肾病等均有满意疗效。但对各类肾病兼有小管间质严重损害者疗效均较差，这是雷公藤多苷治疗肾小球疾病过程中的普遍规律。

（1）原发性肾病综合征：对激素有效的病种，对雷公藤多苷也常有较好的反应，对激素无效者，雷公藤多苷仍可有效，两者联合可加强疗效。组织病理类型不同，疗效相差很大，对微小病变（MCN）、系膜增生性肾炎（MsPGN）、膜增殖性肾炎（MPGN）、膜性肾病（MN）均有效，其中以对微小病变及系膜增生性肾炎两型的疗效最显著。对于膜性肾病尤其是继发性膜性肾病表现为单纯性蛋白尿者，以雷公藤多苷双倍剂量的用法优势突出。

（2）过敏性紫癜及紫癜性肾炎（HSPN）：近十余年来，我临床使用雷公藤多苷最多的病种就是过敏性紫癜及紫癜性肾炎。雷公藤多苷对反复发作暨重症皮肤紫癜有明显疗效，在紫癜性肾炎中以轻中度蛋白尿伴血尿、组织病理改变在Ⅲ级以下者疗效最好，对表现为肾病综合征，但组织病理改变在Ⅲ级以下者仍有满意效果，对急进性肾炎与西药激素及抗凝剂联合使用也有较好的疗效，但对组织病理改变在Ⅲb以上，兼有小管间质中重度病变者，其疗效欠佳。

（3）IgA 肾病（IgAN）：对 IgA 肾病的单纯性蛋白尿或单纯性血尿者，肾组织病理为轻中度系膜增生的病例，疗效确切；单纯大量蛋白尿采用雷公藤多苷双倍剂量的新疗法后，疗效更突出；重度系膜增生或（和）小管间质有中重度病变者，雷公藤多苷疗效较差。由于本病有反复发作和慢性进展的特点，同时为避免长期使用雷公藤多苷可能带来的不良反应，根据病情可采取间断使用的方法。

（4）乙型肝炎病毒相关性肾炎（乙肝肾）：80年代初即报道雷公藤治疗乙肝肾有较好疗效，因肝损害的副作用而有争议，雷公藤制剂对获得性乙型肝炎病毒相关性肾炎的膜性、膜增生性等不同病理类型有良好疗效，以 1mg/（kg·d）的剂量为限，同时可给予保肝治疗。对母婴遗传性乙肝所导致的相关性肾炎疗效欠佳。近年来我单用雷公藤多苷加中药辨证治疗多例获得性乙肝肾炎的Ⅱ期、Ⅲ期患儿，每获良效，为此我专门申请了相关课题进行临床观察，结果证实了其疗效的客观存在。当时感到不可思议的是，部分治疗前曾有肝酶轻中度增高的患儿，乙肝病毒DNA滴度也高，因无法选择激素，大量蛋白尿无法得到控制，在无药可用情况下不得已选择了雷公藤多苷，但用了雷公藤多苷后，肝酶不但没有上升，反而呈下降趋势，最终大多数病例恢复了正常。仔细分析我才悟出：这大概是中医所说的"以毒攻毒"的作用吧。随着近年对雷公藤研究的不断深入，发现其不仅有免疫抑制作用，还有抗乙肝病毒、抗肿瘤作用。此外，在雷公藤的研究中，近年还发现了3种强抗病毒的倍半萜生物碱，其治疗指数大于1000。该研究对乙肝肾未来的治疗和研究将有裨益。

（5）器官移植的排斥反应：国内外众多研究学者将雷公藤用于器官移植试验，结果发现雷公藤具有极优的免疫抑制作用，可有效抵抗排斥反应，明显延长移植器官的存活时间。在人体肾移植术后抗排斥治疗中，环孢素和泼尼松治疗患者出现慢性或急性排斥后，改为使用雷公藤多苷继续治疗，患者排斥反应频率明显下降，提示雷公藤多苷用于肾移植术后抗排斥治疗，有广阔前景。

3. 呼吸系统疾病

支气管哮喘：有研究结果发现，雷公藤多苷可抑制炎症因子 IL-5 的释放，减轻气管炎症，降低气管反应性，改善临床症状。也有研究表明，激素与雷公藤联合用药临床效果与单用二药相似，但剂量均减少一半，从远期效果看，剂量小副作用的发生也会有所减少，因此雷公藤多苷联合激素治疗哮喘有着广阔应用前景。另有研究结果表明，雷公藤多苷喷雾剂相较于布地奈德气雾剂，可更好地控制支气管哮喘豚鼠肺部炎症反应，明显延长哮喘潜伏期，且未出现任何不良反应。

4. 皮肤病

应用相当广泛，为许多皮肤病的主要被选药物，常用于银屑病、慢性顽固性荨麻疹、神经性皮炎、白塞病等，疗效显著。有报道显示雷公藤制剂治疗湿疹皮炎类皮肤病 400 例，1 周后瘙痒程度显著减轻，显示出好转迹象。

5. 口腔疾病

复发性口疮（RAU）：有对照研究表明在常规治疗的基础上，加用雷公藤多苷参与治疗，近期及远期疗效均明显提高。雷公藤多苷联合多抗甲素，疗效肯定，可认为同时分别作用于不同的免疫环节发挥免疫调节作用，从而提高疗效。

6. 子宫内膜异位症

本病是目前妇科常见病、多发病，占育龄女性的 15%。子宫内膜异位症属于妇科临床难治病，它的难点在于病因不明、容易复发、病程迁移，为性激素依赖性疾病，难以根除。陈德甫在用雷公藤多苷治疗子宫内膜异位症中发现，雷公藤多苷较西医药物有效，且剂量小，长期用药更为可取。另外，雷公藤多苷对卵巢功能的干扰是随着药物的累积逐步起作用的，不同于西药对卵巢的刺激作用。

7. Graves 病

Graves 病是一种自身免疫性疾病，体内有多种自身抗体，如甲状腺刺激性抗体（TSAb）、甲状腺微粒抗体（TMAb）、甲状腺球蛋白抗体（TGAb）。血循环中 TSAb 的存在与 Graves 病的活动性及复发均有明显相关性。周中华等通过研究雷公藤多苷对 Graves 病患者免疫学指标的影响发现，观察组 18 个月后 24 例 TSAb 转阴，随访 3 年复发 2 例，对照组复发 16 例，提示雷公藤多苷对 Graves 病患者具有免疫抑制作用，对 Graves 病 TSAb 转阴干扰有效，可减低复发率。

8. 前葡萄膜炎

前葡萄膜炎是一种病程长、易复发的常见眼病。用激素治疗该病有明显疗效，但易复发，且易形成依赖，长期用药常出现不同程度的激素的全身副作用。林泽贤等随机选择 46 例前葡萄膜炎患者，给予雷公藤多苷口服，初剂量每次 20mg，1 日 3 次，炎症控制后减为每次 10 ~ 20mg，1 日 1 ~ 2 次，维持 2 ~ 4 个月，局部用激素性眼药水点眼及阿托品眼药水散瞳，观察眼部炎症消退情况及全身副作用的发生情况，结果表明，雷公藤多苷可代替激素治疗前葡萄膜炎且疗效肯定，尤其是对伴有糖尿病、溃疡病等不适宜用激素治疗者以及对激素已经产生依赖性的复发病人。

9. 原发性苔藓样皮肤淀粉样变

长期以来，皮肤淀粉样变一直被认为是一种代谢性疾病。因病因不明，在治疗上常以对症治疗为主，导致疗效不佳，易反复发作。近几年来，国内外学者提出淀粉样变的发病与患者机体的免疫异常有关。陈懿德等通过得宝松与雷公藤多苷联合治疗 44 例皮肤淀粉样变患者后发现，在治疗开始 2 周后治疗的总有效率为 36.4%，2 个月后总有效率达 77.3%，重症高 IgE 组达到 87.5%，只有 2 例重症患者因过早停药而复发。说明免疫学治疗对原发性皮肤淀粉样变的治疗是有效的，疗效较持久恒定。

10. 结节性红斑

结节性红斑是以皮肤血管炎和脂膜炎为病理基础，组织病理示脂肪小叶间隔早期多数以淋巴细胞为主，后期则以纤维母细胞及胶原纤维增生为主，小血管可有管壁浸润及内膜增厚。其发病机理迄今尚未完全清楚，但多数学者认为本病可能属Ⅲ型或Ⅳ型变态反应，是对许多刺激因素引起过敏的一个"反应型"。这些刺激因素可使机体形成免疫复合物，它涉及淋巴细胞致敏或体液抗体。这些致敏的淋巴细胞和体液抗体沉积在皮肤血管内或血管周围可引起血管炎症反应。朱应玉等利用雷公藤多苷片进行治疗，治疗结果显示雷公藤多苷片能治疗许多变应性、自身免疫性疾病，具有"皮质激素样作用"的药理基础，但是没有激素的副作用。因此，雷公藤多苷片是治疗结节性红斑的一种较有效的药物。

11. 其他

有报道称，小剂量雷公藤多苷治疗特发性血小板减少性紫癜、眼角膜病、子宫肌瘤等均有一定疗效。

（五）雷公藤毒性与不良反应

雷公藤有毒，《神农本草经》中没有收录雷公藤，最早的记载见于《本草纲目拾遗》："出江西者力大，土人采之毒鱼，凡蚌螺之类亦死，其性暴烈。"并指出：雷公藤其叶大毒、茎中毒、根次之，要求以根块入药。可见对雷公藤毒副作用自古就有明确的认识。目前临床以原药根块入药者需久煎2个小时以上，因煎煮方法及剂量难以把握，儿科较少使用。临床使用较多的主要为雷公藤原药经加工提取后的制剂，其毒性大大减少，如雷公藤多苷片、雷公藤总萜片、雷公藤片、昆仙胶囊等，肾脏病临床主要使用雷公藤多苷片。根据临床观察，雷公藤及其制剂的副作用主要见于以下几个方面：

1. 消化系统

胃肠道反应、肝功能异常，其中以肝酶增高较常见。

2. 血液和造血系统

雷公藤可导致血小板、红细胞和白细胞减少，临床表现为贫血、皮肤瘀斑、发热，严重者可出现粒细胞缺乏症、再生障碍性贫血等。

3. 肝毒性作用

雷公藤导致的肝毒性多为急性，临床表现为乏力、纳差、恶心、呕吐、皮肤及巩膜黄染等。血清学检查丙氨酸转氨酶（ALT）、天冬氨酸转氨酶（AST）升高，碱性磷酸酶（ALP）及总胆红素改变等。

4. 性腺损伤

长期应用可出现可逆行性性腺损伤，如青春期女性患儿月经紊乱、闭经、成年男性的精子数量减少，临床使用过程中应值得重视。至于对儿童的性腺发育损害是否存在的问题，有待长期随访观察研究和商榷。

5. 肾脏毒性

雷公藤的肾毒性主要表现为服药后迅速出现或逐渐发生的少尿、血尿、蛋白尿、浮肿。重者可见急性肾功能不全，急性间质性肾炎甚至急性肾衰竭。实验室检查可见尿素氮（BUN）、血肌酐（SCr）升高，肌酐清除率（GRF）降低等。

6. 心血管系统毒性作用

心血管系统不良反应临床表现为胸闷、心动过缓、心悸、心律失常等，严重者可致心源性休克，心电图检查可见窦性、频发性早搏，部分二联律等。有研究推测血钾降低可能为其心脏急性毒性的原因之一。

7. 其他

有报道，长期使用雷公藤煎剂、雷公藤片或多苷片可发生口腔溃疡、皮肤色素沉着、面部红斑、结节性红斑、多型性红斑药疹和固定性药疹、皮肤变应性血管炎、皮疹、脱发，但发生率不高，停药后消失，且临床发现面部色素沉着的出现与对月经的影响有平行关系。

（六）雷公藤不良反应的预防和处理

值得提出的是：出现严重毒性反应的病例几乎都可以找到非正常应用的用药史，如误服、大量使用或方法不正确等，只要在医生的指导下正确使用，其不良反应的发生率都很低。南京军区总医院肾脏病科近 20 年来用雷公藤多苷片治疗了数以十万计的肾脏病患者，即使是后来的倍量疗法也未出现过严重的不良反应。况且常见的副作用在停药或对症处理后也都可以恢复，一般不影响治疗。本人在儿科应用雷公藤多苷近 30 年实践中，也没有发生过严重的不良反应。说明雷公藤的毒副作用只要做到心中有数、严密观察，是可防可治的。所谓"大毒者有奇效"，只有正确地认识雷公藤的免疫抑制作用和毒副作用，才能够正确使用雷公藤制剂，不必谈"雷"色变。只有这样才能够既充分发挥雷公藤多苷的治疗作用又最大程度地降低其不良反应的发生率。过分夸大与有意弱化其毒副作用都是不科学的。

1. 雷公藤不良反应的预防

（1）近年国内正在通过剂型改良，结合生物技术使药物在体内对靶细胞的选择性增强；利用化学方法对雷公藤主要活性成分即雷公藤甲素和雷公藤红素的主要药效结构部分进行结构修饰以达到增加水溶性、增强活性和降低毒性等目的。对雷公藤化学成分的进一步探索为今后的减毒增效研究以及如何科学、合理、有效地控制制剂质量以保证用药有效及安全等提供了有益参考。

（2）用药过程中，应参考中药配伍理论，将雷公藤制剂与其他成分合用以减少其毒性。如国内研究报道中药甘草、生地黄可减少肝毒如肝酶增高的不良反应；疏肝理气药如柴胡、郁金、砂仁、鸡内金可减少胃肠道反应；黄精、当归、生地黄可减少造血系统损害；菟丝子可保护性腺功能等。

（3）用药开始剂量不宜偏大，用药 1～2 周内密切观察血常规及肝功能的变化，若无胃肠道症状、血常规及肝功能异常等不良反应，再根据病情需要增减剂量。

（4）用药过程中一旦出现以上不良反应，轻者常在减少用药剂量或配合中药辨证治疗后缓解，重者则需尽快停药。

（5）用药后第 1 周应常规检查：①血常规检查：注意观察白细胞、红细胞、血小板有无下降；②肝功能检查：注意肝酶有无增高；以后可根据病情每间隔 1～2 周复查。

总之，须严格掌握用药指征，防止滥用；密切观察用药表现，监测血常规、尿常规、肝、肾功能变化以及心电图；体弱者应减少药物剂量；长期用药者应以小剂量维持治疗为宜；及时调整药物剂量和疗程，并积极对症处理。

2. 雷公藤多苷不良反应的处理

（1）**肝脏损害**：转氨酶轻度升高时酌情减量（我的经验及研究显示：在正常值的倍量及三倍以内，通过减量大多患儿可很快恢复）；肝酶呈明显升高且在减量后继续升高时应酌情停药。

（2）**周围血中性粒细胞或血小板下降**：配合养阴生血中药如黄精、鸡血藤或西药升白剂或酌情减量直至停药。如同时配用小量激素，此副作用可较少发生或明显减轻。

（3）**性腺损伤**：长期应用才有可能出现可逆性性腺损伤，故疗程一般不超过 3 个月。对青春发育期女患儿服药后出现月经紊乱者，可佐用中药调经。但青春期女性停药后月经均能恢复正常。

（4）**其他**：无须特殊处理，多在减量或停药后消失。

（七）雷公藤多苷的功过及评价

雷公藤是从中医学宝库中挖掘的一种中草药，其性味苦、辛、凉，有大毒，具祛风、解毒、杀虫作用。以往由于植物的地上部分有毒，常不列入中药范围，也缺乏深入细致的研究，但在民间早已用于治疗关节炎及皮肤病。现代对雷公藤的研究从 20 世纪 70 年代开始，80 年代以雷公藤的提取物雷公藤多苷为代表的中成药因其在多种免疫性疾病的治疗中显示了独特的效果而得到医学界的认可，并开始在儿科尤其是以结缔组织病、肾脏疾病为代表的免疫性疾病中应用，至今已开展了长达 30 多年之久的研究和探索。

1. 雷公藤多苷优点的评价

适应证广；不诱发肿瘤；不会引起严重的感染（对活化 T 细胞的抑制作用最强，对静止的 T 细胞作用较弱，在发挥强大免疫抑制作用的同时不严重损害人体正常免疫系统监护功能）；合理使用不易产生严重的不良反应；具有多环节、多靶点的特点，对多因素导致的多环节免疫紊乱的系统性病变有较好疗效。

2. 雷公藤多苷副作用的评价

传统医药早已知道的事实：雷公藤根皮有大毒，叶子能致命，有大毒、有大效、治大病。有些对雷公藤多苷特敏感的病例，副作用也明显。有关雷公藤的副作用各家报道不一，与制剂、剂量、疗程及病种有关。雷公藤的治疗量与中毒量非常接近，可致多系统的不良反应，且多相伴发生，其副作用大多较轻微，停药后常可自行恢复。但长期、大量或与多种免疫抑制剂叠加服用则可导致严重的不良反应，甚至导致死亡。

其实文献中记载的有关雷公藤毒性的资料大多是误食雷公藤植物（作为野菜食用）中毒，或在使用多种免疫抑制药物的基础上又叠加使用了雷公藤，并非在单独应用雷公藤多苷片治疗过程中按照规定的药物剂量疗程而发生的毒性作用。30 余年来南京医科大学附属医院南京军区总医院数十万计临床病例服用雷公藤多苷片，即使双倍剂量服药也从无中毒事例即为佐证。

3.有关雷公藤的制剂

需要说明的是，雷公藤植株的不同部位、原生药及其制剂以及不同的制剂间毒副反应可有较大差异，但对一种固定的制剂，其毒副反应还是相对一致的，这就表明若能严格控制药材原料的质量、制备工艺及有一个可控制成药内在毒效剂量的合理标准，雷公藤成药制剂在临床的疗效和毒副反应是可以预测和预防的。

4.临床综合评价

近些年来，临床存在两个认识上的误区，一是因雷公藤制剂应用广泛、疗效显著，对药效方面常有过高的评价；二是因毒性（不良反应）的存在而全盘否定（如性腺损害）。

雷公藤的不良反应的确是一个严峻和复杂的问题，是新药评价中最严格和最关注的环节。尽管对雷公藤有很多从古到今、从宏观到微观的毒理学研究报道，但至今除我在国家"十一五"科技支撑计划项目的一个课题中有对雷公藤多苷的一个制剂（原研产品）的副作用开展了多中心的临床观察评价外，其他制剂尚未见过一份合格的临床安全性评价报告。雷公藤应用制剂种类很多，药学背景（药源产地、采摘时间、雷公藤使用部位、加工工艺等）极不一致，是影响评价的最大难题。从安全性考虑，这也是一个亟待规范和解决的问题。建议临床医生使用时不要随意更换不同制剂，对每一种新制剂甚至同一个制剂的不同批号，在使用时都要仔细观察有无不良反应。雷公藤的不良反应依不同制剂、不同个体而差异很大，关键在于临床医生对每一个病例的细心观察和把握。根据我们的经验，雷公藤多苷的急性副作用如胃肠功能紊乱、血液系统损害、肝脏损害，大多发生在使用的第1个月以内，尤其前2周。慢性副作用则需长期观察。

目前，临床本着合理用药、提高疗效、降低药物毒副作用、降低医疗成本的宗旨，越来越多的医疗单位正在探索雷公藤制剂扬长避短的方法。如严格选择适应证、剂量、疗程，联合、交替、按体重给药，控制总量等，以降低雷公藤多苷的不良反应，从而更好地发挥药效。

总之，雷公藤是一种有发展前景的中成药（免疫抑制剂），确切的疗效使它具有重要的药学地位；随着高效低毒的新制剂不断问世以及减毒增效作用研究的不断深入，雷公藤必将为世界医药学的进步做出应有的贡献。

（八）儿童使用雷公藤多苷的效益及风险的再评价

雷公藤多苷（GTW）是许多临床医生既熟悉又陌生的药物，所谓熟悉是指：提到 GTW 大家都知道，知道它有效又有毒。所谓陌生是指：针对儿童 GTW 最好的切入点及疗效在哪里？是否适用于儿童？其效益（治疗作用）与风险（副作用）究竟孰轻孰重？

随着现代对 GTW 抗炎、抗肿瘤、免疫调节作用研究的逐步深入，以 GTW 为代表的中成药因其确切的疗效使它广泛应用于成人和小儿多种免疫性疾病。雷公藤的临床应用范围不断扩大，且在多种免疫性疾病中大显身手，这些确切的疗效使它具有重要的药学地位，至今尚未找到一种完全替代它的类似中药，也找不到一种可以完全替它的西药，无怪几十年来医药学者对它的研究探索从未降温，这种现象发人深省，同时也引起了临床医生及药学家的普遍关注。

GTW 在儿科应用中解决了不少临床难题，也带来一些值得重新认识的问题：GTW 究竟适合儿童哪些疾病的治疗？在小儿时期怎样权衡利弊、怎样合理用药才能更好地规避风险？尤其对儿童远期的生育能力有无影响？其证据有多少？这一系列问题都值得我们研究和探索。

1. 雷公藤多苷的效益

（1）临床适应证广：古代医籍《本草纲目》早有记载：具有祛风、解毒、杀虫作用。

查询国内近 25 年共 85 篇有关儿童应用 GTW 临床疗效的文献报道，发现儿童期的治疗对象主要有：

①类风湿性关节炎（RA）：是应用雷公藤最早、最多、疗效最显著的病种之一。尤其认为对活动期疗效较好，有报道对用西药各种免疫抑制剂不耐受或无效的患儿，采用 GTW 治疗常能获得缓解，并认为该药对少年类风关患儿的治疗作用是独特甚至是不可替代的。另有少年类风关患儿中有部分表现为血白细胞持续增高的类型，此恰好是使用 GTW 的最佳适应证。

②系统性红斑狼疮及狼疮性肾炎：目前 GTW 已成为狼疮及狼疮性肾炎的常规用药。主张轻型单用雷公藤，重型合用激素。

③肾脏疾病：大量临床研究证明，GTW 最为突出的疗效是能显著减少或消除患者的蛋白尿。

笔者在"十一五"科技支撑计划重大疑难项目"小儿紫癜性肾炎中医综合治疗方案示范研究"的课题中，采用了以 GTW 为主的治疗，结果显示尿蛋白临床控制率 4 周达 48.67%，12 周达 74.07%，总有效率 4 周达 94.69%，12 周达 98.04%；在综合尿蛋白疗效方面明显优于对照组（$P<0.05$）。

④皮肤病：GTW 成为许多皮肤病的主要备选药物，并获得明显效果。常用于银屑病、慢性泛发型荨麻疹、神经性皮炎、白塞病等。

此外，有报道称小剂量雷公藤多苷治疗特发性血小板减少性紫癜（ITP）、眼角膜病、子宫内膜异位症获得一定疗效。

（2）不良反应小：不严重损害人体正常的免疫系统监护作用，不诱发肿瘤，不引起严重的感染。

（3）使用方便、价格低廉：目前临床使用的免疫抑制剂除皮质激素、环磷酰胺（CTX）外，其余大多是价格昂贵的进口药物，致使许多基层百姓的孩子因经济不支而中断治疗。至 2013 年 6 月，GTW 的零售价格仅 23 元 / 瓶（50 片），尤适用于中国广大民众的经济能力及国家儿童医疗保险改革的政策需要。

2.雷公藤多苷的风险（副作用）

雷公藤多苷虽在多种疾病的治疗中显示了较好的效果，其抗炎、免疫等药理作用也得到了医学界的认可，但副作用也不容忽视，其对儿童的副作用与成人基本一致。

古代认识：雷公藤为草药，其性味苦、辛、凉，有大毒。

现代认识：GTW 是从雷公藤根块中提取的多种生物碱，毒副作用较草药明显下降且可控，主要体现在以下几个方面。

（1）消化系统：有胃肠道反应、肝功能异常，其中以肝酶增高最常见，国内儿科文献报道其不良反应的发生率，肝酶增高占 5.74%（谷丙转氨酶均在 40～100IU），胃肠反应 3.0%，月经紊乱 0.26%，其与临床最常用的红霉素、阿奇霉素素的副作用发生率几乎无本质区别。

（2）血液系统：主要为急性粒细胞减少。国内儿科文献报道其不良反应的发生率，白细胞减少占 2.35%，其中仅 1 例一过性低于 $3\times10^9/L$，余均在（3.0～4.0）$\times10^9/L$，血小板轻度减少 2 例（0.26%）。

（3）性腺损伤：长期应用可出现可逆行性的性腺损伤，如青春期女性患儿月经紊乱、闭经、男性的精子数量减少。

（4）其他：口腔溃疡、皮肤色素沉着、药疹等。

3.评价

（1）现代医药存在认识上的误区

①因 GTW 力专效著，可治重病，在药效（疗效）方面存在过高的评价，对中药毒性视而不见。

②因毒性（不良反应）的存在而全盘否定，提倡禁用。

（2）GTW 在儿科的不良反应发生率究竟如何？

至今尚未见到专项药物流行病学数据的报道。查询国内文献，1987～2012 年 25 年间有关儿童使用 GTW 的报道共

45篇，多以临床疗效研究为主，兼顾近期副作用的分析，且因大多与其他免疫抑制剂联合使用，其副作用很难评价。单用GTW17篇报告中，病例数767例，其副作用发生率2%～24%不等，悬殊较大，平均总发生率11.9%。在近期有副作用的92例中，程度大多较轻，且无1例因其副作用而停药，其副作用分别为：白细胞减少18例[占2.35%，其中仅1例一过性低于3×10^9/L，余均在（3～4）$\times10^9$/L]，血小板轻度减少2例（0.26%），肝酶增高44例（占5.74%，谷丙转氨酶均在40～100IU），胃肠反应23例（3.0%），月经紊乱2例（0.26%），其与临床最常用的红霉素、阿奇霉素的副作用发生率几乎无本质区别。

无副作用的报道有8篇，其中6篇为国家核心期刊。

我院在已完成的国家"十一五"科技支撑计划项目课题中，采用了多中心（北京儿童医院、江苏省中医院、南京军区总院、河南中医学院一附院儿科）、中央随机、模拟单盲对照的方法对该产品（使用原研产品）在小儿时期的治疗作用暨副作用进行了严密观察，结果显示TW组与激素组的近期副作用差异无统计学意义。（详见《中国中西医结合杂志》2012年第9期）

以下为2012年河南中医学院一附院儿科一区过敏性紫癜及紫癜性肾炎住院患儿使用雷公藤多苷的副作用发生率统计表：

		使用GTW组		未用GTW组	
		例数	%	例数	%
总例数	1262	660	52.30	602	47.7
肝酶异常例数（>40IU/L）		118	17.99	82	13.62
肝酶异常范围	40～60	66	10.00	49	8.14
	60～80	30	4.55	19	3.16
	80～100	10	1.52	8	1.33
	>100	12	1.82	6	1.0
血白细胞降低例数（<4.0×10^9/L）		9	1.36	4	0.66
备注：肝酶异常统计对象为血生化中ALT、AST值					

结果显示：同一肝酶异常范围内使用 GTW 组与未用 GTW 组均无统计学差异（$P>0.05$），白细胞降低发生率使用 GTW 组与未用 GTW 组无统计学差异（$\chi^2=1.510$，$P>0.05$）。

近 30 年来国内使用 GTW 的儿童数虽无确切的数字，但仅北京协和医院儿科、南京军总儿科、南京儿童医院、湖南大学湘雅医学院、江苏省中医院儿科、北京儿童医院、河南中医药大学一附院儿科等 20 余家省级以上医院应用的患儿人次粗略估算就约达数十万人次以上。从长期的临床观察中，发现 GTW 肝损、血液白细胞下降和血小板降低等副作用的发生率明显比环磷酰胺、来氟米特等其他免疫抑制剂低，而且是可逆的，减量或停药后即可恢复。以上单位在长期使用 GTW 的过程中均未见有严重不良反应事件发生。据此认为 GTW 对儿童近期副作用并不大，且是可逆可控的。

（3）有关儿童性腺毒性的问题

性腺损害是家长及医生最关注的问题，据国内研究报道暨我们的经验，GTW 确实可导致部分女性月经紊乱、男性精液异常等近期性腺损伤，但这些副作用在停药以后基本上能较快恢复。国内研究也表明其性腺损害大多是"可逆"的。

对儿童的远期性腺影响以往研究较少，仅有 3 篇报道对 157 例既往用过 GTW 的患儿进行了 6～17 年追踪随访，结果发现女性 90 例月经周期全部正常，结果无差异。男性结论差异较大。在 67 例中已生育 20 例（均未注明结婚例数），精子轻度异常者 14 例，3 篇报道精子异常的发生率分别为 31.58%、16.66%、6.67%，其中 1 篇与国内报道原发不育症的发生率（10%～15%）无差异。

近 25 年来的研究存在以下问题：①动物实验造模大多采用近期性腺损害的观察，缺乏远期性腺损害尤其是生育能力的研究；②临床报道以性腺损害为远期副作用的观察，其监测指标基本上女性以月经周期、男性仅以一次精液的检查结果为准，能否以此下"生育障碍"的结论值得探讨。至今尚未见设计严谨的大样本多中心的有关生育的临床随访报道。

我院以使用 GTW 对生育能力的影响为研究目标进行了动物实验，其模拟临床用量及疗程，采用大样本对大鼠的幼鼠期使用 GTW，结果示 GTW 组与空白组的大鼠产仔率无差别，其子鼠生长发育均正常。(《中国中西医结合杂志》2012 年第 1 期报道)

另：曾有一男性患儿因未遵医嘱私自持续服 GTW 达 11 年之久，河南儿科曾遇 3 例年龄大于 14 岁男性患儿因未遵医嘱私自持续服 GTW 达 7 年之久，现均已结婚生子，子代健康。

据此认为,GTW 对生育能力的影响还有待进一步研究证实。

4. 有关"儿童禁用"的思考与建议

近期药监局不良反应监测中心下发了修改 GTW 说明书的指示，要求标识"儿童禁用"字样，此为国家对保护儿童健康和用药安全的高度重视的举措，其积极的一面值得肯定。也说明目前在国家对儿童用药支持的同时，安全性的问题也被广泛关注，对中药儿科产品的安全再研究与产品风险管理发出了强烈的信号。

思考

产生不良反应的主要原因有哪些?

（1）药学问题——药品不合要求

①药源及药用部位不同。古代医药早已知道的事实：根皮有大毒，叶子能致命。以往根皮、叶子不入药，原研产品 GTW 则是从雷公藤去皮的根块中的提取物，研制工艺及质量标准也是针对根块的提取物而制定。目前国内生产的雷公藤制剂有多种，厂家较多。据初步了解，因价格低廉，有些厂家为降低成本把不该入药的茎、叶子和皮一并入药，使毒性增加，我们曾

用过 3 个不同厂家的 GTW，其不良反应发生率有明显差别，此是否为国内报道副作用差别较大的原因？值得进一步调研。

②加工不同。传统工艺、新型工艺加工的药品其质量能否达到一致？

（2）医学问题——用药不合理

①滥用：治疗前后均未进行安全监测而盲目使用。

②医生使用经验不足：未掌握小儿适应证、剂量、疗程。

（3）如何正确看待中药副作用？

①临床广泛使用的含毒性药材的中成药品种，在儿童期是否一律禁用？许多西药免疫抑制剂如 CTX 性腺毒性，环孢霉素 A 的肾毒性，抗痨药利福平、异烟肼的肝毒性等，均早已被证实，均未被规定在儿童"禁用"范围。

②受益与风险是并存的，临床用药的关键是如何采用适当的方法预防或控制这些副作用。医生的经验和水平常很关键。

③今后对"雷公藤、附子、马钱子"这类国宝级"大毒有大效"的药物该如何开展科学研究，才能使其像砒霜一样再次冲向国际？

建议

（1）对"儿童禁用"，需要慎重

鉴于国内儿科使用 GTW 已历经近 30 年历史，经国内 20 余所国家、省级、高校附属医院长期使用过 GTW 的 36 位儿科专家沟通讨论认为：合理使用可规避风险，不能因噎废食。如果"儿童禁用"GTW，临床对西药无效或不耐受的儿童结缔组织病患儿，将面临失去一种可供选用药物的困难境地，甚至使他们失去治疗的机会。故认为应进一步论证，并扩大范围征求确实长期使用过 GTW 的全国中西医专家意见后重新定夺为宜。

（2）GTW 使用方便、价格低廉，尤适用于中国广大民众的经济能力及国家儿童医疗保险改革政策需要。

目前临床使用的免疫抑制剂除皮质激素、CTX 外，其余大多是价格昂贵的进口药物，致使许多基层百姓的孩子因经济不支而中断治疗。GTW 的零售价格仅 23 元 / 瓶（50 片），其使用方便、价格低廉，尤其适用于中国民众的经济能力，从而保证疾病的及时治疗。也符合目前国家儿童医疗保险改革政策的需要。

（3）针对儿童使用 GTW 用药的风险与效益开展小儿临床再评价。

①开展循证医学的研究：做好顶层设计，以全面监测 GTW 不良反应是属偶发，还是多发？是否是过量或长期用药导致的？或是否是合并用药等情况下发生的？

②加强临床安全性检测：说明书中增加对儿童（包括成人）的严密监护措施的要求，以便临床在严密监控下使用 GTW。

常规检查：每 1 周查血常规、每 2 周查肝肾功能。

特异性检查：女孩青春期前常规 B 超查子宫的发育情况，青春期注意问月经，男孩注意查精液。

（4）GTW "儿童禁用" 概念的界定范围太宽泛，希望限定为 "婴幼儿禁用或慎用"。

（5）加强 GTW 生产原料、制剂工艺、质量标准的监控。

（6）加强儿童使用 GTW 的科学研究。

① GTW 对儿童远期副作用（生育能力影响）的药物流行病学的研究亟待开展。

②加强中药干预其副作用的研究，为科学使用 GTW 治疗中国儿童免疫性疾病提供更多途径。

结语

综上所述，GTW 是一个从祖国医药宝库中挖掘出来的，已在多种免疫性疾病中大显身手，且疗效显著、有发展前景的中成药，随着临床合理用药技巧的日渐成熟，高效低毒新制剂的不断问世以及减毒增效作用研究的不断深入，它必将为儿童的免疫性疾病的治疗，为世界医药学的进步做出应有的贡献。

（此文2013年在中华中医药学会儿科分会学术年会上演讲）

（九）有关雷公藤多苷说明书中"儿童禁用"的思考与想法

2012年药监局不良反应监测中心下发了修改雷公藤多苷（GTW）说明书的指示，要求标识"儿童禁用"字样，此为国家对保护儿童健康和用药安全的高度重视的举措，其积极的一面值得肯定。

但鉴于国内儿科使用GTW已历经近30年历史，经国内20余所国家、省级、高校附属医院长期使用过GTW的儿科专家沟通讨论，认为对于"儿童禁用"决策的提出，需要慎重，应进一步论证，扩大范围征求确实长期使用过GTW的全国中西医专家意见后重新定夺为宜。现就临床使用该药的一些情况做以下汇报：

1.GTW在中国儿童免疫性疾病的治疗中有时是西药不可替代的，"儿童禁用"将剥夺这部分患儿的用药权利。

作为一种新的免疫抑制剂的中成药，确切的疗效使它广泛应用于治疗成人和小儿多种免疫性疾病，应用于儿科临床也已有近30年的历史，治疗对象多为儿童期的类风湿性关节炎、系统性红斑狼疮及狼疮性肾炎、过敏性紫癜及紫癜性肾炎（HSPN）、IgA肾病（IgAN）等，具有重要的药学地位。儿科临床曾对许多用西药各种免疫抑制剂不耐受或无效的患儿，采用GTW治疗而获得缓解，故认为该药对儿童免疫性疾病的治疗作用是独特而不可替代的。另有少年类风关患儿中有部分表现为血白细胞持续增高的类型，恰好是使用GTW的最佳适应证。故说明书一旦有儿童"禁用"的标识，临床对西药无效或不耐受的儿童结缔组织病患儿将面临失去一种可供选用药物的困难境地，甚至使他们失去治疗的机会。

2.GTW 使用方便、价格低廉，尤适用于中国广大民众的经济能力及国家儿童医疗保险改革政策需要。

目前临床使用的免疫抑制剂除糖皮质激素、CTX 外，其余大多是价格昂贵的进口药物，致使许多基层百姓的孩子因经济不支而中断治疗。GTW 的零售价格仅 23 元 1 瓶（50 片），其使用方便、价格低廉，尤其适用于中国民众的经济能力，从而保证疾病的及时治疗。也符合目前国家儿童医疗保险改革政策的需要。

3.GTW 的近期不良反应发生率并不高，且大多数副作用是可逆的，"儿童禁用"的决策应建立在药物流行病学数据的基础上为宜。

近 30 年来国内使用 GTW 的儿童数虽无确切的数字，但仅北京协和医院儿科、南京军总儿科、南京儿童医院、湖南大学湘雅医学院、江苏省中医院儿科、北京儿童医院、河南中医学院一附院儿科等 20 余家省级以上医院应用的患儿人次粗略估算就约达数十万人次以上，从长期的临床观察中发现，GTW 虽有肝损、血液白细胞下降和血小板降低等副作用，但发生率并不比环磷酰胺、来氟米特等其他免疫抑制剂高，而且是可逆的，减量或停药后即可恢复。以上单位在长期使用 GTW 的过程中均未见有严重不良反应事件发生。据此认为GTW 对儿童近期副作用并不大，且是可逆可控的。

查询国内文献,1987 ～ 2012 年 25 年间有关儿童使用 GTW 的共 45 篇报道中，未见到有严重不良反应，更未见 GTW 副作用流行病学数据的研究报道。其中单用 GTW17 篇，其余均为与其他免疫抑制剂联合使用，其副作用很难评价。报道大多以临床疗效研究为主，兼顾近期副作用的分析。在单用 GTW17 篇报告中，病例数 767 例，其副作用发生率为 2% ～ 24%

不等，悬殊较大，平均总发生率 11.9%。在近期有副作用的 92 例中，程度大多较轻，且无 1 例因其副作用而停药，其副作用分别为：白细胞减少 18 例[占 2.35%，其中仅 1 例一过性低于 3×10^9/L，余均在（$3.0 \sim 4.0$）$\times 10^9$/L]，血小板轻度减少 2 例（0.26%），肝酶增高 44 例（占 5.74%，谷丙转氨酶均在 40 ~ 100IU 之间），胃肠反应 23 例（3.0%），月经紊乱 2 例（0.26%），其与临床最常用的红霉素、阿奇霉素素的副作用发生率几乎无本质区别。无副作用的报道有 8 篇，其中 6 篇为国家核心期刊。

在已完成的国家"十一五"科技支撑计划项目的课题中，采用了多中心（北京儿童医院、江苏省中医院、南京军区总院、河南中医学院一附院儿科）、中央随机、模拟单盲对照的方法对该产品（使用原研厂家的 GTW）在小儿时期的治疗作用暨副作用进行了严密观察，结果显示 TW 组与激素组的近期副作用差异无统计学意义。

据现有资料认为，"儿童禁用"的决策制定并未建立在药物流行病学数据的基础上。

4. 西药免疫抑制剂（包括抗肿瘤化疗药）很少在药物的说明书中规定儿童"禁用"。

环磷酰胺（CTX）是抗肿瘤最常用的药物之一，其对性腺的损害是不可逆的，对血液、肝脏及机体免疫力的损害也明显高于 GTW，可该药目前在儿童的血液病、肾病等疾病的治疗中经常使用，说明书中仅提出对"有骨髓抑制、感染、肝肾功能损害者禁用或慎用"。对儿童未冠以"禁用"。相比之下中成药 GTW 的毒副作用远不及此类药物。许多有独特疗效的药物如抗痨药利福平、异烟肼的肝毒性，免疫抑制剂环孢霉素 A 的肾毒性等，均早已被证实，因其受益与风险总是并存的，均未规定儿童"禁用"。临床用药的关键是医生如何根据患儿病情与具体的用药情况掌握其使用，如何采用适当的方法预防或控制这些副作用。

5.GTW 对儿童生育能力的影响还有待进一步研究证实。

性腺损害是家长及医生最关注的问题，据国内研究报道暨我们的经验，GTW 可导致部分女性月经紊乱、男性精液异常等近期性腺损伤，但国内的研究又表明其性腺损害大多是可逆的，这些副作用基本上在停药以后较快消退。但对儿童的远期影响以往研究较少，在仅有的 3 篇报道中结论差异较大，第 1 篇对 19 例既往用过 GTW 的患儿进行了平均 9.5 年追踪随访，结果显示，女性 10 例月经周期全部正常，男性 19 例中已生育 2 例（未注明结婚例数），精子轻度异常者 6 例（31.58%）。第 2 篇对 31 例既往用过 GTW 的患儿停药后 6～17 年进行随访（未注明结婚例数），女性 19 例，5 例已生育，月经周期全部正常，男性 12 例，6 例已生育，精子轻度异常者 2 例（16.66%）。第 3 篇报道对 97 例用过 GTW 的患儿进行了 9 年追踪随访，结果显示，女性 61 例月经周期全部正常，男性 36 例中精子精液异常者占 6.67%，与国内报道原发不育症的发生率（10%～15%）无差异。此外，成年人月经不调、精液异常是短期还是持续？能否影响最终的生育能力？针对此方面的既往研究均过少。近 25 年来的研究存在以下问题：①动物实验性腺损害造模大多采用超临床 20～30 倍的剂量进行实验，与临床实际用药量差距过大；②以性腺损害为远期副作用的临床报道，其监测指标基本上女性以月经周期、男性仅以一次精液的检查结果为准，能否以此下"生育障碍"的结论？这些问题均值得探讨。至今尚未见设计严谨的大样本、多中心的相关临床随访报道。

近期有 1 篇以 GTW 对生育能力为研究目标的动物实验报道，其模拟临床用量及疗程，采用大样本对大鼠的幼鼠期使用

GTW，结果显示：GTW 组与空白组的大鼠产仔率无差别，其子鼠生长发育均正常。另河南儿科医院曾遇 3 例年龄大于 14 岁男性患儿因未遵医嘱私自持续服 GTW 达 7 年之久，现已结婚生子，子代健康。据此认为，GTW 对生育能力的影响还有待进一步研究证实。

6. GTW 是我国自主知识产权的中成药，希望加以保护。

在国际上中国自主研发的免疫抑制剂类药物较少的情况下，该药的研发成功是可贵的，该药在临床被广泛应用 30 余年经久未衰，其适应证仍在扩大，且大多为免疫性疾病中的疑难病症，足以证明其独特疗效的存在。对如此少有的自主研发的中药免疫抑制剂，希望加以保护。

不可否认，临床医师对于 GTW 的认识有很大差别，如对药效（疗效）方面的过高评价，或因毒性（不良反应）的存在而全盘否定（如性腺损害）。而造成认识上差别的原因除与医生临床经验不同外，是否与生药的药源、取材部位、生产工艺等不同有关？烦请国家组织调研。

7. 儿科年龄分期及"儿童禁用"概念的界定是否宽泛？

据世界卫生组织界定，儿科范围是从出生到 18 岁，分为新生儿期、婴儿期、幼儿期、学龄前期、学龄期、青春期等 6 个阶段，"儿童期"通常有广义和狭义之分，广义是指 18 岁以下的所有未成年人，狭义则为学龄前～ 14 岁，不包括婴幼儿及新生儿（因婴幼儿以下的 3 个阶段组织器官发育尤其不成熟）。学龄期以上的儿童发育多较好，用药特点基本同成人。药物一旦被标识"儿童禁用"将会导致这一庞大群体失去使用该药的机会。

8. GTW 的不良反应不仅与剂量、疗程有一定关系，还与个体差异，尤其是药品的不同制剂有关。

根据以上儿科多年持续用该药的经验认为，其副作用与剂量、疗程虽有一些关系，但与个体差异、药品的不同制剂关系更大：国内生产 GTW 厂家较多，虽均有较好疗效，但不同产品或同一产品的不同批次，其副作用发生率常有区别，此是否为国内报道副反应有别的原因？值得调研。

综上所述，提出以下 4 条建议供参考。

1. GTW 的禁用范围能否限定为"婴幼儿禁用、儿童慎用"？

2. 不少厂家 GTW 产品的主要成分波动很大，造成其疗效不稳定、副作用发生率增加。能否要求各生产企业就采用原料、制剂工艺、质量标准、毒性试验（最好规定具体的毒性试验技术方法要求，如成人、儿童生殖毒性的可逆试验方法等）等技术资料重新申报，并起草新的说明书，经审批后，对于说明书按以上资料做出修改。

3. 说明书中增加对儿童（包括成人）的严密监护措施的要求，如定期查血常规、肝功能等注意事项，以便临床在严密监控下使用 GTW。

4. 加强儿童使用 GTW 的科学研究。

（1）GTW 对儿童远期副作用（生育能力影响）的药物流行病学的研究亟待开展。

（2）加强中药干预其副作用的研究，为科学使用中成药治疗中国儿童免疫性疾病提供更多途径。

以上想法得到了业内诸多专家的支持，并形成报告递交给国家药监局及国家中医药管理局。支持该报告的专家有北京协和医院儿科魏珉教授，中南大学湘雅医院儿科易著文、党西强、吴小川、曹艳教授，南京中医药大学附属医院儿科汪受传、赵霞、王明明教授，首都医科大学附属北京儿童医院闫慧敏、杨燕教授，北京军区总医院附属八一儿童医院小儿肾内科黄建萍教授，北京中医药大学东方医院儿科王素梅、吴力群教授，中国中医科学院望京医院儿科肖和印教授，复旦大学附属儿科医院曹琦、俞建教授，南京军区南京总医院儿科夏正坤、任献国教授，南京市儿童医院肾脏科张爱华教授，河南中医药大学第一附属医院儿科翟文生、任献青、黄岩杰教授，广东省中医院儿科黄清明、陈汉华教授，湖北中医药大学第一附属医院儿科向希雄教授，山东中医药大学附院张葆青、张桂菊教授，成都中医药大学附属医院儿科常克教授，安徽中医学院第一附属医院儿科尚莉丽教授，成都中医药大学儿科赵琼教授，江西中医学院附属医院儿科喻闽凤教授。

（此文为 2014 年在中华中医药学会第一届"岐黄论坛"大会上的演讲稿）

参考文献

1. 杨封. 阿奇霉素治疗 198 例小儿支原体肺炎疗效观察 [J]. 海峡学，2012，24（11）：135-136.

2. 游思平，戴志辉. 阿奇霉素序贯治疗小儿支原体肺炎与药物性肝炎的相关性研究 [J]. 中国现代药物应用，2010，4（16）：34-35.

3. 丁樱，翟文生，任献青，等. 雷公藤多苷联合清热止血方、香丹注射液治疗小儿紫癜性肾炎疗效观察 [J]. 中国中西医结合杂志，2012，32（9）：1290-1292.

4. 张维真，王淑华，王蒙，等. 雷公藤对小儿性腺的远期影响 [J]. 实用儿科临床杂志，1994，9（5）：263-264.

5. 耿海云，曹力，陈朝英，等. 环磷酰胺和雷公藤多苷对儿童性腺的远期影响 [J]. 中国循证儿科杂志，2011，（6）5：391-394.

6. 丁樱，杨晓青，李向峰，等. 中成药雷公藤多苷对儿童性腺发育的影响 [J]. 中医儿科杂志，2013.9（1）：20-23.

7. 丁樱，马腾，杨晓青，等. 临床高剂量雷公藤多苷对幼年大鼠生育能力的影响 [J]. 中国中西医结合杂志，2012，32（1）：61–63.

8. 刘嘉茵，冒韵东，王婵，等. 对不孕不育症病因初筛临床路径的初步建立 [J]. 生殖医学杂志，2010，19（1）：1–5.

9. 潘红英，徐瑾，叶志弘. 不孕不育患者的心理分析及护理对策 [J]. 护理与康复，2006，5（4）：292–293.

附件

"十一五"课题安全性比较

（1）主要不良反应

中药组：WBC 下降（12/118）、肝酶上升（23/118）。

西药组：柯兴征（59/59）、肝酶上升（9/59）、胃部烧灼（3/59）。

（2）肝酶异常病例两组比较无统计学差异。

按照 GCP 原则谷丙转氨酶超过 2 倍视为异常，本研究中药组超过 2 倍者仅有 3 例。

（3）中药组 WBC 下降病例中 75% 为一过性（3 天～1 周恢复），>1 周有 4 例，同时合并呼吸道感染者 7 例，合并用抗生素者 3 例，因此 WBC 下降的真正原因较难确定。

十五、病证结合在中医儿科临床研究切入点的思考

近半个世纪的中西医结合临床科研实践已证明，病证结合的临床研究模式对临床治疗及研究具有重要的指导作用，是中西医两种医学在临床研究层面结合的范例，也是中西医结合较高层次的表现形式。病证结合的临床研究能否取得突破性进展，与是否真正找到此种研究模式的研究切入点有关，唯有找准切入点方有可能取得医学顽疾在理论和治疗上的突破。

1. 儿科临床研究切入点的选择依据

开展儿科疾病病证结合模式下的中医临床研究，选择研究疾病切入点的主要依据有：①严重危害小儿身心健康的慢性、重大疑难病；②发病率高的常见病或具有交叉感染性、传染性和流行性病毒性疾病；③中药疗效显著、特色突出；④具有雄厚的前期研究基础；⑤有较好的应用前景。

2. 中医儿科研究的优势病种

（1）病毒感染性疾病（包括传染病）：小儿的生理病理特点决定了感染性疾病是古今儿科临床的主题，尤其是呼吸道感染，其中病毒感染占大部分比例，此类疾病大多数具有较强的交叉感染性、传染性和流行性，如感冒、手足口病、流行性腮腺炎等，常威胁着儿童的身体健康。抗病毒的有效西药较少，中医药在抗病毒疗效方面有一定优势。历史上中医在治疗小儿外感发热性疾病，以及温病中的麻疹、风疹、水痘、痄腮、暑瘟（乙脑）等多数病种上均积累了丰富的经验并取得了较好的疗效。近年 SARS 及手足口病经中医干预治疗后疗效明显提高便是很好的见证。所以在中医儿科领域应重视开展小儿病毒感染性疾病如病毒性肺炎、发热伴皮疹性传染病的病证结合研究，其切入点应为各种上述疾病的早期和轻中型病例，预计有较好前景。

（2）以肺炎为代表的耐药菌感染：抗生素的更新换代虽使大多数常见细菌感染能得到及时有效的控制，但由于抗生素的不规范使用等因素，细菌对抗生素耐药的问题日益严重，并成为全球儿科临床常见的难题。中医药在减少抗生素耐药和治疗耐药菌感染方面具有较好前景。应以小儿耐药菌肺炎为研究切入点，制定疗效确切的中西结合治疗方案，降低病死率。科学评价中医药治疗的有效性，对发挥中医药在治疗中的优势具有重要意义。

（3）慢性疑难疾病：中医药对以下儿科疑难疾病的病证结合研究在古今均有丰厚的沉淀及良好的前景，可优先开展。

①慢性肾脏病：慢性肾脏病包括了多种肾脏病，在小儿时期，以原发性肾病综合征（NS）、紫癜性肾炎（HSPN）最多见，是目前临床上严重影响着小儿身体健康的重大疑难疾病，也成为国外儿科的医学难题。小儿 NS 频繁复发、激素耐药或依赖是治疗的难点，中医药在防治感染、减少激素用量或预防激素减量时的复发、降低复发率、改善临床症状方面发挥了重要作用，也是今后研究的重要切入点。

小儿 HSPN 临床表现有 6 个分型，其中以单纯血尿、血尿伴蛋白尿型发生率最高，单纯采用中药治疗可获满意疗效。故应为中医研究的切入点。

本人曾主持的"十一五"国家科技支撑计划重大疑难疾病项目"小儿过敏性紫癜性肾炎中医综合方案的示范研究"课题中，采用病证结合的研究模式，对 200 例病例进行了系统研究，采取了以西医的病作为诊断条件，中医的证作为分型纳入辨证用药的条件，以客观检测指标 24 小时尿蛋白定量作为疗效评价的金指标，得出的疗效结果很容易被认可，凸显了病证结合研究模式在该病研究中的优势。

②脑系疾病：近年小儿脑系疾病如脑瘫、癫痫、多发性抽动症等已成为严重危害儿童健康的疾病，给家庭、社会带来沉重负担。随着社会的发展、医学的进步，康复医学成为临床治疗的重要手段。从 20 世纪 80 年代起，传统的中医治疗方法和技术便在脑病康复中得到了广泛的应用。在小儿脑瘫康复治疗中，中医的推拿、针灸、药浴等治疗方法均取得了明显的疗效，已引起国内外广泛重视，进一步深入研究具有推广应用价值。

③支气管哮喘：支气管哮喘患病率全球呈逐年上升趋势，

严重威胁小儿的健康。目前西医治疗以采用支气管舒张剂和糖皮质激素等药物的阶梯治疗方案为主，虽急性期症状多数明显得到了控制，但存在不良反应较多，如激素依赖等问题，对哮喘的再发也尚未得到满意控制。中医药在控制哮喘症状、减少急性发作、延长缓解期等方面具有一定的疗效优势并具有较好前景。故以急性期的轻型、慢性缓解期为研究切入点，在规范的西医治疗基础上采用中医药治疗，注重疗程和随访，建立证据确凿的疗效评价指标以提供可推广的中医治疗方案。

3. 开展中医儿科研究的思路与建议

（1）临床研究病种应与专科专病特色相结合，近十年来随着国家对儿童健康的重视，儿科临床专科专病建设迅速发展，在国家层面中标的临床课题明显增加，其病种有病毒性肺炎、过敏性紫癜性肾炎、反复呼吸道感染、哮喘、泄泻等，研究内容从单一药物疗效，扩展到中医综合方案的疗效评价，并迈入循证医学研究的轨道。中标课题大多为病证结合模式的研究，来自临床基础较好、病人数量较多的重点专科。可见儿科临床专科专病建设促进了临床研究的发展。故建议重点病种的选择应与专科专病特色和优势相结合。

（2）继续开展"十一五"计划项目中完成较好的示范课题病种的研究，在"十一五"支撑计划重大疑难疾病项目中，无论国家或课题组单位还是研究人员都投入了很大财力、人力，其中完成较好的示范课题，多因其病种及研究切入点的选择好，科研团队实力强、协作好，都达到或超过了预期研究目标，很多结果令人振奋，但因研究的是慢性重大疑难疾病，需要进行后续深入研究，如扩大研究例数和范围、长期随访等，这些研究均有望取得更大突破，得到国际医学的公认。故建议在国家"十二五"科技支撑计划中，对完成较好的示范课题病种，应继续作为切入点开展深入研究。（该篇论文曾在 2011

年 5 月广州珠江论坛首次演讲，后在《中国中西医结合杂志》
2011 年第 31 卷第 10 期发表）

第三章

医案选录

一、脾肾阳虚（肾病综合征）案

朱某，男，3岁，以"浮肿伴尿检异常3个月，再发4天"为代主诉。察舌质淡胖，苔白，大量蛋白尿、低蛋白血症、高脂血症。血常规检查示白细胞12.4×10^9/L。尿常规检查示蛋白（+++），潜血（+++），红细胞（+++）/HP。西医诊断：肾病综合征（肾炎型）。中医诊断：尿浊，证属脾肾阳虚兼血瘀。以肾病1号方温肾健脾，化气行水。

患儿于2011年1月初无明显诱因出现眼睑及双下肢浮肿，于当地医院查尿蛋白（+++），潜血（+），低蛋白血症、高脂血症（具体不详），诊断为"肾综合征"，予足量强的松（40mg/d）每天分3次服用，10天效不佳，浮肿加重，2月22日加用他克莫司胶囊（1.5mg/d）口服，监测血药浓度3.8ng/mL，3月24日加量至3mg/d。患儿浮肿加重，小便量少，遂来就诊。病例特点：男，3岁，病程3个月；以肾炎型肾病综合征起病，激素耐药，联合FK506治疗1个月。

初诊：2011年3月20日。神志清，精神差，面色㿠白，眼睑及双下肢浮肿，阴囊水肿，脘腹胀满，伴流涕，有痰，纳眠可，大便呈糊状，小便量少，多泡沫。查体：柯兴征阳性，向心性肥胖，双眼睑浮肿，咽部红，双侧扁桃体无肿大，肺部听诊呼吸音粗，未闻及干湿性啰音，心音正常，心率100次/分，律齐，各瓣膜听诊区未闻及病理性杂音。腹部膨隆，移动性浊音阳性，双下肢浮肿。实验室检查回示：尿常规：尿蛋白（Pro）（+++），尿隐血（BLD）（+++），红细胞（RBC）（+++）/HP，24 小时尿蛋白定量 8.74g。乙肝五项、自身抗体、补体、抗"O"、甲状腺功能均正常。血生化：白蛋白 15.2g/L，总蛋白 35.9g/L，总胆固醇 13.92mmol/L，甘油三酯 5.55mmol/L，钾 4.76mmol/L，钠 143mmol/L。凝血六项：纤维蛋白原含量 4.25g/L，活化部分凝血酶原时间 36.8 秒，凝血酶原时间 9.9 秒，D−二聚体 0.18mg/L。西医诊断为"肾病综合征（肾炎型）"；中医诊断为"尿浊"，证属脾肾阳虚兼血瘀。治以温肾健脾，化气行水。选方肾病 I 号方加减，药物组成：黄芪 30g，炮附片 5g，白术 10g，党参 10g，白芍 10g，菟丝子 10g，淫羊藿 10g，大腹皮 10g，茯苓 10g，车前子 10g，泽泻 6g，猪苓 10g，薏苡仁 20g，干姜 5g，甘草 6g。7 剂，水煎服，日 1 剂，分 2 次服。强的松减量。

二诊：患儿服上方后大便正常，尿量增多，腹水较前减轻，眼睑浮肿较前减轻。查尿常规：Pro（++），BLD（+++），RBC（+++）/HP，24 小时尿蛋白定量 3.2g。效不更方，上方 7 剂，继服。

三诊：患儿服上方后，尿量增多，无脘腹胀满，饮食较前好转，纳眠可，大便正常，平素易感冒。尿常规：Pro（+），BLD（++），RBC（+）/HP，24 小时尿蛋白定量 0.35g。守原方去泽泻、猪苓、薏苡仁、车前子、干姜，加丹参 10g，太子参 10g，当归 10g。14 剂，水煎服，日 1 剂，分 2 次服。

按： 本病患儿属脾肾阳虚兼血瘀型，早期水肿明显阶段以益气温阳为主，兼以养阴。本型多见于大量蛋白尿持续不消，病情加剧者。该患儿激素疗效不佳，加用免疫抑制剂治疗。中药治以温肾健脾，化气行水，选方肾病 I 号方加减，方中附片、干姜、菟丝子、淫羊藿温阳化气；黄芪、白术、党参补脾益肾；茯苓、猪苓、薏苡仁、车前子、大腹皮、泽泻利湿；白芍味酸敛阴，当归活血化瘀。本方配伍严谨，补虚与祛邪并用，活血与利水兼施，药证相符，故效良。

肾病综合征病机属于本虚标实，本虚责之于肺脾肾三脏虚弱，尤以脾肾亏虚为主，正如《诸病源候论·水通身肿候》云："水病者，由脾肾俱虚故也。肾虚不能宣通水气，脾虚又不能制水，故水气盈溢，渗液皮肤，流遍四肢，所以通身肿也。"《内经》指出："膀胱者，州都之官，津液藏焉，气化则能出矣。"阳虚不能化气行水，故患者尿少、水肿。如患儿病程较长，病情反复发作，发作时水肿以双下肢明显，重者按之深陷难起，小便短少，伴见面色白，形寒肢冷，大便易溏，应急于温振元阳以化气行水，此类患儿在病情缓解期间，也以温阳补肾之法治之。

基于本病病因病机阴阳消长的演变规律，故本病的中医治疗关键是调整阴阳，使阴平阳秘，疾病痊愈。具体言之，在本病早期水肿明显阶段大量蛋白尿持续不消，长时间应用激素及免疫抑制剂，以益气温阳利水为主，兼以养阴，使阴平阳秘，脏腑功能得以相对平衡。中药配合激素治疗可明显增强后者的疗效，促进尿蛋白转阴。

此外，吾认为血瘀在临床各阶段与本病病机同在，化瘀当贯穿疾病始终。由于肾病综合征患儿纤维蛋白溶酶原及溶酶活力下降，纤维蛋白原水平增高，凝血因子活力增强，以及血脂增高、水肿、激素的应用等多种因素均可导致肾病病人存在明显的高凝倾向。本例患儿脾肾阳虚，无以温煦，日久寒凝血滞均可致血瘀，故在第三诊减利湿之药，加用丹参、当归以增强活血化瘀之力。

（张博、任献青）

二、肺脾气虚（肾病综合征）案

李某，女，10 岁，以"发现尿检异常 6 年 11 个月，再发 50 天"为代主诉，病程长，舌质淡，苔白，脉细。西医诊断：肾病综合征（原发性，单纯型、激素敏感、激素依赖型）。中医诊断：尿浊，证属肺脾气虚。本病以肾病 II 号方益气健脾，活血化瘀。

患儿 6 年 11 个月前（2009 年 2 月）无明显诱因出现颜面及足背浮肿，小便混浊，于当地查尿常规：蛋白（+++），潜血（−），诊断为"肾病综合征"，予强的松等治疗 1 周（具体不详），浮肿消退，尿蛋白转阴，出院后继服强的松片。此后 5 年间，尿蛋白多次于强的松减量至每日 17.5mg 时反复，每于激素加量后转阴。2014 年 3 月尿蛋白复现（+++），于外院行肾组织活检提示：微小病变肾小球病。强的松片由每日 17.5mg 加量至每日 45mg，2 周后蛋白转阴。后于我院门诊加用中药治疗，病情稳定，强的松逐渐减量至隔日 5mg。昨日无明显诱因再次出现尿蛋白（+++），家属为求进一步系统治疗，遂来就诊。

初诊：2015 年 12 月 10 日。面色萎黄，乏力汗出，无颜面及双下肢浮肿、发热、咳嗽等，纳眠可，大便正常，小便有泡沫，量可，舌质淡，苔白，脉细。体格检查未见明显异常。实验室检查回示：尿常规：蛋白（+++），潜血（−），红细胞（−）；24 小时尿蛋白定量：1.1g。血常规：白细胞（WBC）8.64×10^9/L，中性粒细胞比率（N%）49.9%，血小板（PLT）231×10^9/L，嗜酸性粒细胞比率（EO%）5.7%。血生化：白蛋白 36.3g/L，甘油三酯 0.93mmol/L，总胆固醇 4.24mmol/L。西医诊断：肾病综合征（原发性，单纯型、激素敏感、激素依赖型）。中医诊断：尿浊，证属肺脾气虚兼血瘀。治当益气健脾，活血化瘀。选方肾病Ⅱ号方：黄芪 30g，炒白术 10g，防风 10g，党参 20g，茯苓 10g，丹参 15g，盐菟丝子 10g，覆盆子 10g，益母草 10g，当归 10g，薏苡仁 15g，甘草 6g。7 剂，水煎服，日 1 剂，分 2 次服。强的松继续隔日 5mg 口服。

二诊：患儿服药第 5 天自测尿蛋白转阴，效不更方，上方 14 剂，继服。加用雷公藤多苷片（40mg/d 分 3 次服）。

三诊：患儿尿蛋白持续阴性，守原方继服。强的松减量至隔日 2.5mg，4 周后停服。

按： 本病患儿属肺脾气虚兼血瘀型。本型多见于肾病综合征早期或激素维持治疗阶段。脾气虚见于面色少华，纳呆便溏，肺气虚见于易感冒，自汗出，气短乏力。中药治以益气健脾，活血化瘀，选方肾病Ⅱ号方加减，方中黄芪为补气之君药，炒白术、防风、党参补益肺脾，茯苓健脾益气，菟丝子、覆盆子温补脾肾，益母草、丹参、当归活血化瘀。

本病患儿属于激素维持阶段，激素减至小剂量时肾病反复，属激素依赖型，就小儿难治性肾病而言，基本证型以肺脾气虚和肾阴阳两虚为核心，标证中则以外感、湿热及血瘀为著。故治疗应以益气、健脾、滋补肾之阴阳为主要方法，同时必须标本兼顾、扶正祛邪，适时予以宣肺、清热、活血化瘀，方能取得满意疗效。

此外，吾认为对小剂量激素依赖患儿雷公藤多苷联合治疗效果较好，现代药理研究表明，雷公藤多苷具有较强的抗炎和免疫抑制作用，还可改变肾小球毛细血管通透性，减少尿蛋白的漏出。激素和雷公藤多苷片联合可加强疗效，减少副作用，在皮质激素撤减过程中出现蛋白尿反复的病例，加用雷公藤多苷常可使激素顺利撤减。对估计常用量激素疗效不佳或虽疗效好、副反应难耐受的免疫介导性肾病综合征，可通过应用小剂量激素加雷公藤多苷而得到缓解。

三、肝肾阴虚（肾病综合征）案

　　翟某，男，4岁，以"发现眼睑浮肿伴尿检异常5月余，间断咳嗽2月余"为代主诉由门诊以"肾病综合征"收入院。病程较长，临床以"反复浮肿、大量蛋白尿、低蛋白血症、高脂血症、激素不规律用药"为特征。尿常规检查示：蛋白（+++），隐血（－）；24小时尿蛋白定量2.3g。西医诊断：肾病综合征（原发性、单纯型）。中医诊断：尿浊，证属肝肾阴虚兼血瘀。以肾病Ⅲ号方滋阴补肾，平肝潜阳。

　　2015年7月20日患儿无明显诱因出现颜面眼睑浮肿，于当地医院诊断为"肾病综合征"，予强的松（30mg/d）口服一周，尿蛋白持续（+++），水肿进行性加重。遂转至某肾病医院治疗，予甲强龙针静滴（最大量120mg/d），环磷酰胺针静滴3次，2周后尿蛋白转阴。数天后因感冒病情反复，再次静滴甲强龙针一月余，环磷酰胺针1次，尿蛋白转阴。后继续强的松口服（30mg/d），尿蛋白仍反复出现，2015年11月30日联合吗替麦考酚酯片（0.25g，Bid）治疗，一月后尿蛋白转阴。3天前患儿无明显诱因尿蛋白复现，尿常规检查示蛋白（+++），隐血（－），遂来就诊。

　　初诊：2015年12月20日。眼睑轻度浮肿，双下肢无明显浮肿，面色潮红，毛发旺盛，面部痤疮，喜清嗓，咳嗽，有痰，手足心热，纳眠可，大便干，小便量可，舌质红，苔薄白，脉细数。体重22kg，柯兴征阳性，面红，毛发旺盛，眼睑轻度浮肿，咽腔充血，双侧扁桃体无肿大。腹软，移动性浊音阴性。辅助检查：尿常规：蛋白（+++），隐血（-）。24小时尿蛋白定量：2.3g。血常规：WBC11.76×10^9/L，PLT332×10^9/L，N0.605。肝肾功：白蛋白（ALB）17.0g/L，胆固醇（CHO）10.40mmol/L，血尿素氮（BUN）3.45mmol/L，尿酸（UA）260μmol/L。补体、自身抗体等正常。胸片示：支气管炎。西医诊断：肾病综合征（原发性、单纯型）。中医诊断：尿浊，四诊合参，证属肝肾阴虚兼血瘀。治当滋阴补肾，平肝潜阳。选方肾病Ⅲ号方：熟地黄10g，山药10g，酒萸肉10g，桑寄生10g，牡丹皮10g，茯苓10g，知母10g，黄柏10g，煅龙骨15g，煅牡蛎15g，黄芩10g，干鱼腥草10g，桔梗6g，甘草6g。7剂，水煎服，日1剂，分2次服。西医治疗停用吗替麦考酚酯片，强的松加至足量（45mg/d，分3次服）。

二诊：患儿服药后汗出减少，双眼睑无浮肿，24小时尿蛋白定量1.9g。效不更方，上方7剂，继服。

三诊：患儿尿常规示：蛋白（++），隐血（-）。24小时尿蛋白定量0.7g。守原方加用丹参10g，益母草15g以加强活血化瘀之力，7剂，日1剂，水煎服，分2次服。

按：本病患儿属肝肾阴虚兼风热血瘀型。本型多见于素体阴虚，过用温燥或利尿过度，尤见于长期、大量使用激素，水肿或轻或无。肾阴虚可见口干咽燥、手足心热、腰脊酸痛；阴虚火旺见痤疮、失眠、多汗。治以滋阴补肾，平肝潜阳。方选肾病Ⅲ号方，本方为知柏地黄丸加减，方中熟地黄滋肾阴，山药平补三焦，酒萸肉滋补肝阴，茯苓淡渗脾湿，丹皮清泻肝火，知母、黄柏滋阴，煅龙骨、煅牡蛎滋阴敛汗，黄芩、鱼腥草、桔梗清肺热。众药合用，共奏滋补肝肾之效。

本例患儿外院应用激素及免疫抑制剂不规范，吾认为对于肾病综合征患儿应规范激素应用。临床有部分难治性肾病综合征为激素不合理运用所致。应规范激素的用量、疗程及减药方法。对频繁反复及激素依赖患儿激素减量尤应谨慎，速度可适当减慢，进行拖尾疗法。及早行肾活检术，便于对激素耐药患儿及时联合用药。

另外，长期应用激素及免疫抑制剂，会使患儿免疫力低下，易合并感染，必须引起重视并积极治疗。应积极处理并发症，纠正感染及低免疫状态。《内经》云："邪之所凑，其气必虚。"当出现诸脏不足，正虚于内，不可避免出现外邪侵袭。外邪的侵入，必使脏腑功能失调而诱发水肿的反复。因患儿多表虚不固，易感风邪，或为风寒，或为风热，而以风热之证尤为多见。患儿在病程中极易出现咽红、咽痛、咳嗽、发热等症。对于此证，一是注意保护患儿防其外感，二是感邪之后及时治之，以防化热入里，临证以银翘散加减，解在表之邪的同时，常加黄芩清上焦之热以防其入里，如咽红较甚，予以冬凌草、射干、玄参清热利咽。湿热之邪每易从下焦而入，患儿可出现尿频、尿急、尿痛等症，但多数患儿因体虚正气不足，无力抗邪而多无症状，仅见尿道口发红。对于此证一是嘱患儿平素注意清洗外阴防湿邪侵入，二是查体时要仔细检查方能及时发现异常。治疗则以清热利湿为法，方选八正散加减，最喜合用知母、黄柏清下焦之湿热，使热邪清，湿邪利，往往收效较好。

（张博、任献青）

四、脾肾阳虚（肾病综合征）案

高某，女，7岁，以"反复浮肿伴尿检异常4个月，再发5天"为代主诉。病程长。舌质红，苔少，脉细弱。尿常规：Pro（+++），BLD（﹣）。24 小时尿总蛋白 10.678g。西医诊断：肾病综合征（原发性、单纯型、激素敏感、频复发型）。中医诊断：尿浊，证属气阴两虚兼血瘀。用肾病Ⅳ号方益气养阴，化湿清热。

患儿以"反复浮肿伴尿检异常 4 月，再发 5 天"为代主诉就诊。4 个月前患儿感冒后出现全身浮肿伴尿少，外院查尿常规示 Pro（+++），BLD（﹣），大量蛋白尿、低蛋白血症、高脂血症（具体不详），诊为"肾病综合征"。予足量强的松片（45mg，Qd）口服 9 天后尿蛋白转阴。4 周后强的松减至隔日 45mg，此后每 2 周减 5mg。20 天前强的松减至隔日 30mg 时，患儿无明显诱因出现尿常规 Pro（+++），BLD（﹣），24 小时尿蛋白定量 3.91g，行肾活检示微小病变肾小球病。遂联合环磷酰胺冲击，强的松片继续服用，2 周后尿蛋白转阴。5 天前患儿感冒后再次出现尿蛋白（++），遂来我院就诊。

初诊：2015 年 05 月 10 日。眼睑及双下肢无浮肿，汗出较多，口渴，手足心热，鼻塞，无咳嗽、发热，平素反复感冒，纳化一般，眠安，平素大便偏稀，小便量可，色黄，多泡沫，舌质红，苔少，脉细弱。咽腔充血明显，双侧扁桃体Ⅱ度肿大。辅助检查：尿常规示 Pro（+++），BLD（﹣），24 小时尿总蛋白 10.67g。西医诊断：肾病综合征（原发性、单纯型、激素敏感、频复发型）。中医诊断：尿浊，四诊合参，证属气阴两虚兼血瘀。治当益气养阴，化湿清热。选方肾病Ⅳ号方：黄芪 30g，太子参 10g，菟丝子 10g，桑寄生 10g，生地黄 10g，当归 10g，丹参 10g，益母草 10g，肉苁蓉 10g，巴戟天 10g，芡实 10g，黄芩片 10g，玄参 10g，白芷 10g，甘草 6g。7 剂，日 1 剂，水煎服，分 2 次服。西医治疗将强的松片加至足量（15mg，Tid）口服，并行环磷酰胺冲击治疗。

146

二诊：鼻塞好转，咽腔不红，汗出较多，手足心热，大便糊状，日行1次。尿常规示 Pro（++），BLD（-）。24小时尿总蛋白2.5g。守原方去玄参、白芷，加五味子10g，薏苡仁15g，金樱子10g，红花6g。7剂，日1剂，水煎服，分2次服。

三诊：患儿无特殊不适，汗出、口渴较前好转，二便正常。尿常规示 Pro（+），BLD（-）。24小时尿总蛋白0.7g。守上方继服7剂；强的松片继服，行第二次环磷酰胺冲击治疗。

按： 本病患儿属气阴两虚兼风热血瘀型。本型多见于病程较久，或反复发作，或长期、反复使用激素后，其水肿或重或轻或无。气虚多见汗出、反复感冒、神疲乏力，阴虚多见口干咽燥、手足心热、头晕耳鸣。治以益气养阴、化湿清热为则。方选肾病Ⅳ号方，方中黄芪补气为君药，太子参补气益脾，养阴生津，菟丝子、桑寄生、生地黄滋补肝肾，当归、丹参、益母草活血化瘀，肉苁蓉、巴戟天补肾阳，益精血，芡实温补脾肾，阴血生化有源，黄芩、玄参、白芷以清肺热，通鼻窍。

《内经》云："诸湿肿满，皆属于脾。"患儿素体本虚，易感外邪，病情多次反复，大便稀溏。治疗此类患儿宜先调其脾胃，时时处处顾护其后天之本，方能恢复运转之机，中焦气机通利，水湿得化。病情缓解期或减药后期，尚应注意汤药煎出量宜少，以免量多难饮更伤其脾胃，吾经常给予患儿两日一剂中药，或口服两天，停药一天之法，使脾胃复健，病体安康。

（张博、任献青）

五、水肿风水相搏（急性肾小球肾炎）案

李某，男，4岁，河南焦作人。以"颜面浮肿3天，加重伴下肢浮肿、小便短少1天"为代主诉就

诊。患儿外感后出现颜面浮肿，随后出现下肢非凹陷性水肿，小便短少，舌质淡，苔薄黄，脉浮。尿常规示红细胞（++）/HP，蛋白（++）。抗"O"高，血沉快。西医诊断：急性肾小球肾炎。中医诊断：水肿，证属风水相搏。治以宣肺解表利水。方选麻黄连翘赤小豆汤加减。再诊水肿消退，正气渐虚，阴虚邪恋。予以滋阴补肾清热，兼凉血止血，活血化瘀贯穿始终。

患儿以"颜面浮肿3天，加重伴下肢浮肿、小便短少1天"为代主诉就诊。患儿于1周前受凉后出现发热，伴咳嗽、流涕、咽痛，当地予头孢类抗生素治疗3天后热退，仍流涕、偶咳，并出现水肿，颜面为著，1天前浮肿加重，下肢水肿，小便短少，当地医院查尿常规示红细胞（++）/HP，蛋白（++），遂来就诊。

初诊：2011年10月12日。症见颜面及双下肢浮肿，非凹陷性，小便短少，伴流涕，偶咳，无发热，无肉眼血尿，无尿急、尿频，无头晕、呕吐，纳可眠安，大便正常，舌质淡，苔薄黄，脉浮。查体：血压80/55mmHg，咽部充血，扁桃体Ⅰ度肿大，心肺听诊无异常，腹软，肝脾肋缘下未触及明显肿大，肠鸣音可，双下肢浮肿，按之不凹陷，阴囊不肿。相关检查：血常规：白细胞 12×10^9/L，中性粒细胞0.53，血小板 150×10^9/L。尿常规：蛋白（++），红细胞（++）/HP。肝肾功正常。免疫球蛋白：IgG11g/L，IgA2.1g/L，IgM3.5g/L，C3 0.35g/L，C4正常。血脂正常。血沉55mm/h。抗"O"210U。肝胆脾胰及肾脏B超未见明显异常。西医诊断：急性肾小球肾炎。中医诊断：水肿，证属风水相搏。疾病初期，病性为实，治以祛邪为先，慎用滋补。故治以宣肺解表利水。方选麻黄连翘赤小豆汤加减：麻黄5g，连翘10g，赤小豆6g，车前子 10g，桑白皮 6g，杏仁 5g，茯苓 10g，蝉蜕 6g，甘草 3g。5剂，水煎服，日 1 剂，早晚分服。

二诊：2011 年 10 月 17 日。患儿浮肿减轻，单声咳嗽，咽红，乏力，微烦，小便黄，无尿频，舌质红，苔薄黄，脉数。血压正常。复查尿常规示白细胞 6 个/HP，红细胞（++）/HP，蛋白（+）。此为兼有湿热气虚之象，治疗以清热解毒，利尿除湿。上方加用白花蛇舌草 15g，7 剂，日 1 剂，水煎服，早晚分服。

三诊：2011 年 10 月 24 日。患儿浮肿消退，咳嗽缓解，盗汗，手足心热，小便淡黄，舌质红，苔薄白，脉细数。复查尿常规示红细胞（++）/HP，白细胞（0～1）个/HP，蛋白（-）。为阴虚兼瘀血。小儿素体虚弱，感受外邪后肺脾肾三脏功能失调，水湿泛滥发为水肿，经积极治疗后，水肿消退，尿量增加，邪势渐退，但同时正气亦受损，故患儿出现乏力、手足心热、盗汗，尿检见镜检红细胞之阴虚邪恋征象，宜滋阴补肾清热，兼凉血止血，调方如下：生地黄 15g，丹皮 9g，山茱萸 9g，土茯苓 9g，旱莲草 10g，女贞子 9g，仙鹤草 15g，当归 6g，茜草 9g，小蓟 12g，五味子 6g，牡蛎 15g，三七粉 3g（冲服），甘草 6g。7 剂，日 1 剂，水煎服，早晚分服。

四诊：2011 年 10 月 31 日。患儿阴虚内热症状缓解，口不渴，觉咽部不适，纳食好，二便正常。咽暗红，舌淡，少苔，脉细数。复查尿常规示红细胞（+）/HP，余（-）。效不更方，上方加牛蒡子 12g 以清余邪，7 剂。患儿 1 周后来诊，诸证好转，复查尿常规示潜血阳性，镜检红细胞阴性，建议停药，2 个月后随访无复发，尿检转阴。

按： 肺主一身之气，开窍于鼻，外合皮毛，为水之上源，可通调水道，下输膀胱。今风邪外袭于肺卫，肺失宣降，治节失常，三焦气化不利，水道失于通调，风遏水阻，风水相搏，发为水肿。水湿内蕴化热，湿热下注，灼伤膀胱，则尿血；清浊不分，则发蛋白尿。正如《证治汇补·水肿》曰："肺主皮毛，风邪入肺，不得宣通，肺胀叶举，不能通调水道，下输膀胱，亦能作肿。"病性以邪盛为主，故先以疏风宣肺，利湿凉血为则，上下分消，祛邪为主，浮肿及血尿消失。本病初期以邪实为主，治疗以祛邪为要，方中麻黄、杏仁、茯苓、车前子宣肺降气，收提壶揭盖之意，连翘清热解毒利湿，桑白皮泻肺利水。吾认为，本病临床多数以"实热"为主，不论是风水相搏，还是湿热内侵，突出的都是一个实证，故清热利湿是本病急性期的主要治疗方法，切不可盲目进补，闭门留寇，使疾病难治。二诊，患儿水肿减轻，单声咳嗽，咽红，乏力，微烦，尿检有白细胞，为邪实正虚之象，但以邪实为主，予白花蛇舌草联合连翘增清热解毒、利尿除湿之功。三诊，邪去而正气渐虚，属阴虚邪恋，阴虚症状明显，调为生地黄、丹皮、山茱萸以补肾阴，清虚热，女贞子、旱莲草以滋阴清热，兼以止血；同时，本病病程较长，"久病必伤络"，湿热易阻滞气机，而致血瘀，选茜草、小蓟、仙鹤草，凉血活瘀止血。辅以三七，寓止血于活血之中，切忌止血留瘀。四诊，患儿病情明显好转，唯咽部不适，仍有血尿残留。西医学研究表明，扁桃体慢性炎症是导致肾炎血尿反复不愈的主要原因，故祛邪务尽，加牛蒡子以解毒利咽，又7剂而收全效。

（陈文霞、任献青）

六、紫癜风热伤络（过敏性紫癜）案

尹某，女，7岁，学生，河南商丘人。以"皮肤紫癜10日，左膝关节肿胀、疼痛2日"为代主诉。

舌质红，苔黄微厚，脉浮数。血常规示血小板计数不低。西医诊断：过敏性紫癜。中医诊断：紫癜，证属风热伤络。拟方投治，诸证皆消。本病证为风热伤络所致，外感风热邪毒，郁热蒸于肌肤，与气血相搏，灼伤脉络，血溢脉外，积于皮下，发为皮肤紫癜、压之不退；邪滞经络、瘀血阻滞致经脉不利而关节肿痛，故本案以疏风消癜汤疏风清热、凉血安络而收桴鼓之效。

患儿以"皮肤紫癜10日，左膝关节肿胀、疼痛2日"为代主诉，秋季发病，于10日前外感后出现以双下肢、臀部为主的皮肤紫癜，色泽鲜红，伴低热，微恶风寒，轻咳，咽痛，当地治疗效不佳，2日前出现左侧膝关节肿胀、疼痛，遂来就诊。

初诊：2011年10月2日。症见双下肢、臀部有大量米粒至黄豆大小皮肤紫癜，部分融合成片，色泽鲜红，左膝关节肿胀、疼痛，伴轻咳，少痰，微恶风，咽痛，纳差，便干溲黄，舌质红，苔黄微厚，脉浮数。双下肢、臀部大量皮肤紫癜，部分融合成片，色泽鲜红，对称分布，高出皮肤，压之不退色。咽红，心肺听诊正常，左膝关节肿胀、按压疼痛。相关检查：血常规示血小板计数不低，余无异常；尿常规未见异常。西医诊断：过敏性紫癜。中医诊断：紫癜，证属风热伤络型。治当以疏风清热，凉血安络。选方疏风消癜汤加减：金银花10g，连翘10g，板蓝根15g，牛蒡子10g，生地黄10g，丹皮10g，赤芍10g，茜草10g，川芎10g，当归10g，白鲜皮10g，牛膝10g，炙甘草6g。7剂，水煎服，日1剂，分2次服。嘱其避风寒、慎起居，忌肥甘厚味、辛辣刺激。

二诊：2011年10月9日。患儿服上方后皮肤紫癜数量减少，颜色变淡，关节肿痛消失，风热外感诸症已消。风热邪毒虽散，但内热已生，离经之瘀血未除，故上方去金银花、牛蒡子、白鲜皮，关节肿痛已消，故去牛膝，加蒲公英10g、水牛角粉15g以加强解毒凉血之功，加忍冬藤15g、鸡血藤15g、丹参10g以通络活血。7剂，水煎服，日1剂，分2次服。嘱同前。

三诊：2011年10月16日。皮肤紫癜消退，诸恙向安，原方继服2周以固疗效。随访1个月未见复发。

按：紫癜多为外感风热、湿、毒之邪，或进食鱼、虾、辛辣等燥热腥发动风之品所致，如《外科正宗·葡萄疫》曰："葡萄疫，其患多发生小儿，感受四时不正之气，郁于皮肤不散，结成大小青紫斑点，色若葡萄。"风热邪毒由口鼻而入，内伏血分，蕴于肌肤，气血相搏，灼伤血络，血不循经，溢于脉外而见诸症。"风热不散，作祟不断"，早期投放疏风散邪之品；邪入里化热，与"血分伏热"相合，逼血妄行，化瘀为斑，正所谓"无毒不生斑、有斑必有瘀"，故适时加用凉血活瘀之品，拟方疏风消癜汤以彰显其意。方中金银花性寒味甘，功擅清热解毒，疏散风热，能"去皮肤血热"（《生草药性备要》）、"清络中风火湿热"（《重庆堂随笔》）；连翘性微寒味苦，疏散风热，清热解毒，能散气血之凝聚，与金银花共为君药以清热解毒，疏散风热。牛蒡子性寒味辛苦，疏风清热，解毒利咽，《本草纲目》记载能"消斑疹毒"；板蓝根性寒味苦，清热凉血解毒；白鲜皮性寒味苦，祛风清热解毒；《外感温热篇》云："入血就恐耗血动血，直须凉血散血"，故加用清热凉血之生地黄、丹皮、赤芍、茜草，与牛蒡子、板蓝根、白鲜皮共为臣药，以助君药疏风清热，凉血化瘀。川芎辛散温通，既能活血，又能行气，尚兼"祛风通络"，为"血中之气药"；当归性温味甘，补血活血，《景岳全书·本草正》云："补中有动、行中有补，诚血中之气药，亦血中之圣药也"；牛膝性平味酸苦，能活血通经。川芎、当归性温以防祛风凉血之药太过寒凉，合牛膝能行气活血，达"祛风先活血、血行风自灭"之意，共为佐药。甘草调和诸药，合引经药之牛膝共为使药。全方清热而不过于苦寒，根据风、热、瘀偏重的不同，辨证施治，随证加减，共奏疏风清热、凉血活血之功。

（管志伟、任献青）

七、紫癜血热妄行（过敏性紫癜）案

刘某，男，9岁，学生，河南许昌人。以"皮肤紫癜20余日"为代主诉。舌质红，苔黄厚，脉滑数。血常规示血小板计数不低；尿常规无异常。西医诊断：过敏性紫癜。中医诊断：紫癜，证属血热妄行。拟方施治，斑消疹退。本病证为血热妄行所致，外感邪毒，内蕴热毒，化热化火，内舍血分，血分热盛，迫血妄行，血溢脉外则成压之不退之皮肤紫癜，故本案以宁血消癜汤合五藤通络饮以达清热解毒、凉血化瘀之效。

患儿以"皮肤紫癜20余日"为代主诉，春末夏初发病，于20余日前不明原因双下肢皮肤骤起瘀点、瘀斑，密集成片，色泽鲜红，不伴关节肿痛、腹痛、咳嗽等症状，当地医治，效果欠佳，遂来就诊。

初诊：2007年5月14日。症见双下肢皮肤瘀点、瘀斑，密集成片，色泽鲜红，伴烦热口渴，面赤，咽干，纳差，便干溲黄，舌质红，苔黄厚，脉滑数。双下肢皮肤瘀点、瘀斑，密集分布，色泽鲜红，对称分布，高出皮肤，压之不退色。咽红。余未见异常。相关检查：血常规示血小板计数不低，余指標正常；尿常规未见异常。西医诊断：过敏性紫癜。中医诊断：紫癜，证属血热妄行型。治以清热解毒，凉血化瘀。选方宁血消癜汤合五藤通络饮加减：水牛角粉 15g，生地黄 15g，赤芍 12g，牡丹皮 12g，紫草 12g，黄芩 15g，忍冬藤 15g，海风藤 15g，当归 10g，丹参 15g，乌梅 10g，川芎 10g，炙甘草 6g。7 剂，水煎服，以米汤为引送服，日 1 剂，分 2 次服。嘱其忌肥甘厚味、辛辣刺激、鱼虾海鲜。

二诊：2007 年 5 月 21 日。患儿遵医嘱服上方，皮肤瘀点、瘀斑局限于踝关节附近，数量减少，血分热盛症状减轻，纳可，二便调。热毒渐去，留有余毒，离经之血瘀未散，守上方去黄芩，加鸡血藤 15g、络石藤 15g 以行血养血，舒筋通络。14 剂，水煎服，以米汤为引送服，日 1 剂，分 2 次服。嘱同前。

三诊：2007 年 6 月 4 日。诸症愈，效不更方，改为 2 日 1 剂，坚持口服 1 月以固疗效。随访半年未复发。

按：吾认为六淫之邪易从火化，小儿素体热盛，若热毒内扰，日久郁热化毒化火动血，灼伤络脉，迫血妄行，血溢脉外，外渗肌肤而见皮肤紫癜，如《小儿卫生总微方论·血溢论》曰："小儿诸溢血者，由热成于血气也。"《诸病源候论·患斑毒病候》曰："斑毒之病，乃热气入胃，而胃主肌肉，其热夹毒，蕴积于胃，毒气熏发肌肉。"《景岳全书·血证》曰："动者多由于火，火盛则逼血妄行。"可见热毒壅盛，郁结不去，灼伤脉络是病机关键，治疗当以解热毒、散郁结，即所谓"热毒宜解不宜结"之理，拟方宁血消癜汤合五藤通络饮加减。方中苦咸寒之水牛角为君药，能清心肝而解热毒，且寒而不遏，直入血分而凉血；生地黄性寒味甘苦，清热凉血，养阴生津，一可复已失之阴血，二可助水牛角解血分之热，又能止血；牡丹皮苦辛微寒，清热凉血，活血散瘀，可收化斑之效，如《本草经疏》曰："辛以散结聚，苦寒除血热，入血分，凉血热之要药也。"又如《本草正》曰："能和血、凉血、生血，除烦热，善行血滞。"紫草性寒味甘，凉血活血，解毒透疹；黄芩性寒味苦，清热凉血止血，泻火解毒，使血分余邪透出气分而解，与生地黄、牡丹皮、紫草共为臣药，既助君药清热解毒凉血，又能活血散瘀；当归性温味甘，补血活血。《医学衷中参西录》曰："当归之性虽温，而血虚有热者，亦可用之，因其能生血既能滋阴，能滋阴既能退热也，其表散之力虽微而颇善祛风。"川芎味辛性温，能活血行气，祛风止痛，为血中之气药，通行十二经，其性走而不守，活血祛瘀，实具通达气血之效，与当归相配，既能养血活血，祛瘀消斑，又防清热凉血之药太过寒凉；丹参味苦微寒，活血祛瘀，养血安神；赤芍味苦微寒，清热凉血，散瘀止痛，助生地黄凉血和营泄热，于热盛出血者尤宜；乌梅酸涩，能敛浮热，除热烦闷，与赤芍相配，酸甘化阴，养血生血；乌梅酸涩以防"溢"，水牛角清热凉血以治"瘀"，乌梅又可助水牛角清营凉血之力，二者相得益彰；忍冬藤性寒味甘，清热解毒通络，以达"通络散瘀"之功，与当归、川芎、丹参、赤芍、乌梅共为佐药，加强清热凉血、活血通络之功；甘草，解毒和中，调和诸药，以为使药。诸药相合，共奏清热解毒、凉血化斑之功，使血热得除，血分安宁，紫癜自消。全方既重视清热凉血之力，又兼顾活血通络之功，予米汤为药引，亦顾护脾胃，以防"大寒伤中"。吾在遣方用药中重视藤类药物，如忍冬藤、鸡血藤、络石藤、海风藤、青风藤既可清热解毒，又可通络活血，盖因藤类药物擅入经络搜邪，既可祛除深伏络脉之邪气，又可引药入经，达到通经活络之功。"瘀"是"溢"的病理产物，"瘀""溢"互为因果，这使本病具有反复发作、缠绵难愈的特点，"瘀"贯穿本病全过程，故活血化瘀要贯彻始终。

（管志伟、任献青）

八、紫癜阴虚火旺（过敏性紫癜）案

梁某，男，7岁，学生，河南周口人。以"皮肤紫癜半年"为代主诉。舌质暗红而干，舌体瘦小，苔少，脉细数而涩。血常规检查示血小板计数不低，尿常规正常。西医诊断：过敏性紫癜。中医诊断：紫癜，证属阴虚火旺。遣方用药，诸证皆消。本病证为阴虚火旺所致，素体阴虚，加之紫癜屡发不止，阴血耗损，肝肾亏虚，虚火内生，虚火乘扰，灼伤血络，血溢脉外则皮肤紫癜反复发作。以滋阴清热、凉血活瘀为法，投以知柏地黄汤合五藤通络饮，收获良效。

患儿以"皮肤紫癜半年"为代主诉，冬季发病，于半年前出现皮肤瘀点、瘀斑，伴关节肿痛、腹痛症状，多地医治，未再出现关节痛、腹痛，但皮肤紫癜时发时止，时轻时重，遂来就诊。

初诊：2009年5月6日。症见双下肢皮肤紫癜，散在分布，色泽暗淡，时隐时现，屡发不止，五心烦热，潮热盗汗，口渴，纳食一般，便干溲黄。查体：舌质暗红而干，舌下静脉迂曲，苔薄少，脉细数而涩。眼周发暗，似"熊猫眼"，双下肢皮肤瘀点、瘀斑，散在分布，色泽暗淡，压之不退色。咽暗红。余正常。相关检查：血常规示血小板计数不低，余无异常；尿常规正常。西医诊断：过敏性紫癜。中医诊断：紫癜，四诊合参，证属阴虚火旺型。治以滋阴清热，凉血活瘀。选方知柏地黄汤合五藤通络饮加减：生地黄15g，知母15g，黄柏10g，牡丹皮6g，墨旱莲15g，鸡血藤15g，忍冬藤15g，络石藤15g，乌梅10g，三七粉3g，丹参15g，当归10g，水牛角15g，炙甘草6g。14剂，日1剂，水煎，分2次服。嘱其忌肥甘厚味、辛辣刺激、鱼虾海鲜。

二诊：2009 年 5 月 20 日。患儿遵医嘱服上方，原有紫癜已逐渐消退，运动量增大后偶有新出，口渴心烦、手足心热症状减轻，纳可，二便调。虚热渐退，阴血渐生，瘀血尚存，故守上方继服 14 剂，日 1 剂，水煎，分 2 次服。嘱同前。

三诊：2009 年 6 月 3 日。皮肤紫癜未再反复，阴虚火旺之证已消，故守上方去黄柏，改为 2 日 1 剂，坚持口服 3 个月以固疗效。随访半年未复发。

按：本证由于素体精血不足，或紫癜屡发不止，或下焦湿热灼耗肾阴，阴血耗损，肝肾亏虚，虚火内生，灼伤血络，或血随火动，外走肌肤则紫癜时发时止，心烦口渴，手足心热，盗汗等，如《幼科金针·葡萄疫》曰："发于头面者点小……久能虚人。"《证治汇补》曰："热极沸腾发为斑疹。""热则伤血……出于皮肤而为斑。"可见阴虚血热、瘀血阻滞为其病机，立法滋阴清热，凉血活瘀，予知柏地黄汤合五藤通络饮加减治疗。方中生地黄性寒味甘苦，清热凉血，养阴生津，既能复已失之阴血，又能止血，如《本草汇言》曰"生地，为补肾要药，益阴上品，故凉血补血有功，血得补，则筋受荣，肾得之而骨强力壮"；知母味苦性寒，滋阴清热、生津润燥，如《用药法象》曰"泻无根之肾火，疗有汗之骨蒸，止虚劳之热，滋化源之阴"，与生地黄共为君药以滋阴清热、凉血生津。牡丹皮苦辛微寒，清热凉血，活血散瘀，可收化斑之效，如《本草经疏》曰"辛以散结聚，苦寒除血热，入血分，凉血热之要药也"，又如《本草正》曰"能和血、凉血、生血，除烦热，善行血滞"；黄柏苦寒沉降，直入肾经，泻相火，清虚热，坚肾阴，如《本草要略》曰"黄柏，味辛，性寒，走少阴而泻火"，与知母相须为用以苦寒降火、坚阴抑阳；墨旱莲性寒，味甘酸，能补肝肾阴，凉血止血；丹参味苦微寒，活血祛瘀，养血安神，与牡丹皮、黄柏、墨旱莲、丹参共为臣药，既能助君药滋阴清热，凉血止血，又能活血化瘀。鸡血藤、络石藤、忍冬藤为藤蔓类药物，具有清热凉血、活血通络之功，《本草经疏》曰"凡藤蔓之属，皆可通经入络"，藤蔓之属，缠绕蔓延，犹如网络，纵横交错，无所不至，为通络之佳品；三七性温味甘微苦，既能止血，又能活血散瘀，且"止血而不留瘀，化瘀而不伤正"，为血证之良药；当归性温味甘，补血活血，《景岳全书·本草正》曰"补中有动、行中有补，诚血中之气药，亦血中之圣药也"，二者相配，既可活血化瘀，养血补血，又可防全方偏于寒凉；乌梅酸涩，能敛浮热，除热烦闷；水牛角可清心火，心火得清，则诸经之火自平，水牛角清热凉血以治"瘀"，而乌梅酸涩以防"溢"，两者相得益彰；鸡血藤、忍冬藤、络石藤、三七、当归、乌梅、水牛角共为佐药以加强凉血活血通络之功，同时又不使全方过于寒凉；甘草，凉血解毒，调和诸药，以为使药。全方共奏滋阴清热、凉血活血之功，使得旧血去、新血生，血分安宁，紫癜自消。

（管志伟、任献青）

九、紫癜风热伤络（紫癜性肾炎）案

谢某，男，9岁，学生。以"双下肢皮肤紫癜伴尿检异常1周"为代主诉就诊。舌质红，苔薄黄，脉数。尿常规：尿蛋白（－），潜血（＋＋），红细胞（＋）/HP。西医诊断：紫癜性肾炎。中医诊断：紫癜，风热伤络型。经疏风清热、凉血活血治疗后皮肤紫癜消退，尿常规检查正常。本病证多由风热之邪自口鼻而入，内伏血分，蕴于肌肤，气血相搏，灼伤血络，血不循经，溢于脉外而起紫癜，伤及肾及膀胱脉络而成血尿。故本案治则以疏风清热、凉血活血为主以达凉血安络之目的。

患儿以"双下肢皮肤紫癜伴尿检异常1周"为代主诉就诊，起病较急，因感冒后出现双下肢皮肤紫癜，伴皮肤瘙痒及腹痛，查尿常规示蛋白（−），潜血（＋＋），红细胞（＋）/HP，遂来就诊。

初诊：2010年3月14日。症见双下肢皮肤紫癜，色鲜红，对称分布，压之不退色，伴瘙痒，轻度腹痛及双下肢关节肿痛，大便偏干，小便量可，色黄。查体：舌红，苔薄黄，脉浮数。双下肢皮肤紫癜密集，对称分布，压之不退色，咽红，扁桃体Ⅰ度肿大，心肺无异常，腹平软，轻度压痛，无反跳痛，肝脾肋下未触及，双肾无压痛、叩击痛，神经系统检查无异常。检查检验：尿常规：蛋白（−），潜血（＋＋），红细胞（＋）/HP。西医诊断：①过敏性紫癜；②紫癜性肾炎（单纯血尿型）。中医诊断：紫癜，证属风热伤络。治当疏风清热，凉血活血。选方丁氏疏风消癜汤合宁血消癜汤加减：生地黄15g，牡丹皮10g，紫草10g，水牛角粉15g，金银花10g，连翘10g，板蓝根10g，牛蒡子10g，地肤子12g，白鲜皮10g，当归10g，白茅根15g，炙甘草6g。7剂，日1剂，水煎，分2次服。嘱忌鱼虾、肉蛋奶类饮食。

二诊：2010年3月21日。患儿病情较稳定，无新出紫癜，大部分紫癜消退，余色暗红，皮肤瘙痒消失，纳眠可，大便偏干。尿常规：潜血（＋），红细胞4～8个/HP。患儿未再有紫癜反复，皮肤瘙痒消失，故上方去地肤子、白鲜皮，因仍有少量血尿，故在原方基础上加三七粉、白及以清热止血，患儿大便偏干加炒槟榔以行气通便。方药：生地黄15g，牡丹皮10g，紫草10g，水牛角粉15g，金银花10g，连翘10g，板蓝根 10g，牛蒡子 10g，白及 10g，炒槟榔 6g，当归 10g，白茅根 15g，三七粉 3g（冲服），炙甘草 6g。7 剂，日 1 剂，水煎，分 2 次服。

三诊：2010 年 3 月 28 日。患儿紫癜消退，持续无新出，纳佳，大小便正常。尿常规正常，血尿已消失，故上方去三七粉、白及，继服 7 剂，巩固疗效。随访 2 周未见复发，复查尿常规正常。

按：紫癜性肾炎属中医"尿血""尿浊"的范畴。吾认为发病早期，多有外感诱因，以风热为主，辨证以实证为主，虚证较少，正如明·陈实功《外科正宗》云："葡萄疫，其患多生小儿，感受四时不正之气，郁于皮肤不散，结成大小青紫斑点，色若葡萄，发在遍体头面。"如病例中所示，患儿有 1 周前感冒病史，查体可见咽红，扁桃体肿大，紫癜色鲜红，伴瘙痒感，辨证属风热伤络证。依据本证外感邪热伤于血络的特点，治以疏风清热，因瘀血始终贯穿本病始终，故配合凉血活瘀之法。方中生地黄、牡丹皮、紫草凉血活血，当归活血化瘀，因患儿有表证体征，故予以板蓝根、牛蒡子、金银花、连翘以疏风清热利咽。尿常规检查以血尿为主，故方中使用白及、白茅根及三七粉以凉血活血。上方药证相符，机圆法活，故可收桴鼓之效。

（杨濛、宋纯东）

十、紫癜血热妄行（紫癜性肾炎）案

蒋某，女，12 岁，学生，河南洛阳人。以"反复皮肤紫癜 20 天，尿检异常 14 天"为主诉。尿常规检查：尿蛋白（+），潜血（++），红细胞（+）/HP。

西医诊断：紫癜性肾炎（血尿加蛋白尿型）。中医诊断：尿血，证属血热妄行。经治疗后诸症皆消。本病证多由感受外邪，入里化热，热入血分，迫血妄行，积于皮下而成紫癜，下伤肾与膀胱脉络则尿血。故本案以丁氏宁血消癜汤合五藤通络饮加减以达清热解毒、凉血化瘀之效。

患儿以"反复皮肤紫癜20天，尿检异常14天"为主诉，病程20天，起病时双下肢可见大量暗红色皮肤紫癜，伴腹痛、呕吐、便血，1周后查尿常规：尿蛋白（+），潜血（++），红细胞（+）/HP。经治疗后皮肤紫癜好转，尿检异常未缓解，为求系统治疗，遂来就诊。

初诊：2009年5月22日。症见双下肢散在暗红色皮肤紫癜，压之不退色，部分溃烂结痂，无腹痛及关节疼痛等不适，纳欠佳，大便偏干，小便正常。察其舌红，苔黄厚，诊其脉滑数。实验室检查：尿常规：尿蛋白（+），潜血（++），红细胞（+）/HP。西医诊断：紫癜性肾炎（血尿加蛋白尿型）。中医诊断：尿血，四诊合参，证属血热妄行。治当清热解毒，凉血化瘀。方选宁血消癜汤合五藤通络饮加减：生地黄15g，牡丹皮10g，水牛角粉15g，当归10g，川芎10g，忍冬藤12g，海风藤10g，石韦10g，茜草15g，旱莲草15g，女贞子10g，炒麦芽10g，甘草6g。10剂，日1剂，水煎，分2次服。加用雷公藤多苷片[1.5mg/（kg·d）]口服。嘱忌鱼虾、肉蛋奶类饮食。

二诊：2009年6月2日。患儿病情稳定，未出现新出皮肤紫癜，原紫癜消退，纳可，大便调。尿常规示尿蛋白（±），潜血（+），红细胞2～7个/HP。患儿未再出现紫癜，故上方去水牛角粉，尿常规检查较前亦有好转，但仍有少量蛋白尿和红细胞，故加三七粉活血化瘀，金钱草清热利湿。方药：生地黄 15g，牡丹皮 10g，当归 10g，川芎 10g，鸡血藤 15g，忍冬藤 15g，石韦 10g，三七粉 3g（冲服），茜草 15g，旱莲草 15g，女贞子 10g，金钱草 10g，炒麦芽 10g，甘草 6g。14 剂，水煎服，日 1 剂，分 2 次服。

三诊：2009 年 6 月 16 日。患儿病情稳定，无新出皮肤紫癜，尿常规：尿蛋白（-），潜血（+），红细胞 1～6 个/HP。尿检明显好转，继服上方 30 剂；雷公藤多苷片减量至 1.0mg/（kg·d），继服 2 个月停服。

按：本病多由外感风热时邪由表及里或饮食内生蕴热，热入血分、迫血妄行而发为血热妄行之证。本证属实热证，治疗以清热解毒、活血化瘀为则。如清·李用粹在《证治汇补》中言："热极沸腾为发斑。""热则伤血，血热不散，里实表虚，出于皮肤而为斑。"病例中患儿起病时紫癜密集分布，色深红，且病程尚短，查体咽红，舌红苔黄厚，脉滑数，均属血热妄行之证。因患儿就诊前紫癜反复出现，吾认为此为热邪炽盛，血热相搏，故需加大清热凉血力度，方选生地黄、牡丹皮、水牛角粉等以清热凉血，紫癜迁延时吾善用藤类植物药如鸡血藤、忍冬藤之品，取鸡血藤养血活血，舒筋活络，忍冬藤清热解毒、疏风通络之效。因热久伤阴，故方中以二至丸养阴清热，且配合雷公藤多苷抑制免疫反应。此方辨证准确，标本兼顾，对症下药，故效果显著，后皮肤紫癜再无反复，尿检渐恢复正常。

（杨漾、宋纯东）

十一、紫癜阴虚火旺（紫癜性肾炎）案

吴某，男，13 岁，学生，河南开封人。以"反复紫癜伴尿检异常 2 个月"为主诉。舌质暗红，苔

薄黄，脉细数。尿常规检查：尿蛋白（＋）、潜血（＋＋＋），红细胞（＋＋）/HP。西医诊断：紫癜性肾炎（血尿加蛋白尿型）。中医诊断：尿血，证属阴虚火旺。方选知柏地黄汤治疗后诸症皆消。本病证多由外感邪热，热久伤阴，阴血耗损，虚火内生，血随火动，以致离经妄行，形成紫癜，反复发作，虚火灼伤下焦血络则发为尿血，并可使尿血迁延不止。故本案以知柏地黄汤加减以达其效。

患儿以"反复紫癜伴尿检异常2个月"为主诉。病程2个月，病初以双下肢皮肤紫癜为主，腹痛明显，起病1周后查尿常规：尿蛋白（＋），潜血（＋＋＋），红细胞（＋＋）/HP；24小时尿蛋白定量0.54g；肝肾功能、血脂等均正常。肾活检病理诊断：HSPN（Ⅱa）。经当地医院抗感染，口服维生素C片、芦丁片、中药等对症治疗，紫癜仍间断新出，尿检持续异常，遂来就诊。

初诊：2010年2月10日。症见双下肢少量皮肤紫癜，色暗红，手足心热，汗出较多，大便偏干。查体：双下肢可见少量暗红色皮肤紫癜，对称分布，压之不退色，咽部暗红，扁桃体Ⅰ度肿大，心肺（－），肝脾无肿大，四肢关节无畸形，余无异常。察其舌质暗红，苔薄黄，诊其脉细数。相关检查：尿常规：尿蛋白（＋），潜血（＋＋＋），红细胞（＋＋）/HP。24小时尿蛋白定量0.54g。西医诊断：紫癜性肾炎（血尿加蛋白尿型）。中医诊断：尿血，四诊合参，证属阴虚火旺。治当滋阴清热，活血化瘀。方选知柏地黄汤加减：生地黄10g，牡丹皮10g，知母10g，黄柏6g，当归10g，丹参15g，女贞子10g，旱莲草15g，生蒲黄10g，益母草10g，三七粉3g（冲服），五味子6g，甘草6g。14剂，日1剂，水煎，分2次服，并加用雷公藤多苷[1.5mg/（kg·d）]口服。嘱其多饮水，忌辛辣、避风寒、慎起居。

二诊：2010 年 2 月 24 日。皮肤紫癜消失，尿常规检查示尿蛋白（-），红细胞（+）/HP。继服上药 14 剂。

三诊：2010 年 3 月 7 日。紫癜持续无新出，尿常规检查示尿蛋白（-），潜血（±），红细胞 1～4 个/HP。中药上方巩固治疗 1 月，雷公藤多苷片减量至 1.0mg/（kg·d）。尿常规检查基本正常。

按：小儿形气未充，阴常不足，阳常有余，久病热病使阴津耗伤，以致阴虚火旺，虚火灼伤脉络，故可见尿血、紫斑等。正如日·丹波元简《杂病广要·诸血病》云："盖动者多由于火，火盛则逼血妄行"。《灵枢·百病始生》云："阳络伤则血外溢，血外溢则衄血；阴络伤则血内溢，血内溢则后血。"吾认为本病病变后期因病情迁延难愈，或反复发作，常表现为皮肤紫癜消退后，留有肾脏损伤，临床可出现持续或反复血尿、蛋白尿，加之患儿均有不同时间的使用激素病史，故以阴虚火旺型多见，且常兼瘀血、外邪，属本虚标实。治疗上应以滋阴清热为主，兼以活血化瘀。本病例病程 2 个月，紫癜散发色暗，持续尿检异常，平素手足心热，多汗，舌质暗红，属正虚阶段之阴虚火旺夹瘀型，故治疗选用知柏地黄汤为基础方，配合女贞子、旱莲草以养阴清热；生蒲黄、三七粉、当归、丹参、益母草以活血安络。辨证准确，有的放矢，虽用药精简，但速能奏效，难症得除。

（杨濛、宋纯东）

十二、紫癜气阴两虚（紫癜性肾炎）案

吕某，男，9 岁，学生，河南许昌人。代主诉为

"皮肤紫癜伴尿检异常1月余"。舌质暗红，苔少，脉细数。尿常规检查：尿蛋白（+），潜血（+），红细胞（+）/HP。西医诊断：紫癜性肾炎（血尿加蛋白尿型）。中医诊断：尿血，证属气阴两虚。方选玉屏风散合六味地黄汤，治疗后症状缓解。本病证多因患儿素体精血亏虚，或紫癜屡作不止，迁延难愈，脏腑虚损，气阴耗伤，滋生内热，虚火灼络，则发紫癜，膀胱血络受损可见尿血。故本案以玉屏风散合六味地黄汤加减以达其效。

患儿以"皮肤紫癜伴尿检异常1月余"为代主诉就诊。病程1个月，病初以双下肢皮肤紫癜为主，伴见关节肿痛，起病10天后查尿常规：尿蛋白（+），潜血（+），红细胞（+）/HP。经当地医院治疗后紫癜仍间断新出，尿检持续异常，遂来就诊。

初诊：2009年5月6日。患儿双下肢可见少量皮肤紫癜，色暗红，鼻塞，流清涕，神疲，纳差，盗汗，便溏，平日易感冒。查体：双下肢有少量散在分布的皮肤紫癜，对称分布，色暗红，压之不退色，咽暗红，扁桃体Ⅰ度肿大，心肺（-），肝脾无肿大，四肢关节无畸形，余无异常。察其舌质暗红，苔少，诊其脉细数。实验室检查：尿常规：尿蛋白（+），潜血（+++），红细胞（+++）/HP。24小时尿蛋白定量0.78g。西医诊断：紫癜性肾炎（血尿加蛋白尿型）。中医诊断：尿血，四诊合参，证属气阴两虚。治当益气养阴，活血化瘀。方选玉屏风散合六味地黄汤加减：生黄芪30g，防风6g，白术10g，生地黄10g，牡丹皮10g，山茱萸10g，云苓15g，当归10g，鸡血藤12g，旱莲草15g，炒蒲黄15g，鸡内金6g，砂仁6g，甘草6g。14剂，日1剂，水煎，分2次服。辅以雷公藤多苷

[1.5mg/（kg·d）]口服，贝那普利（10mg/d）口服保护肾脏。嘱其多饮水，忌辛辣、避风寒、慎起居。

二诊：2009 年 5 月 20 日。患儿病情稳定，无新出紫癜，面色少华，神疲乏力，纳差，腹痛便溏，脉细弱。尿常规检查：尿蛋白（-），潜血（+），红细胞（++）/HP。24 小时尿蛋白定量 0.37g。患儿一派气虚之象，应以益气健脾为主，辅以活血化瘀之品，方选归脾汤酌情加减。处方：生黄芪 30g，党参 10g，炒白术 10g，云苓 15g，当归 15g，茜草 15g，旱莲草 15g，女贞子 10g，广木香 6g，藿香 10g，炒麦芽 10g，地锦草 10g，白及 10g，甘草 6g。14 剂，日 1 剂，水煎，分 2 次服。

三诊：2009 年 6 月 4 日。患儿一般情况良好，无皮肤紫癜反复，面色红润，未诉乏力困倦，纳可，仍盗汗，大便基本正常。尿常规检查：尿蛋白（-），潜血（±），红细胞 3～6 个/HP。24 小时尿蛋白定量 0.16g。服上药后患儿气虚症状明显减轻，辨证准确，效不更方，上方微调即可，去行气祛湿之木香、藿香，加益气健脾之薏苡仁，增滋阴降火敛汗之黄柏、浮小麦。连续观察半年，患儿病情稳定，复查尿常规基本正常。

按： 紫癜后期正气虚损，脏腑功能虚衰，尤以脾肾两脏为主，表现为尿检持续异常，迁延难愈，少气乏力，汗多，手足心热，大便多稀，舌红、质嫩，脉沉细数等症。吾认为本病例患儿神疲乏力，纳差便溏，盗汗等，属气阴两虚证，故治疗时以益气养阴为法，尤以健脾益气为主，投以黄芪、党参、白术、云苓、旱莲草、女贞子等气阴双补，扶助正气，以抗病邪，同时予以茜草、当归以活血化瘀。灵活把握病机变化，及时调整治疗原则，始终贯穿活血化瘀疗法，经络得通，气血畅行，方能收桴鼓之效。

（杨濛、宋纯东）

十三、尿血气阴两虚（IgA肾病）案

关某，男，9岁，学生，河南漯河人。以"反复浮肿伴尿检异常4月余"为代主诉就诊。舌暗红，少苔，脉细弱。尿常规检查：尿蛋白（－），潜血（＋＋＋），红细胞（＋）/HP。肾活检提示IgA肾病（轻度系膜增生）。西医诊断：IgA肾病。中医诊断：尿血，证属气阴两虚型。投以自拟肾病序贯Ⅱ号方治疗后症状缓解。本病证多见病程长久，反复应用激素后，久病伤阴，阴损及阳，伤及下焦脉络而出现血尿、蛋白尿。故本案以自拟肾病序贯Ⅱ号方以达其效。

患儿以"反复浮肿伴尿检异常4月余"为代主诉就诊。病程4月余，病初以眼睑及双下肢浮肿为主，查尿常规：尿蛋白（＋），潜血（＋＋＋），红细胞（＋）/HP，后入住我院行肾活检提示IgA肾病（轻度系膜增生），予以泼尼松片[2mg/（kg·d）]及雷公藤多苷片[1.5mg/（kg·d）]口服（西药方案副作用明显），病情渐稳定，遂来就诊。

初诊：2002年3月26日。症见患儿柯兴征阳性，多汗，纳差，乏力。查体：咽暗红，扁桃体Ⅰ度肿大，心肺（－），肝脾无肿大，双下肢无水肿，神经系统检查未见异常。察其舌质暗红，苔少，脉细弱。尿常规检查：尿蛋白（－），潜血（＋＋＋），红细胞（＋）/HP。西医诊断：IgA肾病（轻度系膜增生）。中医诊断：尿血，四诊合参，证属气阴两虚兼血瘀。治以益气养阴，活血化瘀。方选自拟肾病序贯Ⅱ号方加减：生黄芪30g，太子参15g，山药15g，桑寄生15g，当归10g，生地黄10g，山茱萸10g，丹参15g，紫草10g，云苓15g，牡丹皮

10g，旱莲草 15g，红花 6g，砂仁 3g（包煎），甘草 6g。7 剂，日 1 剂，水煎，分 2 次服。泼尼松片、雷公藤多苷片按原量继用。嘱其多饮水、忌辛辣、避风寒、慎起居。

二诊：2002 年 4 月 2 日。患儿服药后，无感冒等不适，大便调，期间自测尿蛋白（±）。查体：咽红，无咽痛，心肺（-），肝脾无肿大，舌暗红，苔薄白，脉细。尿常规：尿蛋白（-），潜血（+++），红细胞 3～4 个/HP。处方：生黄芪 30g，太子参 10g，菟丝子 10g，桑寄生 10g，当归 10g，田大云 6g，丹参 15g，茜草 10g，益母草 15g，三七粉 3g（冲服），旱莲草 15g，甘草 6g。14 剂，日 1 剂，水煎，分 2 次服。泼尼松片改为隔日顿服，2 周减 5mg，雷公藤多苷片原量继服。

三诊：2002 年 4 月 16 日。患儿复诊时诉 1 周前感冒，在当地诊所治疗，服用药物不详，现感冒症状消失，无明显不适，纳差。查体：咽稍红，舌红，苔黄厚，脉细数。尿常规：尿蛋白（-），潜血（++），红细胞（++）/HP。处方：生黄芪 30g，生地黄 10g，桑寄生 10g，女贞子 10g，旱莲草 15g，当归 10g，牡丹皮 10g，丹参 15g，川芎 10g，滑石 15g，焦三仙各 10g，陈皮 6g，甘草 6g。14 剂，日 1 剂，水煎，分 2 次服。泼尼松片继续 2 周减 5mg，雷公藤多苷减半量服用。

四诊：2002 年 4 月 30 日。患儿病情稳定，无不适。查体：舌红，苔薄白，脉数。尿常规检查：尿蛋白（-），潜血（++），红细胞（++）/HP。处方：生黄芪 30g，生地黄 10g，桑寄生 10g，女贞子 15g，旱莲草 15g，当归 10g，牡丹皮 10g，地锦草 15g，鸡内金 10g，三七粉 3g，甘草 6g。14 剂，日 1 剂，水煎，分 2 次服。泼尼松片按原方案减量继用，雷公藤多苷片继以半量服用。

五诊：2002 年 5 月 14 日。患儿近期无感冒等不适，汗多，大便调。舌红，苔薄，脉数。复查尿常规：尿蛋白（-），潜血（±），红细胞 3～4 个/HP。处方：上方加五味子 6g，煅牡蛎

15g 以固涩止汗。10 剂，日 1 剂，水煎，分 2 次服。泼尼松片渐减停，雷公藤多苷片 2 周减 10mg 至停用。

六诊：2002 年 5 月 26 日。患儿无特殊不适，纳眠可，大便调。舌红，苔薄，脉数。尿常规阴性。处方：上方继服 1 月。随访 1 年无复发。

按：患儿病程较长，浮肿，血尿反复发作，纳差，乏力，舌暗红，少苔，脉细。结合患儿病史，病程较长，日久不愈，阴损及阳，久病入络，如清·王清任《医林改错》云"久病入络为瘀血"。同时患儿服用激素，柯兴征阳性，激素属温阳燥烈之品，损伤阴液，辨证为气阴两虚兼血瘀，治宜益气养阴，活血化瘀，常用生黄芪、太子参、生地黄、山药、菟丝子、桑寄生、田大云、茯苓以益气养阴、补脾益肾。又据清·唐容川《血证论》谓："故凡血证总以祛瘀为要。"故予当归、牡丹皮、益母草、丹参、红花、川芎、三七粉以化瘀止血，共奏补而不留瘀，活血而不伤正之效，故能速获佳效。患儿病程日久，阴液耗伤，予旱莲草、茜草等以清虚热凉血止血。上方药证相符，机圆法活，共奏奇效。

（杨潆、宋纯东）

十四、尿血阴虚火旺（IgA 肾病）案

任某，男，14 岁，学生，河南南阳人。以"反复血尿蛋白尿 4 年余"为主诉就诊。舌淡红，苔薄黄，微干，脉细数。尿常规检查：尿蛋白（++），潜血（++++），红细胞（+++）/HP。西医诊断：IgA 肾病。中医诊断：尿血，证属阴虚火旺型。经滋阴降火，凉血止血治疗后尿检基本正常。本病证多因热病

后耗伤津液，损及肾阳，失血日久，伤及肾阴，水火不济，相火妄动，灼伤脉络所致。故本案以六味地黄丸加减以达其效。

患儿以"反复血尿、蛋白尿4年余"就诊。病初因感冒后出现肉眼血尿，无浮肿，血压正常，不伴尿频、尿急、尿痛等症状，无皮肤紫癜，腹痛及关节痛，无腰酸腰痛等不适，予以抗感染对症治疗后症状消失，后因感冒等原因反复，既往曾于我院行肾活检提示IgA肾病（轻度系膜增生），今遂来就诊。

初诊：2000年12月27日。症见患儿无浮肿，无肉眼血尿，多汗、纳眠可，大便正常，小便量可，色黄。查体：咽暗红，扁桃体Ⅰ度肿大，心肺（-），肝脾无肿大，双下肢无水肿。察其舌红少津，苔薄黄，脉细数。相关检查：尿常规：尿蛋白（++），潜血（++++），红细胞（+++）/HP。西医诊断：IgA肾病（轻度系膜增生）。中医诊断：尿血，证属阴虚火旺型。治以滋阴降火，凉血止血。方选六味地黄汤加减：生地黄15g，牡丹皮10g，山茱萸10g，云苓10g，泽泻10g，柴胡10g，鱼腥草15g，山豆根9g，旱莲草15g，茜草10g，地锦草15g，甘草6g。24剂，日1剂，水煎，分2次服。同时加用雷公藤多苷[1.5mg/（kg·d）]口服。

二诊：2001年1月20日。患儿无浮肿，偶感腰痛，口干欲饮，大便正常，小便量可，舌红，苔薄黄，微干，脉细数。复查尿常规：尿蛋白（-），潜血（+），红细胞3～5个/HP。处方：生地黄15g，牡丹皮10g，山茱萸10g，云苓10g，泽泻10g，紫草10g，鱼腥草15g，冬凌草15g，旱莲草15g，桔梗10g，半夏6g，甘草6g。14剂，日1剂，水煎，分2次服。雷公藤多苷片原量继用。

三诊：2001年2月3日。患儿无浮肿及肉眼血尿，胸背部布满痤疮，咽暗红，咽部时痛，大便正常，小便量可，舌红，苔黄，脉细数。查尿常规：尿蛋白（+），潜血（±），红细胞（−）/HP。处方：生地黄15g，山药15g，牡丹皮10g，山茱萸10g，云苓10g，泽泻10g，益母草15g，当归10g，金银花10g，蒲公英10g，白术10g，甘草6g。14剂，日1剂，水煎，分2次服。雷公藤多苷片减半量服用。

四诊：2001年2月17日。患儿近期病情稳定，晨起乏力，未述其他特殊不适，大便调，纳眠可，偶咳，咽稍红，舌红，苔薄黄，脉细数。复查尿常规未见异常。处方：上方加鱼腥草、法半夏以化痰止咳。14剂，日1剂，水煎，分2次服。雷公藤多苷片渐减停，随访半年，患儿情况良好。

按："尿血"属中医血证范畴，以血液不循常道，溢于体外为特点。外感、内伤的多种病因均可引起。其基本病机可归纳为火热熏灼及气不摄血两大类。在火热之中有实火、虚火之分；在气虚之中有气虚、气损之别。治疗实火当清热泻火，虚火当滋阴降火；气虚当补气益气。各证均应酌情选用凉血止血、收敛止血及活血化瘀的中药。本案属肾阴亏虚，虚火灼伤血络，血溢脉外而出现血尿。根据"久病宜通的原则"，吾予生地黄、山药、牡丹皮、山茱萸、云苓、泽泻滋补肾阴以降虚火，"壮水之主以制阳光"；予当归、茜草、旱莲草、紫草以化瘀止血。共奏补而不留瘀、活血而不伤正之效，辨证准确，效如桴鼓。

（杨潆、宋纯东）

十五、水肿气阴两虚（狼疮性肾炎）案

林某，女，14岁，学生，河南平顶山人。以"面部红斑、浮肿伴尿检异常17个月"为主诉就诊。舌

质暗红，苔黄，脉细弱。尿常规检查：尿蛋白（++），潜血（+），红细胞（++++）/HP。西医诊断：狼疮性肾炎。中医诊断：水肿，证属气阴两虚兼血瘀。经益气养阴、活血化瘀治疗后病情明显好转。本病证多由病程长久，脏腑虚损，久虚不复，气血津液生化乏源所致。以自拟肾病序贯Ⅱ号方加减以达其效。

患儿以"面部红斑、浮肿伴尿检异常17个月"为主诉就诊。病程1年5月余。病初出现颜面部红斑及浮肿，当地医院查抗核抗体、dsDNA均为阳性。尿常规检查：尿蛋白（++），潜血（+），红细胞（+）/HP。诊断考虑狼疮性肾炎，予以泼尼松片口服[2mg/（kg·d）]，病情未完全缓解，时轻时重，今遂来就诊。

初诊：2007年4月6日。症见患儿乏力，关节酸痛，手足心热，汗出较多，大便偏干。查体：舌质暗红，苔黄，脉细弱。双眼睑轻度浮肿，咽暗红，扁桃体Ⅰ度肿大，心肺（-），肝脾无肿大，双下肢无水肿。辅助检查：尿常规检查：尿蛋白（++），潜血（+），红细胞（++++）/HP。西医诊断：狼疮性肾炎。中医诊断：水肿，证属气阴两虚兼血瘀型。治以益气养阴，活血化瘀。方选自拟肾病序贯Ⅱ号方加减：生黄芪30g，太子参10g，桑寄生10g，菟丝子10g，生地黄10g，知母10g，黄柏10g，丹参15g，当归10g，旱莲草15g，女贞子10g，三七粉3g（冲服），甘草6g。15剂，日1剂，水煎，分2次服。泼尼松片改为晨起顿服，并加用雷公藤多苷片[1.5mg/（kg·d）]口服。嘱避光，忌辛辣刺激饮食。

二诊：2007年4月21日。患儿诸症稍减，但增腰酸痛，舌质暗红，苔白，脉细弱。复查尿常规：尿蛋白（+），潜血（+），红细胞5～8个/HP。吾认为此乃刚烈燥热之激素损伤肾阳所致，故上方加巴戟天10g以加强补肾之功。15剂，日1

剂，水煎，分2次服。泼尼松片减量为隔日晨起顿服，雷公藤多苷片[1.5mg/（kg·d）]继服。

三诊：2007年5月7日。患儿上述症状基本消失，仍留有面部红斑，舌红苔少，脉细数。复查尿常规：尿蛋白（-），潜血（+），红细胞3～6个/HP。仍予上方继服。泼尼松片4周减5mg至停用，雷公藤多苷片减为1mg/（kg·d）继服，随访半年，狼疮未再活动，尿蛋白持续阴性，潜血（+），病情稳定。

按：狼疮性肾炎的形成关乎内、外因，内因多为先天不足，后天失养，损伤五脏精气，或七情内伤，阴阳失调；外因多为复感邪毒，或服食毒热之品，致气血阻滞，运行不畅，邪毒久稽经络血脉所致。总之，"热、虚、瘀"为本病基本病机。本病例为水肿气阴两虚证（激素减量期）。吾认为，此期随着激素量的变化，阳刚燥热之品减少，激素的副作用逐渐减少，而"壮火食气"的副作用表现出来，火易耗气伤阴，可导致气阴两虚证。故此阶段治疗当温肾固阳为主，兼气阴双补。故方中生黄芪、太子参、菟丝子、桑寄生、巴戟天温补脾肾阳气。生地黄、知母、黄柏、女贞子、旱莲草以滋阴清热，当归、丹参、三七粉活血化瘀，体现了"血瘀贯穿肾病病机始终"的学术理念。甘草调和诸药。本方配伍精当，谨守病机，调整阴阳，故获良效。

（杨漾、宋纯东）

十六、尿血风热犯肺（IgA肾病）案

李某，男，15岁，学生，河南新乡人。主诉为"发作性肉眼血尿伴持续镜下血尿10天"。患者感冒后出现肉眼血尿，伴有腰部疼痛感、头痛、咽痛。外

院经抗生素治疗后蛋白尿症状消失，但持续镜下血尿，镜检红细胞维持在（++ ~ +++）/HP。肾脏病理结果示：IgA肾病（系膜增生型）。中医诊断为：尿血，证属风热犯肺，损伤血络。本病证为风邪上犯肺卫，下犯膀胱血络，以疏风清热、活血化瘀为法，效如桴鼓。

患者系初三学生，体育锻炼后不慎感冒发热，次日出现肉眼血尿，伴有腰痛、头痛、咽痛。在外院经抗生素治疗后蛋白尿症状消失，但肉眼血尿症状无明显消失，镜检红细胞维持在（++ ~ +++）/HP，遂行肾组织活检，结果示IgA肾病（系膜增生型）。为进一步治疗肉眼血尿，遂来就诊。

初诊：患儿时发咽痛、腰痛，肉眼血尿。查体：舌质红，苔薄黄，脉滑数。咽腔充血，扁桃体Ⅱ度大。尿常规检查：蛋白（-），潜血（+++），镜检红细胞（+++）/HP。西医诊断：IgA肾病（系膜增生型）。中医诊断为：尿血，证属风热犯肺，损伤血络。治以疏风清热，活血化瘀。处方：银翘散合小蓟饮子加减。生地黄15g，玄参10g，丹皮10g，黄芩10g，金银花10g，连翘10g，白茅根15g，小蓟10g，侧柏叶10，板蓝根20g，三七粉3g(冲服)，生甘草6g。5剂，日1剂，水煎，分2次服。

二诊：服药后咽痛及腰痛明显减轻，大便偏稀，日3次，小便色深黄。舌尖仍红赤，脉滑，扁桃体Ⅰ度大。尿常规检查：潜血（++），红细胞（+++）/HP，上方减金银花，连翘。加薏苡仁30g，车前草10g。5剂，日1剂，水煎，分2次服。

三诊：服药后咽痛、腰痛、肉眼血尿症状消失。舌质红，舌苔少，脉细数。尿常规检查：潜血（-），镜检红细胞0个/HP。上方减侧柏叶、板蓝根，加墨旱莲15g，女贞子10g。5剂后复查尿常规未见异常，患儿坚持门诊复查半年，未有肉眼血尿出现。

按: IgA 肾病是一类临床上多见有反复发作的肉眼血尿或持续的镜下血尿，病理检查是以肾小球系膜细胞和(或)系膜基质增生，伴系膜区 IgA 免疫复合物颗粒状沉积为特征的肾小球疾病。因其多以尿血为临床表现，故可概括在中医学尿血症之中。《金匮要略·五脏风寒积聚病》最早提出尿血二字，"热在下焦者，则尿血，亦令淋秘不通"，概括指出其病因以热为多，发病部位在下焦。本病的病因是外感风热之邪，内伤膀胱血络。咽喉为肺胃之门户，是呼吸食物之道路，亦是外邪入侵之通道，即所谓"温邪上受，首先犯肺""足少阴之脉，循喉咙，挟舌本"，热毒之邪由外而入，从喉咙循经而入于肾，损伤肾络而尿血；热邪最易伤阴，阴亏而见有五心烦热，肾阴亏虚，咽喉失养，亦可加重咽痛，使其迁延发展为慢性。肾络损伤加之湿热下注，精微不固可发为尿蛋白，但总体上本证以尿血为主。吾认为 IgA 肾病多病势缠绵，病程较长，经久不愈，这就造成了较为复杂的病机。疾病的早期多以热毒侵袭，损伤肾络，表现以血尿伴蛋白尿为主，热邪最易耗伤阴液，遣方用药以清热凉血活血化瘀为法，生地黄、玄参、丹皮、黄芩清热凉血；金银花、连翘、板蓝根疏风清热解毒；白茅根、小蓟、侧柏叶、三七粉、生甘草利尿通淋下焦，活血化瘀。后期加用墨旱莲、女贞子，滋阴补肝肾为法。吾经验为本病的治疗以活血化瘀为中心，正如唐容川所言"离经之血，虽清血鲜血，亦是瘀血"，早期以活血化瘀兼疏风清热，后期以活血化瘀兼滋阴补肾。

（白明晖、宋纯东）

十七、尿频脾肾气虚（神经性尿频）案

孙某，男，8 岁，学生，河南开封人。以"小便

频数 1 月余"为代主诉就诊。察其舌淡，苔白，脉细无力。尿常规检查未见异常。西医诊断：尿频综合征（神经性尿频）。中医诊断：尿频。证属脾肾气虚。经温补脾肾，升提固摄对症治疗后恢复正常。本病证多因久病体虚，肾气不固，水液升清失司，脾气不足，运化功能失常引起。故本案以缩泉丸加减以达其效。

孙某，男，8 岁，以"小便频数 1 月余"为代主诉，1 个月前发病，小便白日数次，不伴红肿热痛，眠后消失，为求诊疗，遂来我院。

初诊：2012 年 8 月 10 日。症见小便频数，淋沥不尽，白天及入睡前明显，1 天排尿 20 余次，分散注意力及睡眠后尿频消失，无尿急、尿痛，稍乏力，纳欠佳，畏寒怕冷，24 小时总尿量正常。舌淡红，苔白，脉细无力。尿常规检查：正常。西医诊断：尿频综合征（神经性尿频）。中医诊断：尿频，证属脾肾气虚。治以温补脾肾，升提固摄。予缩泉丸加味：山药 10g，益智仁 10g，白术 10g，薏苡仁 10g，淫羊藿 10g，乌药 6g，桑螵蛸 10g，甘草 6g。14 剂，日 1 剂，水煎分 2 次服。并予以心理疏导。

二诊：2012 年 8 月 25 日，患儿服药两周后小便次数明显减少，日行 10 次左右，原方继服，半个月后小便次数恢复正常，随访至今无异常。

按： 尿频是一种以小便频数为特征的小儿常见泌尿系疾病。儿科以尿路感染和白天尿频综合征最为常见。尿频的外因责之湿热，内因责之脾肾亏虚，病位在肾与膀胱。本例患儿表现为小便频数，无尿痛，稍乏力，纳不佳，畏寒肢冷，舌淡红，苔白，脉细无力，四诊合参，辨证为"脾肾气虚"，此乃虚证，治宜温补脾肾。肾主藏而司二便，肾气虚则下元不固，气化不利，开阖失司；脾主运化而制水，脾气虚则中气下陷，运化失常，水失制约。故无论肾虚、脾虚，均可使膀胱失约，排尿异常，而致尿频之证。予缩泉丸加味：以乌药温肾助膀胱气化，止小便频数；益智仁温补脾肾，涩精缩尿；山药健脾补肾，肾气足则寒邪去，膀胱功能复常，尿频遗尿可治。配伍淫羊藿、桑螵蛸温肾壮阳，祛风除湿，固精缩尿；白术、薏苡仁健脾益气、渗湿；甘草调和诸药。众药加味，以加强温补脾肾、升提固摄之功。本病急慢性期均可配合针灸治疗，急性期取委中、阴陵泉、束骨等，慢性期取委中、阴谷、复溜、照海等穴以达其效。另外，在临床诊治尿频患儿时需及时发现和处理男孩包茎、女孩处女膜伞、蛲虫感染等。交代患儿注意个人卫生，不穿开裆裤，每次大便后及夜间入睡前清洗外阴。

（杨溁、张霞）

十八、遗尿肾气不足案（习惯性遗尿）

叶某，女，6 岁，学龄前儿童，河南郑州人。以"遗尿 3 月余"为代主诉。望其舌质淡红，苔白，脉沉无力。相关检查未见异常。西医诊断：遗尿。中医诊断：遗尿病，证属肾气不足型。予五子衍宗丸加减后症状消失。本病证为肾气虚弱，命火不足，下元虚寒，不能约束水道，故遗尿频发，本案以五子衍宗丸温补肾阳，固涩止遗，效果卓然。

患儿以"遗尿 3 月余"为代主诉。3 个月前发病，夜寐深沉，不易叫醒，神疲乏力，形寒肢冷，夜间汗出，小溲清长，经中西医治疗效果不佳，遂来就诊。

初诊：2007年10月9日。症见遗尿频频，轻则每夜1～2次，重则3～4次，神疲乏力，形寒肢冷，夜间汗出，大便正常。察其舌淡红，苔白，脉沉无力。相关检查：血常规、尿常规、尿培养、心电图、肝肾功能及骶椎X线检查均未见异常。西医诊断：遗尿。中医诊断：遗尿病，四诊合参，证属肾气不足型。治以温补肾阳，固涩止遗。方选五子衍宗丸加减：菟丝子12g，五味子10g，覆盆子10g，桑螵蛸12g，枸杞子12g，益智仁12g，石菖蒲15g，郁金10g，乌药6g，板蓝根15g，金樱子6g，冬凌草10g，甘草6g。7剂，日1剂，水煎，分2次服。嘱家属合理教育引导患儿，养成良好的排尿习惯。

二诊：2007年10月16日。患儿服上药1周后就诊，患儿精神好转，形寒肢冷症状渐退，遗尿次数减少，叫时易醒，有时主动起床小便，咽不红，舌质淡，脉较前有力。上方去冬凌草、板蓝根，加海螵蛸12g，继服7剂。

三诊：2007年10月23日。患儿诸症消退。效不更方，上方7剂，继服。嘱同前，随访数周遗尿未见复发。

按：肾气亏虚，膀胱失约为本病病机所在。肾为先天之本，主水，开窍于二阴，司二便，与膀胱互为表里。膀胱为州都之官，主藏津液，小便乃津液之余，通过肾的气化作用而正常排出体外。小儿先天不足，下元虚冷，不能温养膀胱，膀胱气化功能失调，闭藏失司，不能约束水道而为遗尿。正如《诸病源候论·遗尿候》曰："遗尿者，此由膀胱虚冷，不能约于水故也。"清代薛仁斋亦云："小便者，乃津液之余也。肾主水，膀胱为津液之府，肾与膀胱俱虚，而冷气乘之，不能拘制，其水出不禁。"可见，本病病位虽在膀胱，但以下元亏虚，肾与膀胱不能固摄为发病基础，故强调止遗重在温补下元，固摄膀胱。方选五子衍宗丸合缩泉丸加减，药用菟丝子、五味子、覆盆子、枸杞子、益智仁、乌药、金樱子、桑螵蛸、海螵蛸等。其中菟丝子、益智仁、乌药温肾培元，固涩缩尿；枸杞子滋肾养阴，阴中求阳；覆盆子、五味子、金樱子、桑螵蛸、海螵蛸味酸收涩，滋阴益肾，固摄止遗。诸药合用，共奏温肾固摄之功。此外，此类患儿多伴有夜寐深沉，不易叫醒，加之现代社会物质生活丰富，患儿多素体肥胖，故病机又与痰湿内盛密切相关，痰湿内盛，上蒙清窍，上窍失司，不能治下，而致自遗，故予郁金、石菖蒲涤痰开窍；患儿初诊舌质淡红，咽腔略红，予板蓝根、冬凌草利咽清热，随症加减。上方诸药相配，药证相符，谨扣病机，共成温补肾阳、固涩止遗、豁痰开窍之剂，效果斐然。

（段凤阳、任献青）

十九、淋证气阴两虚（泌尿系感染）案

刘某，女性，9岁，学生，河南开封人。以"尿频、尿急、尿痛2个月"为代主诉就诊。察其舌暗红，苔薄黄微腻，脉弦细数。尿常规检查：尿蛋白（++），白细胞满视野，红细胞5～10个/HP。西医诊断：泌尿系感染。中医诊断：淋证，证属气阴两虚，湿热稽留。本病证多因热盛耗伤津液，气随液脱，真阴亏损所致。以益气养阴、清热利湿为则治疗本病，效果颇佳。

患儿以"尿频、尿急、尿痛2个月"为代主诉就诊。病程2个月，病初曾出现尿频、尿急、尿痛、腰痛等不适，院外诊断为"急性肾炎"，经抗感染治疗症状缓解，后经常反复发作，时轻时重，今遂来就诊。

初诊：2007年8月23日。症见排尿不适，时有尿痛、尿

急发生，乏力，腰痛，手足心热，口干欲饮。察其舌暗红，苔薄黄微腻，脉弦细数。查体无明显异常。相关检查：尿蛋白（++），白细胞满视野，红细胞 5～10 个/HP。西医诊断：泌尿系感染。中医诊断：淋证，证属气阴两虚，湿热下注。治以益气养阴，清热利湿。方药：生黄芪 30g，太子参 30g，生地黄 10g，山茱萸 10g，山药 10g，当归 10g，枸杞子 10g，白花蛇舌草 15g，石韦 10g，白茅根 15g，小蓟 15g，紫草 15g，怀牛膝 10g，桑寄生 10g，黄芩 10g。14 剂，日 1 剂，水煎，分 2 次服。

二诊：2007 年 9 月 7 日。患儿病情较稳定，腰痛及尿急症状基本消失，仍时有乏力，腰酸，口干喜饮，小便次数恢复正常。复查尿常规：尿蛋白（-），白细胞 3～5 个/HP，红细胞 0～2 个/HP。患儿临床症状明显好转，仍有乏力、腰酸不适，尿检基本正常，上方减生地黄、山茱萸、山药、当归、枸杞子、小蓟、紫草。加桑叶 10g，菊花 10g，女贞子 10g，墨旱莲 15g 以增滋阴清热之功。14 剂，日 1 剂，水煎，分 2 次服。

三诊：2007 年 9 月 22 日。患儿乏力及腰酸症状消失，未出现尿频、尿急等不适，纳眠可，小便次数正常。复查尿常规正常。上方继服 7 剂，巩固疗效，合理膳食，忌食辛辣，注意个人卫生。

按：泌尿系感染属于中医学"热淋""血淋""劳淋"范畴，多属"热淋"。急性期热毒与湿邪郁结为主，治法以清热通淋、利水渗湿为则。慢性期为气阴两亏，湿热留恋，治当扶正固本兼清利湿热。治疗方面应在中医辨证论治的基础上，结合尿检及其他实验室检查，做到辨证和辨病相结合。如本病例患儿处于慢性期或恢复期，治疗当以益气养阴、清热利湿为法，经治疗患儿临床症状消失，尿中仍见少量白细胞，则需在补益气阴的同时加入黄芩、菊花、蒲公英、白花蛇舌草以清利余邪，灵活辨证，方可奏效。

（杨濛、张霞）

二十、石淋下焦湿热（泌尿系结石）案

刘某，女，4岁，以"体检发现双肾结石3月余"为代主诉。望其舌红，苔厚略黄，脉弦。B超提示双肾多发小结石。西医诊断：肾结石。中医诊断：石淋，证属下焦湿热。治宜清热利湿，通淋排石。方选石韦散加减。本病为湿热下注，化火灼阴，煎熬尿液结为砂石，瘀积水道所致。本案以石韦散加减，治宜通淋祛湿，利尿排石，气血同治，收效甚佳。

患儿以"体检发现双肾结石3月余"为代主诉就诊。3个月前体检时B超提示双肾多发小结石，最大直径0.5cm×0.6cm，位于左肾肾门处，他处有少量钙化点。患儿未诉不适，未予治疗。3天前出现无故哭闹，排尿时尤甚，遂来就诊。

初诊：2009年12月2日。症见时有哭闹，排尿时明显，偶诉下腹部难受，无尿频、尿急，小便清，大便可，舌质红，苔厚略黄，脉弦。查体无异常；B超同前，血常规正常，尿常规：Pro（-），BLD（++），RBC（+）/HP，WBC0～5个/HP。西医诊断：肾结石。中医诊断：石淋，证属下焦湿热。治宜清热利湿，通淋排石。方选石韦散加减。药用：石韦10g，海金沙10g，金钱草10g，郁金10g，枳壳6g，鸡内金10g，当归10g，丹参10g，川牛膝10g，砂仁6g(包煎)，甘草6g。14剂，日1剂，水煎，分2次服。

二诊：2009年12月16日。症舌脉同前，B超提示：双肾多发小结石，左肾肾门处结石直径0.3cm×0.3cm，两肾各有少量钙化点（3～5个）；尿常规检查：RBC3～5个/HP。继上方14剂，日1剂，水煎，分2次服。

三诊：2009 年 12 月 30 日。B 超提示：双肾未发现结石和钙化点。尿常规红细胞消失。随访 3 个月未见复发。

按： 泌尿系结石属于中医淋证范畴，淋证有六淋之分：热淋、石淋、血淋、气淋、膏淋、劳淋。泌尿系结石与石淋在临床表现大致相同。《诸病源候论·石淋候》曰："石淋者，淋而出石也。肾主水，水结则化为石，故肾客砂石。肾虚为热所乘，热则成淋。其病之状，小便则茎里痛，尿不能卒出，痛引少腹，膀胱里急，沙石从小便道出，甚者塞痛合闷绝。"石淋病位虽在肾与膀胱，但与肝失疏泄密切相关，肝失疏泄，下焦水道失利，湿蓄膀胱，湿郁日久渐化而生热，煎熬尿液结为砂石。现代研究亦证明，疏肝理气药可促进输尿管蠕动，有利于排石。其次，中医认为气血相关，气行则血行，气滞则血凝，反之亦然，故理气必伍活血之品，方可相得益彰，血瘀也与石淋密切相关。吾认为，下焦湿热之石淋，除用石韦、海金沙、金钱草等清热利湿、通淋排石外，更要注意配伍理气和活血之品，方有画龙点睛之妙。清·尤在泾在《金匮翼·诸淋》中强调"开郁行气，破血滋阴"治疗石淋的原则。本案治法宜清里积热，涤其砂石。方中石韦、海金沙、鸡内金、金钱草清热利湿、通淋排石；郁金、砂仁、枳壳疏肝理气，肝气疏，气机畅，则湿热易去，沙石可排；当归、丹参、川牛膝活血化瘀，气血同治；牛膝引石下行。上方药少力专，机圆法活，配伍精妙，故临床可收奇效。

（张建、宋纯东）

二十一、内伤发热气虚（功能性发热）案

李某，女，10 岁，河南郑州人。以"反复发热 1 个月"为主诉。舌淡红，苔白，脉细弱。西医诊断：

功能性发热。中医诊断：内伤发热，证属气虚发热。经补中益气汤加减后热退症消。本病为脏腑功能失调，气虚清阳下陷、阴火上冲、日久伤阴而致反复低热、精神不振、食少纳呆及多汗等，故选用补中益气汤加减以益气健脾，甘温除热，少佐苦寒坚阴而收效。

患儿平素体弱，反复呼吸道感染，1个月前出现发热，体温38.5～39.5℃，经当地医院治疗后转为低热，伴多汗、乏力、纳少，无咳嗽、吐泻、皮疹等，反复口服药物治疗，热不能尽退，遂来就诊。

初诊：2011年5月20日。症见低热，动辄头晕汗出，精神困倦，气短懒言，心烦，大便溏。察其形体偏瘦，面色萎黄，舌淡红，苔白，脉细弱。体温37.8℃，无皮疹，浅表淋巴结未触及肿大，咽不红，扁桃体无肿大，心肺听诊无异常，肝脾肋下未触及，四肢脊柱无畸形，肌张力可，手足欠温。相关检查：血常规检查示白细胞$4.1×10^9$/L，红细胞$4.8×10^{12}$/L，血小板$251×10^9$/L，中性粒细胞0.7，淋巴细胞0.28。体液免疫：免疫球蛋白G5.4g/L，偏低，余项正常。血沉、C反应蛋白、抗"O"正常。肝肾功能正常。西医诊断：功能性发热。中医诊断：内伤发热，证属气虚发热，日久伤阴。治以补气健脾，甘温除热，兼以养阴。方选补中益气汤加减：黄芪15g，太子参10g，白术10g，陈皮6g，升麻6g，柴胡6g，当归10g，白薇6g，生姜6g，大枣6g，酒炙黄芩3g，炙甘草3g。5剂，日1剂，水煎，早晚分服。嘱其起居有节，慎饮食、忌油腻。

二诊：2011年5月25日。患儿服上药5天后热退，乏力、头晕症状明显减轻，汗较多，去黄芩，加五味子、乌梅止汗敛阴，7剂继服。嘱同前。

三诊：2011年6月1日。患儿体温稳定，诸症皆消。考

全国名中医 丁樱 五十年临证经验荟萃

虑患儿平素体弱，反复呼吸道感染，上方加防风，取玉屏风之意以益气固表，继服7剂。随访半年未见复发。

按：论气虚发热的治则，当属李东垣的甘温除热法备受推崇，他在《内外伤辨惑论·饮食劳倦论》中这样认为："内伤不足之病……惟当以甘温之剂，补其中，升其阳，甘寒以泻其火自愈。"从而创立了治疗气虚发热的著名方剂——补中益气汤。吾运用补中益气汤治疗内伤发热气虚证有自己独到的见解。认为既然气虚发热的主要病机在于脾胃气虚、元气不足，那么我们理法方药的重点就在甘温培土、资生元气，故应重用人参、黄芪、炙甘草，以大补脾胃之元气；但一味地补益而不予疏导，则易生气逆、气滞之弊端，故应佐以行气疏导之药，陈皮"得诸甘药"，既能"导气"，又能"益元气"，使补而不滞，与君药配伍相得益彰；然而，仅是补益、疏导还是不够的，本证的病机关键在于清阳下陷、阴火上冲，清阳下陷则应升之，升麻能够"引胃气上腾而复其本位"，柴胡则能够"引清气行少阳之气上升"，二者配合甘温补益之剂，升发阳气，使清升浊降；阴火上冲则应清之化之，白术苦甘温，能"除胃中热"，使湿无以生，无以郁而化热；气机的运行离不开血脉的承载，更以甘温之当归"和血脉"，使血载气循行常道。此外，由于阴火病证表现复杂，针对以气虚为本，阴火为标的本虚标实证，在甘温剂中适当佐用些许苦寒药以泻其火，如黄芩、黄连等，但恐其苦寒直折，损伤脾胃，故不可久用，且常用量少，或酒炙。本患儿病程较长，日久伤阴，故出现心烦、脉细数之阴虚之证，加用白薇清虚热、凉心血，配伍大枣更可助其安眠。纵观全方，一则补气健脾，使后天生化有源，脾胃气虚诸证自可痊愈；一则升提中气，清阳上升，虚热自退，药中病机，从而收到良好的治疗效果。

（范淑华、闫永彬）

二十二、厌食本虚标实（厌食症）案

王某，男，2岁，河南郑州人。以"厌恶进食，食量减少2月余"为代主诉就诊。患儿厌恶进食，食量减少伴腹胀，大便偏干，小便短黄，舌红少津，苔花剥。西医诊断：厌食症。中医诊断：厌食，证属本虚标实。予院内散剂"补脾气、益胃阴"，结合助运之法而愈。

患儿以"厌恶进食，食量减少2月余"为代主诉就诊。患儿2个月前风热感冒愈后出现厌恶进食，食量较前减少。家长予鸡内金颗粒、七星茶颗粒及健胃消食片等口服效果不佳，慕名来诊。

初诊：2009年8月12日，症见厌恶进食，食量较前减少约二分之一，伴腹胀，大便偏干，小便短黄，甚或烦躁少寐，手足心热。查体：舌红少津，苔少或花剥，指纹紫滞。神清，精神可，形体消瘦，余无明显异常。患儿厌恶进食、食量减少，病程2个月，有热病伤阴史，且发于暑湿当令季节，并排除其他系统疾病引起的厌食，故可确诊。西医诊断：厌食症。中医诊断：厌食，证属本虚标实。小儿脾常不足，脾虚为其发病之本，又热病耗伤胃阴。治宜培补中焦，滋脾养胃，佐以助运。处方：养阴散3g，白术散3g，消积散3g，白蔻散1g。3剂，日1剂，水冲，分2次服。

二诊：2009年8月15日。服上方后症状明显好转，患儿有食欲，纳食较前增加，食量已能达到病前三分之二。舌质红，苔薄而润，指纹滞。脾胃阴伤已复，治疗以健脾助运为法，上方去养阴散，加三甲开胃散3g，5剂。

三诊：2009 年 8 月 22 日。患儿精神好，食欲大增，食量较病前略有增加，二便正常。舌红，苔厚微黄，指纹滞。嘱家长饮食调理为主，不可过饱，少食零食，以免积滞之祸，遂停药。半年后随访，停药后饮食持续正常。

按： 小儿厌食为儿科脾胃疾患中的常见病、多发病，其中医病机关键为本虚标实。本证由于素体脾虚，加之病后伤津，胃阴亏乏，失于濡养而食欲不振，发为厌食。治疗应补脾气、益胃阴，结合助运之法。此患儿厌恶饮食、食量减少，病程大于 1 个月，有热病伤阴史，病发于暑湿当令季节，并排除其他系统性疾病引起的厌食，故可确诊。方中院内制剂白术散效法参苓白术散，功专健脾化湿；养阴散擅滋养胃阴，但养阴药多滋腻碍胃，使脾失健运，故在养阴的同时辅以白蔻散理气助运。另外，脾气失运必然饮食内积，故酌加消积散以消食助运，然因本方性燥伤阴，故宜小量应用。二诊，患儿脾胃阴伤已复，故去养阴散，而加三甲开胃散以健脾助运，纵观上方，紧扣病机，机圆法活，药少力专，而收良效。三诊，患儿脾胃已纳健，饮食大增，然患儿舌苔厚微黄，指纹滞，虑其脾胃损伤初复，若饮食不节，贪食零食反致积滞之祸，遂停药，嘱饮食调理，切合古人"常当节适乳哺"育儿观，是谓不药而愈病之大法。

（李向峰、闫永彬）

二十三、紫癜阴虚火旺（血小板减少性紫癜）案

尚某，女，2 岁，以"反复皮肤出血点半年"为代主诉就诊。舌质红，少苔，指纹紫滞。查血常规：血小板计数 41×10^9/L。西医诊断：特发性血小板减

少性紫癜。中医诊断：紫癜，证属阴虚火旺。治宜滋阴降火，宁络止血。选自拟增液清热汤加减。坚持服药半年，血小板稳定至正常。本病患儿病程反复者多久服激素，易致阴虚火旺，治疗以滋阴降火为主，标本兼顾，收效较好。

患儿尚某，女，2岁，以"反复皮肤出血点半年"为代主诉。半年前外感后出现皮肤出血点，呈针尖样，四肢多见，密集，色红，压之不退色，查血常规：血小板计数 $3×10^9/L$。曾于某医院治疗半年余，使用丙种球蛋白及激素，血小板升而复降，每因外感使血小板计数下降，皮肤出血点反复出现。因其病情多次反复，1周前感冒后血小板计数又降至 $30×10^9/L$，遂来就诊。

初诊：2009年5月22日。症见颜面、足背、双下肢可见数个出血点，色暗红，压之不退色，手足心热，午后潮热、盗汗，无吐血、便血、尿血等，大便干，口渴喜饮，纳眠可，舌质红，少苔，指纹紫滞。查体：四肢及前胸皮肤散在出血点，咽红，心肺无异常，上腹部无压痛，腹平软，肝脾无肿大，余无异常。辅助检查：血常规：血小板计数 $41×10^9/L$。西医诊断：特发性血小板减少性紫癜。中医诊断：紫癜，证属阴虚火旺。虚火灼伤血络，络伤血溢而为紫癜。治当滋阴降火，宁络止血。选自拟增液清热汤加减：生地黄10g，玄参10g，麦冬10g，忍冬藤10g，鸡血藤10g，紫草10g，旱莲草12g，女贞子6g，射干6g，冬凌草10g，甘草6g。14剂，日1剂，水煎，分2次服。嘱其每3至5天复查血常规以观察血小板计数，若血小板继续下降，及时复诊。

二诊：2009年6月16日。服上药后皮肤仍有数个出血点新出，但量较前明显减少，未出现鼻衄、齿衄及便血、尿血等症状。曾于 6 月 1 日查血小板计数降至 $15×10^9/L$，于外院静脉注射丙种球蛋白，并口服强的松片（每次 10mg，3 次 / 天），复查血小板计数升至 $94×10^9/L$。现患儿皮肤出血点消失。目前时有咳嗽，喉有痰声，不喘，无发热，大便干，口干，手足心热，盗汗，舌质红，少苔，指纹紫滞，咽红。查血常规：白细胞计数 $8.9×10^9/L$，血小板计数 $109×10^9/L$。中医证型同前，咽红明显，为热毒结喉，故上方加板蓝根 10g，黄芩 6g，以清热解毒；另加生牡蛎 12g，五味子 6g 以加强养阴收涩。14 剂，日 1 剂，水煎，分 2 次服。强的松片改为晨起顿服 20mg，两周后减量。

三诊：2009 年 6 月 30 日。近期病情较稳定，未见新出血点，眠可，二便调，偶有纳食不佳，舌质淡，苔略腻，指纹紫滞。查血常规：白细胞计数 $7.1×10^9/L$，血小板计数 $195×10^9/L$。因暑季受湿，脾胃易于受困，上方加佩兰 6g 以芳香化湿，醒脾开胃。14 剂，日 1 剂，水煎，分 2 次服。强的松片隔日递减，过渡至隔日 20mg 顿服。

……

七诊：2009 年 11 月 24 日。近半年来病情稳定，未发现新的皮肤出血点，纳眠可，二便调，舌质淡，少苔，指纹紫滞。查血常规：血小板计数：$266×10^9/L$。目前服用方药为：生地黄 10g，玄参 10g，麦冬 10g，忍冬藤 10g，鸡血藤 10g，紫草 10g，旱莲草 12g，女贞子 6g，冬凌草 10g，黄芩 6g，生牡蛎 12g，五味子 6g，甘草 6g。继服上方 28 剂，日 1 剂，水煎，分 2 次服。强的松片现已经减停。随访 6 个月，病情稳定。

按：特发性血小板减少性紫癜属中医"紫癜""血证""葡萄疫"等病证。其病因外感邪毒，内伤饮食、劳倦，致邪热内伏营血、脏腑气血虚损，血溢经外。热毒炽盛，气不摄血，致使血妄行；或可为肝实脾虚，肝木凌土，脾不统血而引发该病。病情长久不愈会导致脾肾阳虚或肝肾阴虚。主要病机为热、瘀、虚三种。《济生方·吐衄》云："夫血之妄行，未有不因热之所发。"《景岳全书·杂症谟·血证》："凡治血证，须知其要，而动血之由，惟火惟气耳。故察火者，但察其有火无火。察气者，但察其气虚气实。知其四者，而得其所以，则治血之法无余义矣。"此热可为实热，亦可为虚热，如患儿感受外邪而使病情反复，多为上焦邪火内侵血分，可见咽红，发热，需配以黄芩、冬凌草、玄参清热利咽，解毒凉血，意在勿使外邪与伏毒相合为患，使病情反复。如患儿曾久服激素，易于伤阴，多造成阴虚内热，虚火内炎，灼伤血络。吾常以生地、牡丹皮、玄参、知母等药养阴清热，此类药物多入于血分、阴分，长于清热凉血，滋阴，且清热而不苦寒伤胃，养阴而不滋腻碍脾，可长期服之。本病案患儿病程较久，属阴虚火旺证，治宜滋阴降火，宁络止血，方中生地、玄参、麦冬、紫草滋阴清热凉血；旱莲草、女贞子补养肝肾之阴，又清热凉血，补而不腻，为补肝肾平剂；鸡血藤能养血活血，忍冬藤能清热解毒，疏风通络；射干、冬凌草清热解毒利咽，因本病可能与原发感染的免疫反应间接有关，故临证酌加射干、黄芩、冬凌草等解毒利咽，可明显增加疗效；甘草调和诸药。

此外，本病除辨证论治外，要注意以下两点，方可提高疗效：①藤类药物的应用。如鸡血藤、忍冬藤。《中医大辞典》指出："忍冬藤所含木犀草素……有解痉作用，并有抗炎作用。"又指出："鸡血藤具有补血作用，能使血细胞增加，血红蛋白升高。"因鸡血藤能养血活血，忍冬藤能清热解毒，疏风通络，认为二者皆有类雷公藤抑制免疫之功用。另外，临证发现鸡血藤有明显的升高血小板作用，有待临床进一步研究。②清热解毒利咽药的应用，虽然本病的病因及发病机制尚未完全阐明，但急性型多发生于急性病毒性上呼吸道感染痊愈之后，提示血小板减少与原发感染的免疫反应之间有关联。故清除感染源是预防和治疗本病的关键因素，即中医之清热解毒利咽，临证酌加射干、黄芩、冬凌草等药物可明显增加疗效。

（张建、宋纯东）

二十四、痹证气阴两虚（系统性红斑狼疮）案

贾某，女，16岁，学生。以"面部蝶形红斑4年，关节疼痛1年"为主诉。舌质暗，苔黄厚腻，脉细数。血沉56mm/h，抗核抗体弱阳性。西医诊断：系统性红斑狼疮。中医诊断：痹证，证属气阴两虚兼血瘀。本案本虚标实，且因长期服用激素使阴阳平衡失调，故以自拟益气固本汤加减，益气养阴，活血通络，标本兼治，使其病情较长时间趋于稳定。

患儿以"面部蝶形红斑4年，关节疼痛1年"为主诉。4年前发病，面部出现蝶形红斑，光过敏，频发口疮，查抗核抗体弱阳性，抗dsDNA抗体阳性。外院给予激素加免疫抑制药物治疗，症状有所减轻，然副作用明显，易于感冒，病情多次反复。近1年病情加重又现关节疼痛，辗转数家医院均未取得满意疗效，遂来就诊。

初诊：2003年9月17日。症见满月脸，水牛背，面色苍白，双下肢无力，站立困难，膝关节以下麻木疼痛，舌质暗，苔黄厚腻，脉细数。实验室检查：血沉56mm/h，抗核抗体弱阳性。西医诊断：系统性红斑狼疮。中医诊断：痹证，证属气阴两虚。治宜益气养阴，活血通络。处方：黄芪40g，丹参15g，延胡索10g，川芎10g，赤芍10g，桑寄生10g，狗

脊 10g，川牛膝 10g，桑枝 10g，菟丝子 10g，党参 10g，茯苓
10g，陈皮 10g，田大云 6g，甘草 6g。7 剂，日 1 剂，水煎，
分 2 次服。就诊时服用强的松 40mg/d 服，继予原量口服。

二诊：2003 年 9 月 25 日。双下肢渐感有力，膝关节以下
麻木疼痛，舌质暗，苔黄腻，脉细数。患儿双下肢仍感麻木疼
痛，属湿邪痹阻，原方合"四妙丸"之意，加苍术 10g，薏苡
仁 15g，继服 14 剂，强的松仍以 40mg/d 口服。

三诊：2003 年 10 月 9 日。诸症悉减，诉偶有乏力，腰酸，
双下肢站立过久时自觉酸胀。查血沉降至 35mm/h。患儿症状
有所好转，上方继服 14 剂。强的松仍以 40mg/d 口服。

四诊：2003 年 10 月 23 日。患儿乏力、腰酸等症状基本
消失，病情较为稳定。标证已除，转而以治本为主。主以益气
养阴，活血化瘀为法，故前方去党参、茯苓、桑枝、苍术，生
黄芪加至 45g，并加太子参益气养阴，加川断、当归、通草、
鸡血藤以助活血化瘀之力。强的松减为 35mg/d 口服。之后长
期服用治本中药方，强的松每 2 个月减 5mg，减至 10mg/d 时
维持。随访 2 年余病情稳定。

按：系统性红斑狼疮是一种临床表现有多个系统损害症状
的慢性、系统性自身免疫性疾病，以病情缓解和发作交替出现
为特点；临床常表现为发热、皮疹（以颧部蝶形红斑、丘疹多
见）、关节痛、浆膜炎及肾、心血管、肺、神经系统、血液系
统等系统损害。系统性红斑狼疮为西医病名，在中医学科中没
有专有病名，但在中医古籍中有与其相似的临床症状描述，分
别为"红蝴蝶疮""蝴蝶斑""赤丹""茱萸丹""日晒疮""痹
证""周痹"等。张仲景在《金匮要略》中记载："阴阳毒，阳
毒之为病，面赤斑斑如锦纹，咽喉痛，唾脓血，五日可治，升
麻鳖甲汤主之；阴毒之为病，面目青，身痛如被杖，咽喉痛，
五日可治，七日不可治，升麻鳖甲汤去雄黄、蜀椒主之。"其

"阴阳毒"的症状与系统性红斑狼疮症状类似。《素问·评热病论》云："邪之所凑，其气必虚。"正气不足是该病发生的内在基础。先天禀赋不足，易反复感受外邪，由外邪侵袭而诱发。诱使本病发作的外因常有日光曝晒、六淫侵袭、情志内伤、劳累过度、药物或饮食所伤等。《景岳全书·虚损》曰"虚邪之至，害必归肾；五脏之伤，穷必归肾"。故本病日久及肾，可出现狼疮肾引起的各种症状；热扰神明，出现神昏谵语、烦躁不安、抽搐等狼疮脑症状；阴血耗伤、瘀血内阻后而致筋脉失养，出现皮肤麻木、关节疼痛等症状。

针对该病的治疗，西医目前主要是使用激素、免疫抑制剂等药物，然长期使用此类药物会产生明显的毒副作用，故临床常配合中药序贯治疗，有明显的减毒增效作用。系统性红斑狼疮处于急性活动期时，患者常出现面部明显红斑、口腔溃疡、发热、关节痛等症状。中医辨证以邪实为主，可表现为热毒炽盛型、风湿热痹型、邪毒攻心型、阴虚内热型等。病情凶险者，予以使用大剂量激素和和(或)环磷酰胺冲击治疗以控制病情，因大量激素和环磷酰胺易致机体抵抗力下降且对机体产生毒副作用，故此时辅以清热解毒、清利湿热、活血化瘀的中药，可改善患者症状，减轻毒副作用，有协同治疗之效果；激素为"阳刚温燥之品"，必导致阳亢，阳亢则耗阴，阳热易耗阴液，故在大剂量长时间应用激素时，易出现阴虚火旺之证，表现为颧红烦热、盗汗、大量蛋白尿、水肿、舌红少津、脉细数等。应予以养阴清热、活血化瘀之中药。系统性红斑狼疮缓解期为疾病尚未发作或活动得以控制后，处于服用激素、免疫抑制剂的减量阶段。此时患者自身的肾上腺皮质激素分泌功能受到抑制尚未恢复正常，易出现肾上腺皮质激素功能低下或肾上腺萎缩，体内阳气难以在短期内恢复充足，可出现不同程度皮质激素减撤综合征。中医辨证以正虚为主，表现为腰酸腿软、神疲体倦、食欲不振、少气懒言、口干咽燥、纳差或头晕、低热盗汗、五心烦热、脱发等。虚中夹瘀，邪实与正虚同时出现。治疗上应以中医药扶正祛邪为主，辅以西药治疗。重在温肾助阳，滋肾填精。治疗后期热毒渐消，应滋阴清热或阴阳双补兼清热，不宜过早大剂量使用温补之品，要"阴中求阳"，如淫羊藿、菟丝子佐用女贞子、旱莲草。

　　本案结合患儿病史，得知病程日久，病久入络则成血瘀，同时患儿双下肢关节疼痛，湿热痹阻关节，呈本虚标实之证。以气阴两虚为本，湿热、瘀血为标。因此在临床诊病中必需辨顺逆、察寒热、分虚实、定其气血，审其经络、肌腠、皮毛、脏腑受损轻重，找出邪气盛衰、毒气多寡，如此医者方能把握病证与病位，施之疗法。因患儿发病时间较长，用黄芪、白芍、川断、桑寄生、狗脊、党参、山药补益肝脾肾，强筋坚骨，使正气恢复；丹参、延胡索、川芎、赤芍、川牛膝凉血活血化瘀。气为血之帅，气行则血行，加陈皮活血行气，田大云行气利水消肿，桑枝利关节，甘草补脾益气，调和诸药。全方标本兼治，药专力强，故疗效卓著。

（张建、宋纯东）

二十五、风寒湿痹（幼年特发性关节炎）案

　　徐某，女，8岁，学生。以"发热7月余，关节疼痛6月"为代主诉。观其舌质红有瘀斑，苔白腻，脉细数。就诊前5个月至北京儿童医院诊为"幼年特发性关节炎"，服激素及甲氨蝶呤治疗，体温已正常，关节仍疼痛。中医诊为"痹证"，证属"风寒湿痹"。予以"独活寄生汤"加减长期服用，疼痛逐渐缓解。

本病证为"风寒湿邪痹阻关节",故以"祛风胜湿、活血止痛"收效。

徐某,女,8岁。以"发热7月余,关节疼痛6月"为代主诉。7个月前出现不明原因发热,体温可达39℃,1月后出现关节疼痛,主要为腕关节、踝关节及膝关节。5个月前至北京儿童医院诊为"幼年特发性关节炎(多关节型)",服激素及甲氨蝶呤治疗,目前体温已正常,但关节仍疼痛,尤其是膝关节及踝关节。遂来就诊。

初诊:2010年10月25日初诊。症见腕关节、踝关节及膝关节疼痛,踝关节略肿,热敷后疼痛减轻,遇寒加重,善太息,舌质红有瘀斑,苔白腻,脉细数。理化检查:血常规:白细胞$12×10^9$/L,血小板计数$373×10^9$/L,红细胞$3.8×10^{12}$/L,血红蛋白103g/L。免疫球蛋白及补体:C3 0.985g/L,C4 0.243g/L。血沉35mm/h,C反应蛋白16mg/L。西医诊断:幼年特发性关节炎(多关节型)。中医诊断:痹证,证属风寒湿痹。治宜祛风胜湿,活血止痛。处方:独活寄生汤加减。药物:独活、羌活、桑寄生、桑枝、桂枝、鸡血藤、钩藤、忍冬藤、红花、川芎、炒麦芽各10g,牛膝10g,黄芪15g,炙甘草6g。14剂,日1剂,水煎,分2次服。激素及甲氨蝶呤按计划服用及减量。

二诊:2010年11月8日。关节疼痛好转,尤以腕关节明显,踝关节已无肿胀,唯膝关节及踝关节仍有疼痛,体温正常,纳食不佳,大便时稀,舌质淡红,苔白,有剥脱,脉细数。上方减羌活、桑枝、钩藤、红花、川芎、大枣,加杜仲6g,续断、威灵仙、木瓜、白术各10g,茯苓15g,山药20g。14剂,日1剂,水煎,分2次服。

三诊:2010年11月23日。关节疼痛基本消失,但双膝关节活动时无力，偶有太息，乏力，食欲好转，大便成形，日行一次，舌质淡红，苔少而白，脉细数。上方减炒麦芽、白术，加肉桂3g，日1剂，水煎，分2次服。

四诊：2010年12月22日。无关节疼痛，食欲好转，大便正常，舌质淡红，苔薄白，脉数。继服前方。随访6个月，病情稳定无复发。

按： 幼年特发性关节炎是一种自身免疫性疾病，常见症状是关节肿痛，病情进展可引起关节强直、畸形和功能严重受损，严重影响了患者的生存质量，是一种危害性较大的疾病。本病属中医学痹证中的"骨痹""顽痹""历节""鹤膝风"等范畴。仲景在《金匮·中风历节病》中论述了该病的成因："寸口脉沉而弱，沉即主骨，弱即主筋，沉即为肾，弱即为肝。汗出入水中，如水伤心，历节黄汗出，故曰历节。"又"少阴脉浮而弱，弱则血不足，浮则为风，风血相搏，即疼痛如掣"。该病发病机制中，首先正虚是内在因素，起决定性作用。《素问·刺法论》曰："正气存内，邪不可干。"《灵枢·百病始生》亦云："风雨寒热不得虚，邪不能独伤人……此必因虚邪之风，与其身形，两虚相得，乃客其形。"当机体正气不足时，外来风寒湿邪气才可乘虚侵袭肢体关节肌肉，使经脉闭阻不通，而发痹病。其次，邪侵是致病的重要条件，《素问·痹论》说："风寒湿三气杂至，合而为痹。"气血亏虚，以致冲任空虚，风寒湿邪乘虚侵入，相合为病，是以受之如持虚，发为骨痹。隋·巢元方在《诸病源候论》中指出，痹由"血气虚则受风湿，而成此病"，同时还具有素体肾虚特点。因肝肾同源，共养筋骨，肾虚则髓不能满，真精真气虚衰，如寒湿气盛，则乘虚深侵至肾。此外，本病治疗时间较长，常反复发作，患儿需中西医结合治疗，而大多数抗风湿药都有损害胃肠道作用，导致患儿食欲减退，因此吾在治疗过程中始终注意顾护脾胃，养其后天，增强机体抗病能力。活血化瘀贯穿始终，但活血药易于伤阴，故始终佐以滋阴补肝肾之品，以达到活血不伤正的效果。

本例患儿初诊关节肿胀疼痛明显，独活、羌活合用祛风胜湿；因肾主骨，用桑寄生、牛膝补益肝肾；桑枝、桂枝温经通络，且走四肢关节；邪气闭阻经络，影响气血运行，故用红花、川芎、赤芍、鸡血藤活血化瘀，通利关节，即所谓"治风先治血，血行风自灭"。用忍冬藤通经活络，起到佐药之功效；鸡血藤、钩藤、忍冬藤三种藤类药，取相比类，可走经络通利关节，且藤类药物具有抑制免疫的功能；黄芪益气、活血通络，正如《中药大辞典》所说："本品对非特异性免疫、体液免疫和细胞免疫一般都有增强功能，还可促进造血功能，改变红细胞的变形能力……能增强抗自由基损伤和脂质抗氧化的作用。"炒麦芽健脾和胃消食，兼顾脾胃之气；炙甘草、大枣调和诸药。经治，患儿上肢症减，下肢关节仍有疼痛，且出现纳食不佳，考虑西药副作用易伤及气阴，导致脾肾气阴两虚使其纳谷不香。"气为血之帅"，气行则血行，气不足，则血瘀更甚，所以下肢关节症状仍在。故此时重视扶正，治疗以滋阴补肾，健脾益气为主，佐以祛风胜湿、活血化瘀之品，加茯苓、白术、山药健脾利湿，消肿止痛。即所谓"脾旺能胜湿，气足无顽麻"。患儿食少，舌苔有剥脱，提示损及肝肾且伤及脾肾气阴，故加杜仲、续断补益肝肾。古有："灵仙，其猛急，善走而不守，宣通十二经络"，且现代研究表明威灵仙总皂苷具有显著抗炎镇痛作用，故加威灵仙、木瓜利湿健脾，舒筋活络。独活、牛膝、木瓜有引药下行的作用，缓解下肢症状。三诊，患儿食欲好转，故上方减炒麦芽、白术。因邪气滞留日久阻碍气血运行，故有气滞血瘀之象，膝关节活动无力，又加肉桂温通血脉，忍冬藤通经活络。全方标本兼治，扶正祛邪，故疗效卓著。

（都修波）

二十六、热痹（幼年特发性关节炎）案

　　杨某，女，10岁，小学生，河南开封人。以"反复高热、皮疹、关节疼痛1个月"为代主诉。舌质红绛，苔黄而干，脉细数。血常规检查示：白细胞18.9×10⁹/L，C反应蛋白52mg/L。血沉50mm/h。西医诊断：幼年特发性关节炎（全身型）。中医诊断：热痹，证属气血两燔。本病证为风寒湿邪郁而化热，热毒炽盛，气血两燔所致，故本案治以清热解毒，清气凉血，通利经络，方以自拟五藤通络饮合清瘟败毒饮加减，配合雷公藤多苷口服而收全功。

　　患儿以"反复高热、皮疹、关节疼痛1个月"为代主诉。1个月前无明显诱因出现高热不退，呈弛张热型，发热时全身皮肤可见淡红色皮疹，压之退色，随热退渐消退，同时伴有肘关节、膝关节疼痛，无游走性，表面无红肿，在北京某医院诊断为幼年特发性关节炎（JIA），给予激素、布洛芬、氨甲蝶呤等治疗，仍反复发热，遂收住我院，予对症支持治疗3天，仍高热不退。

　　初诊：2010年5月12日。症见高热不退，皮疹隐隐，肘膝关节疼痛，汗出口渴，渴而不欲饮，心烦不安，面赤唇干，睡眠不安，小便短赤。查体：体温39.8℃，体重26kg，神志清，精神疲倦，胸背部皮肤可见隐隐约约红色斑丘疹，压之退色，不高出皮肤，咽部轻度充血，扁桃体无肿大，心肺听诊未闻及异常，肝肋下2.5cm，质软边钝，腹部平软，无压痛及反跳痛，肠鸣音活跃，四肢及关节无畸形及红肿，脑膜刺激征（-），病理征（-）。观其舌，舌质红绛，苔黄乏津，抚其脉，脉细数。辅助检查：血常规：白细胞18.9×10⁹/L，红细胞

$3.9×10^{12}$/L，血红蛋白110g/L，血小板 $138×10^9$/L，中性粒细胞0.66，淋巴细胞0.34；C反应蛋白52mg/L。血沉50mm/h，抗核抗体（－），类风湿因子（－），肝肾功、电解质、心肌酶正常，血细菌培养（－），骨髓细胞形态学检查呈感染象，骨髓培养（－）。西医诊断：幼年型特发性关节炎。中医诊断：热痹，证属气血两燔。患儿热毒炽盛，气血两燔，邪热壅于经络，气血郁滞不通，治以清热解毒，清气凉血，通利经络。处方以自拟五藤通络饮合清瘟败毒饮加减：水牛角30g，生地黄15g，赤芍15g，玄参12g，牡丹皮12g，黄芩9g，连翘12g，栀子12g，淡竹叶12g，黄连6g，生石膏60g，知母12g，芦根30g，紫草12g，忍冬藤15g，鸡血藤15g，海风藤15g，络石藤15g，青风藤15g，陈皮9g，生甘草6g，6剂，日1剂，水煎服。雷公藤多苷片40mg/日，分3次服。

二诊：2010年5月18日。患儿体温渐降，近3天热峰在38.2℃，皮疹减少，关节疼痛减轻，心烦消失，夜间能寐，无食欲，舌仍红绛，少苔。热势已减，故减石膏量为30g，去芦根，加炒麦芽15g，6剂，水煎服。

三诊：2010年5月25日，患儿热已退，两天来体温正常，未再发热，皮疹消失，肘膝关节仍有痛感，口唇干燥，大便干，食欲不振，舌红，少苔花剥，脉细数无力，此热邪渐退，胃阴已伤，治以养阴益胃，解毒通络，方以五藤通络饮合沙参麦冬汤加减，调理半月，诸症若失，办理出院。

出院后门诊继续调理，以五藤通络饮加减调理半年停药，雷公藤多苷减为每日30mg，1个月后减量为每日20mg，1个月后为每日15mg，服3个月后停药。停药1年后，随访无复发。

按： 幼年特发性关节炎，是儿童时期常见的结缔组织病，以慢性关节炎为主要特征，并伴有全身多系统的受累，也是造成小儿致残的首要原因，其临床表现差异很大，可以分为全身型、多关节型、少关节型。其中全身型幼年特发性关节炎，其关节炎常伴随全身临床症状，典型的弛张热，每日高峰超过39℃或更高，一日可以出现1～2次高峰，同时至少合并以下症状之一：间断出现的易消散的皮疹，淋巴结肿大，浆膜炎或肝脾肿大。而多关节型、少关节型，则无全身临床症状。目前的治疗主要是非甾体抗炎药、糖皮质激素及缓解病情抗风湿药如甲氨蝶呤、环孢素A等，但这些药物往往有不同程度的副作用，部分病人不能耐受。丁师常以自拟五藤通络饮随证加减，并联合使用雷公藤多苷治疗本病，取得很好的疗效。方以海风藤、青风藤祛风除湿，通经活络，蠲痹止痛；络石藤祛风通络，清热凉血，活血消肿；二花藤清热疏风，解毒通络止痛，鸡血藤活血补血，养血荣筋，舒筋活络，诸药合用，共奏祛风除湿、凉血解毒、养血荣筋、舒筋活络之功。风气盛者，常合防风汤加减；湿气盛者，合薏苡仁汤加减；寒气盛者，合乌头汤加减；湿热内蕴者合四妙散加减；痹证日久，肝肾亏虚，气血不足者合独活寄生汤加减；肢节疼痛，身体尪羸者，合桂枝芍药知母汤治之；对于热毒炽盛，气血两燔或气营血三燔者，常合用清瘟败毒饮。本例患儿弛张高热，皮疹隐隐，时隐时现，汗出烦渴，加之舌脉之表现，皆为一派气血两燔的征象，故以五藤通络饮合清瘟败毒饮加减而取效。

雷公藤多苷是目前临床使用较多的非甾体类免疫抑制剂，具有明显的免疫抑制和抗炎作用，对幼年特发性关节炎有很好的疗效。吾近年一直致力于雷公藤多苷在儿科应用的剂量、疗程研究，使其在发挥最大治疗作用的同时，最大限度降低其副作用。吾通过长期临床观察，认为起始剂量用1.5mg/（kg·d），4～6周后减为1mg/（kg·d）；6～8周后停药，或减至0.6～0.8mg/（kg·d）维持2～3个月后渐停药，疗程3～6个月。此剂量的雷公藤多苷副作用最小，患儿均可耐受。若使用双倍剂量 2mg/（kg·d），出现副作用的概率明显增加，尤以肝损（肝酶增高）的发生率较高，高达 30% 左右，且大多 1～2 周后出现。当剂量减至 1.5mg/（kg·d）以下时，副反应即很快减轻或消失，但若过早减至 <1mg/（kg·d）时，病情常会有波动。

（都修波）

二十七、肺炎喘嗽（病毒性肺炎）案

秦某，女，6 岁，郑州人。以"咳嗽伴高热 4 天"为代主诉。舌质红，舌苔黄而厚腻，脉数有力，双肺可闻及大量中细湿啰音。西医诊断：支气管肺炎。中医诊断：肺炎喘嗽，证属"毒热闭肺"。故本案治以清热解毒，泻肺开闭，以麻杏石甘汤合黄连解毒汤加减，并服安宫牛黄丸，高热得退，病获痊愈。

患儿以"咳嗽伴高热 4 天"为代主诉。4 天前患儿因受凉后出现咳嗽，少痰，流涕，发热，体温 39.2℃，家长给服感冒药及止咳化痰药，不见好转，3 天前予青霉素、病毒唑针静脉点滴及对症治疗，效果不佳，持续高热不退，慕名前来诊治，遂收住入院。

初诊：2012 年 11 月 6 日。症见咳嗽气促，喉中痰鸣，高热不退，面色红赤，小便短赤，舌红苔黄，脉洪数。查体：体温 40.2℃，心率 130 次/分，呼吸 32 次/分，神志清，精神差，全身皮肤黏膜未见斑丘疹及出血点，浅表淋巴结未触及，三凹征（+），心音有力，各瓣膜区未闻及病理性杂音，双肺可闻及大量中细湿啰音，腹软无压痛及反跳痛，肝脾未触及，四肢关节无畸形，脑膜刺激征（-），病理征（-）。血常规：白

细胞 $8.6×10^9$/L，中性粒细胞 0.56，淋巴细胞 0.44；红细胞 $4.8×10^{12}$/L，血红蛋白 119g/L，血小板 $168×10^9$/L。血及痰液细菌培养均阴性，肝肾功、电解质正常，肺炎支原体 IgM（－），胸片示支气管肺炎改变。西医诊断为支气管肺炎（病毒性），予抗感染对症支持及物理降温治疗。中医诊断为肺炎喘嗽，证属"毒热闭肺"。治以清热解毒，泻肺开闭。药用：生麻黄 9g，杏仁 9g，生石膏 30g，黄芩 12g，黄连 6g，黄柏 9g，栀子 12g，浙贝母 9g，蒲公英 15g，鱼腥草 15g，生甘草 6g。2 剂，水煎分 3 次服。

二诊：2012 年 11 月 9 日。患儿两天来仍高热不退，热峰在 39.2～40.2℃，服退热药后，体温可降至 37.6℃，而后体温复至 39.0℃之上，咳嗽，喉中痰鸣，小便短少，唇燥而干，精神萎靡，烦躁不安，舌质红，苔黄厚腻，脉数有力。患儿精神萎靡，烦躁不安，热毒炽盛，有邪陷心包之虞，以上方加芦根 30g，钩藤 15g，水煎服，加服安宫牛黄丸（北京同仁堂）一次半丸，1 日 3 次。

三诊：2012 年 11 月 11 日。加服安宫牛黄丸后第一天体温热峰即降至 38.5℃，第二天体温降至 37.5℃，第三天全天体温在 36.2～36.8℃，咳嗽痰鸣减轻，精神转佳，神情安宁，舌质红，苔薄黄，脉滑数，双肺可闻及少量湿啰音。停服安宫牛黄丸，继以桑白皮汤合二陈汤加减调理数日，痊愈出院。

按：肺炎是由不同病原体所致的肺部炎症，临床以发热、咳嗽、气促，呼吸困难及肺部湿啰音为主要临床表现，属于中医肺炎喘嗽的范畴，其中毒热闭肺型肺炎喘嗽，临床表现最为严重，常表现为高热持续不退，咳嗽剧烈，喘促气急，面赤鼻干，烦躁口渴，小便短赤，大便秘结，舌红苔黄，脉数，其病机为热毒炽盛，毒热闭肺，可以内陷厥阴，逆传心包，亡脱心阳，以致出现中毒性脑病、脑炎、休克、心力衰竭等严重并发症。本例患儿高热持续不退，精神萎靡，烦躁不安，热毒炽盛，邪热鸱张，有内陷心包之虞，故治疗时在用麻杏石甘汤合黄连解毒汤清热解毒、泻肺开闭的同时，以安宫牛黄丸清热开窍，解毒豁痰，以防邪陷心包，并可预防其他并发症。安宫牛黄丸为吴鞠通《温病条辨》方，是治疗高热症的"温病三宝"之一。由牛黄、郁金、犀角、黄连、栀子、雄黄、黄芩、珍珠、冰片、麝香组成。主治温病高热、神昏、中风、口眼歪斜、筋脉牵引、痰涎壅盛等症。药理研究证明，安宫牛黄丸具有明确的解热、镇静作用，对各种原因引起的昏迷均具有复苏及脑保护作用，能明显对抗惊厥和降低死亡率。有实验证明，安宫牛黄丸对细菌内毒素引起的家兔发热有明显的解热作用。吾在临床上常将安宫牛黄丸用于具有热、痰、惊、厥等证候的儿科疾病，取得显著的临床效果。

（都修波）

二十八、泄泻（慢性肠炎）案

李某某，男，6 岁，北京人。以"反复泄泻、黏液便半年余"为代主诉。舌质略红，苔黄腻，脉缓无力。大便常规：白细胞（＋～＋＋）/HP。西医诊断：慢性肠炎。中医诊断：泄泻，证属湿热积滞，兼脾胃气虚，虚实夹杂。

故先以通下积滞，清利湿热，后以健脾益气，利湿止泻而收功。

患儿以"反复泄泻、黏液便半年余"为代主诉。于半年前因饮食不洁出现泄泻，大便次数增加，夹有黏液，似果冻样，前后在多家医院诊治，反复使用头孢克肟、头孢羟氨苄等抗生素治疗，用药后缓解，停药后复发，反反复复，已迁延半年，大便常规检查白细胞波动在（+～+++）/HP，为进一步诊治前来。

初诊：2010年9月6日。症见面色微黄，形体消瘦，肌肤松弛，大便呈糊状黏液便，泻下臭秽，每日4～6次，时有下坠，脘腹胀满，泻后痛减，食欲不振，神疲乏力。查体：神志清晰，精神稍差，全身皮肤黏膜无斑丘疹及出血点，心肺肝脾未见异常，腹部稍胀，无压痛及反跳痛，肠鸣音活跃，肢体无浮肿。察其舌质略红边有齿痕，苔黄厚，脉缓无力。检查检验：血常规检查示白细胞 7.8×10^9/L，红细胞 4.8×10^{12}/L，血红蛋白119g/L，血小板 168×10^9/L，中性粒细胞0.61，淋巴细胞0.39。大便常规：白细胞（+++）/HP，红细胞（-）/HP，潜血（-）。西医诊断：慢性肠炎。中医诊断：泄泻，证属湿热积滞，兼夹脾胃气虚，虚实夹杂。患儿湿热积滞在先，脾胃虚弱，气血生化乏源在后，故首以通下积滞，清利湿热。药用：粉葛根12g，黄芩9g，川厚朴9g，炒槟榔9g，薏苡仁12g，番泻叶3g，黄连3g，车前子12g，炒麦芽12g，炒神曲12g，焦山楂12g，3剂，水煎分3次服。忌食生冷辛辣。

二诊：2010年9月9日。服药后大便次数一天3～4次，每次大便量多，带有较多似脓样黏液便，内有不消化之食物残渣，气味酸腐，腹胀减轻，食欲稍增，舌质淡，边有齿痕，苔白腻，脉缓弱无力。湿热积滞渐去，脾虚之象已显，治以健脾益气，利湿止泻。药物如下：党参12g，白术9g，茯苓12g，山药12g，砂仁3g，陈皮9g，薏苡仁12g，莲子9g，乌梅6g，黄连2g，炒麦芽12g，炒神曲12g，焦山楂12g，炙甘草6g，3剂，水煎分3次服。

三诊：2010年9月13日。服上药后，大便次数减少，昨日大便仅一次，软而成型，食欲亦增，面色较前红润，复查大便常规正常。家长遂停药，随访3个月，未见复发，面色红润，体重增加2kg。

按： 从整个病例分析来看，患儿起初腹泻即由饮食积滞，酿生湿热，互结于阳明，传化失司所致。食滞肠胃，传化失常，则腹泻腹胀，痛则欲泻，泻后痛减；宿食湿热下注，则泻下臭秽，便下黏液。病久则耗伤正气，脾胃虚弱，运化失职，精微不布，气血化生乏源，故见面色萎黄，形体消瘦，神疲乏力。病虽久，但宿食湿热仍留而未去，故仍可通因通用，消导其宿食，利下其湿热，如是则邪去正安，止泻只会闭门留寇，故首诊治以通下积滞，清利湿热，方以番泻叶泻下导滞，攻积泻热，葛根、黄芩、黄连清利湿热，车前子、薏苡仁分利水湿，取其"利小便以实大便"之意，焦三仙消食化滞，厚朴、槟榔消积除胀。患儿服药后食滞得消，湿热得下，胃肠气机和畅。二诊湿热积滞渐去，脾虚之象已显，不可再下，宜健脾益气，利湿止泻以固其本，故以参苓白术散加减健脾利湿，黄连清泻余热，厚肠胃而止泻，乌梅固肠止泻，加以焦三仙消积开胃，俾脾胃得补，健运得复而收全功。泄泻是小儿常见病之一，小儿脾常不足，又为稚阴稚阳之体，其脏腑娇嫩、形气未充、生机蓬勃、发育迅速，年龄愈小，发育越快，对饮食物的需求量较成人更为迫切，从而更显示了脾胃功能不足的弱点；又小儿饮食不能自节，脾胃受病则受纳运化功能失职，致水谷不化，精微不布，合污而下成为泄泻。泄泻之本在于脾胃，故在治疗上健脾和胃佐以利湿为其大法，然临床证型有别，治疗有殊，治疗伤食泻应以消食导滞、清热通腑为治疗原则，不能见泻止泻，否则只会事倍功半。但在使用通因通用之法时，要注意中病即止，不可过剂，正如《医学三字经》所言"中病良，勿太过"，否则会有戕伐脾胃，耗伤正气之虞。

（都修波）

二十九、疫毒痢（中毒性细菌性痢疾）案

赵某，男，10 岁，小学生，河南郑州人。以"持续高热不退伴频繁抽搐 1 天"为代主诉。舌质红苔黄厚，脉洪数有力。血常规检查示：白细胞 $11.2 \times 10^9/$L，大便常规白细胞（++++）/HP，红细胞（++）/HP。西医诊断：急性中毒性细菌性痢疾。中医诊断：疫毒痢，证属热盛阳明，邪陷厥阴。经清导散灌肠热退搐止。本病证为湿热疫毒，化火动风，内迫心肝所致，故本案以清导散为主通下清热，釜底抽薪而热退搐止。

患儿以"持续高热不退，伴频繁抽搐 1 天"为代主诉，夏季发病，1 天前突然出现腹痛不适，高热不退，抽搐不止，烦躁不安，体温在 39 ～ 40.2℃，在郑州市某医院住院治疗，予复方冬眠灵、赖氨匹林肌注及布洛芬口服液口服等降温治疗，仍高热不退，抽搐不止。

初诊：2008 年 7 月 14 日。症见壮热汗出，抽搐时作，已抽搐 10 余次，每次 3 ～ 5 分钟，呼吸气粗，口气臭秽，腹痛不适，口干溲赤。查体：T40.2℃，神志萎靡，精神差，全身皮肤黏膜无斑丘疹及出血点，咽部轻度充血发红，扁桃体无肿大，心肺肝脾未见异常，腹部稍胀，无压痛及反跳痛，肠鸣音活跃，脑膜刺激征（−），病理征（−）。察其舌质红，苔黄厚而糙，脉洪大有力。检查检验：血常规：白细胞 $11.2 \times 10^9/$L，红细胞 $4.5 \times 10^{12}/$L，血小板 $238 \times 10^9/$L，中性粒细胞 0.78，淋巴细胞 0.22。C 反应蛋白 42.2mg/L。肝肾功正常。腰椎穿刺脑脊液检查：清亮，压力不高，葡萄糖、蛋白、氯化物均

正常，血及脑脊液细菌培养（-），血及脑脊液乙型脑炎抗体（-）。追问病史，患儿1天前有饮食不洁史，之后即出现腹痛，腹胀，但一直未解大便，立即肛诊取大便行常规检查：白细胞（++++）/HP，红细胞（++）/HP。西医诊断：中毒性细菌性痢疾。中医诊断：疫毒痢，证属毒邪内闭，邪陷厥阴。治以通便泄热，清肠解毒。釜底抽薪，立即予清导散加味灌肠。药用：大黄15g，牵牛子15g，黄连6g，栀子12g，钩藤15g，僵蚕9g。1剂，上药研为细末，煎煮约10分钟，取药液600mL，分2次灌肠，嘱其多饮水、清淡饮食。

二诊：2011年7月15日。以上药灌肠后约半小时，排出大量带有大量黏液、奇臭无比的粪便6次，腹部也软，体温渐降，当晚体温即至37.8℃，抽搐次数减少，仅发作2次，精神转佳，舌质红，苔黄厚略减，苔也稍润，脉数有力，继以上方1剂，煎液600mL，分2次灌肠。

三诊：2011年7月16日。昨日灌肠后排便3次，有少量黏液，气味变淡，体温在37.2～37.5℃波动，神志清，精神可，抽搐未再发作。热势已减，方药调整如下：大黄7.5g，牵牛子7.5g，黄连6g，栀子12g，钩藤15g，僵蚕9g，薏苡仁15g，1剂，煎液600mL灌肠，分2次灌肠。

四诊：2011年7月17日。患儿一般情况良好，体温已降至正常，灌肠后大便2次已无黏液，大便渐成形，未见抽搐发作。观察3天后出院，随访3个月未见异常。

按：疫毒痢，西医学称之为中毒性菌痢，好发于2～10岁的儿童，常发生于夏秋季节，以突发高热、抽搐、昏迷为主要临床表现，并可出现内闭外脱的危象。病源为染有痢疾疫毒的不洁饮食，经口侵入胃肠。饮食不洁，湿热疫毒从口而入，蕴伏肠道，从热化火，火盛动风，邪陷厥阴，内迫心肝，扰乱神明，蒙蔽清窍，故而出现壮热不退，惊风抽搐，烦躁谵妄，神志昏乱；毒聚肠府，热盛肉腐，血溢肠络，可见里急后重、便下脓血；疫毒内结，肠府失于传导而不通，出现不见下痢而脓血内留肠府的现象。若不及时治疗，或进一步发展，毒邪炽盛，邪毒鸱张，正不胜邪，耗气伤阳，而致阴竭阳脱、内闭外脱、五脏俱败之危象。丁师认为疫毒内结，毒邪炽盛，脓血内留肠府是其最基本的病机，常用泻下通便、釜底抽薪的方法，通因通用，及时排除体内疫毒之邪，曾经治疗疫毒痢患儿10余例，取得很好的疗效。本例患儿湿热疫毒，化火迅猛，热势鸱张，充斥内外，内迫心肝，热极生风，故以生大黄、牵牛子，清热泻火，凉血解毒，荡涤肠胃，攻下积滞，使热从下泄，导热下行，釜底抽薪，此治本之法也，伍以黄连、栀子清热燥湿，泻火解毒，钩藤、僵蚕以清热平肝，息风止痉，共收清热通下、息风止痉之功，故而取效甚捷。三诊时，热势已减，恐伤脾胃，故减大黄、牵牛子之量，酌加生薏苡仁健脾利湿兼以解毒而收全功。《类经》云："火热内蓄，或大寒内凝，积聚留滞，泻利不止，寒滞者以热下之，热滞者以寒下之，此通因通用之法也。"《黄帝素问直解》也云："攻药治下利，是通因通用也……通因通用则邪不能容，故可使气和，可使必已。"对于疫毒痢，吾强调应及时果断应用通因通用法，才能救危亡于顷刻之间。

（都修波）

三十、痫证（癫痫）案

钱某，女，5个月，开封人。以"反复抽搐发作1月余"为代主诉。舌质红，苔腻微黄，指纹青紫，达气关。脑电图示全导可见大量棘波、棘慢波发放。

西医诊断：癫痫。中医诊断：痫证，证属痰热内蕴，肝风内动。故本案治以清热祛痰，镇惊息风，以痫愈散、定风散、龙虎镇惊散加减调理后痊愈。

患儿以"反复抽搐发作1月余"为代主诉，于1月前因鞭炮声受惊后出现惊厥发作，表现为意识丧失，双目凝视，四肢强直阵挛发作，口中痰涎，约1分钟缓解，缓解后困倦入睡，不伴发热、呕吐及二便失禁，2～3天发作一次，有时一日发作数次。曾在某医院住院治疗，腰穿脑脊液常规及生化正常，肝肾功电解质正常，头颅磁共振成像未见异常，尿有机酸串联质谱分析及血氨基酸肉碱谱分析未发现典型代谢病表现。脑电图示全导可见大量棘波、棘慢波发放，诊断为癫痫，予丙戊酸钠口服液（德巴金），已逐渐加量至每日40mg/kg，效果不佳，仍有发作，近一周发作3次，发作形式同前，持续1～3分钟缓解，遂慕名前来诊治，要求服中药治疗。

初诊：2010年3月5日。症见反复抽搐发作，发作时意识丧失，双目凝视，四肢强直阵挛，口中涎沫，夜卧不宁，夜惊夜啼，受惊易发，小便黄，大便正常，食欲尚可，舌质红，苔腻微黄，指纹青紫，达气关。无遗传性家族病史，其母平素及孕期嗜食辛辣。据症、舌、指纹及各项检查，西医诊断为"癫痫"；中医诊断"痫证"，辨证属痰热内蕴。风痰火热，扰神化风，遇惊而发，治以清热涤痰，镇惊息风，方用痫愈散3g，龙虎镇惊散3g，定风散3g，每日1剂，分3次，水冲服。丙戊酸钠口服液维持原量，继服。

二诊：2010年3月20日。服上药后抽搐发作次数明显减少，第一周发作2次，近一周来无发作，睡眠较前好转，二便及食欲正常，舌质红，苔白厚，复查脑电图可见少许棘慢波。

以上方去定风散，加二陈散 3g，30 剂，每日 1 剂，分 3 次，水冲服。

三诊：2010 年 4 月 20 日。近 1 个月一直无发作，遇到惊吓也无发作，运动发育良好，可以逗笑，面色稍黄，大便糊状，食欲不振，舌质淡，苔白，指纹淡滞，后以龙虎镇惊散 3g，二陈散 3g，参苓白术散 3g，间断调理 2 年余，复查脑电图正常，遂停服中药，随访至 5 岁，未再发作。

按： 小儿脾常不足，脾虚健运不足，水湿不化，易于酿湿生痰，肝阳常有余，肝阳易于化火生风。孕母喜食辛辣，酿生湿热，此儿禀受孕母之湿热，与体内痰湿相合，化生痰热，痰热与肝阳相合，化火生风。痰热内伏，卒遇惊恐，气机逆乱，痰随气逆，蒙蔽清窍而发为癫痫。故治以清热涤痰，息风止痉，镇惊安神。予痫愈散、龙虎镇惊散、定风散治之。这些散剂为我院儿科常用的有效协定方剂，经萃取提炼而成。痫愈散由生石膏、滑石、雄黄、白马蹄、钩丁、沉香、白僵蚕、蝉蜕、朱砂组成，龙虎镇惊散由龙齿、琥珀、钩藤、僵蚕、全蝎、蝉蜕、蜈蚣组成，定风散由生石膏、天竺黄、大蜈蚣、胆南星组成。其中石膏、滑石清热泻火，泻诸经之火；胆南星、天竺黄清化痰热；钩丁、白僵蚕、蝉蜕、全蝎、蜈蚣、白马蹄平肝息风，定惊止痉；龙齿、琥珀、朱砂息风定惊，镇心安神；雄黄入肝，燥湿祛痰，能化留聚痰涎之积；沉香温胃调气，以防寒凉之药损伤脾胃，诸药相合，共奏清热涤痰、息风止痉、镇惊安神之功。二诊，热象已减，故减含有石膏之定风散，加二陈散（陈皮、半夏、云苓、苏子）以燥湿化痰；三诊，舌质淡，苔白，指纹淡滞，示热象全无，脾虚痰湿之象已显，故再去寒凉之痫愈散，加参苓白术散健脾利湿，合二陈散既可化已生之痰，以杜生痰之源，故而取得佳效。癫痫的发病强调"无痰不作痫"，痰是导致癫痫最根本的因素，在治疗上均重视对痰的治疗，痰热者清热化痰，痰湿者燥湿化痰，寒痰者温阳化痰，痰瘀互结者化痰与活血化瘀并举，唯如此痰消则惊易定，痉易止，癫痫自愈矣。

（都修波）

第四章 | 医方选录

一、桂枝汤（汉·张仲景《伤寒论》）

【组成】桂枝（去皮）、芍药、甘草（炙）、生姜（切）、大枣（擘）。

【功用主治】解肌发表，调和营卫。主治风寒表虚证。

【用法用量】上五味，㕮咀，以水七升，微火煮取三升，去滓，适寒温，服一升。服已须臾，啜热稀粥一升余，以助药力。温覆令一时许，遍身漐漐微似有汗者益佳，不可令如水流漓，病必不除。若一服汗出病瘥，停后服，不必尽剂；若不汗，更服依前法，又不汗，后服小促其间，半日许令三服尽。若病重者，一日一夜服，周时观之。服一剂尽，病证犹在者，更作服；若汗不出，乃服至二三剂。禁生冷、黏滑、肉面、五辛、酒酪、臭恶等物。（现代用法：水煎服，温服取微汗）

【方解】桂枝汤出自《伤寒论》，是辛温解表的代表方，柯琴在《伤寒论附翼》中赞"桂枝汤"为仲景群方之魁，乃滋阴和阳、调和营卫、解肌发汗之总方也。吾在临床中广泛使用本方，方中桂枝发散通阳，温经行血，既能调营，又能和卫，以祛除肌表风寒之邪；芍药益血养血，收敛阴气，以防桂枝汗散太过。两者相配，一开一合，可使发汗而不伤阴，止汗而不留邪，有相反相成之妙。诚如《医宗金鉴》所说："桂枝主芍药，是于发汗中寓敛汗之旨；芍药辅桂枝，是于合营中有调卫之功。"生姜味辛，协助桂枝解肌通阳；大枣味甘，辅佐芍药和营益阴；甘草既能助桂枝和畅血行，又能助芍药舒筋缓急，并可安中益气，调和诸药。五味配合，共奏解肌散邪、调和营卫、滋阴和阳之效。《医方集解》云："此足太阳药也。仲景以发汗为重，解肌为轻，中风不可大汗，汗过则反动营血，虽有表邪，只可解肌，故以桂枝汤少和之也。经曰：风淫所胜，平以辛凉，佐以苦甘，以甘缓之，以酸收之。桂枝辛甘发散为阳，臣以芍药之酸收，佐以甘草之甘平，不令走泻阴气也；姜辛温能散，散寒止呕；枣甘温能和，此不专于发散，又以行脾之津液而和营卫者也。"

经方活用经验：由于本方外可解肌和营卫，内可化气调阴阳，临证多取其通阳温脾之功，辨治小儿素体阳虚或过投消食导滞药所致的厌食之脾阳虚弱证，临证多加生黄芪益气以助本方之力。

【医案】

张某，男，4岁，见食不贪5月余，于2012年6月6日就诊。时腹自痛，皮肤欠润，便下溏薄，面色少华，形体消瘦，舌质淡红，苔薄白，脉浮缓。平素父母过于溺爱，素嗜零食，曾多方求治，消补治疗无效。查血微量元素、肝肾功能未见异常，并排除消化系统器质性病变。西医诊断：小儿厌食症。中医诊断：厌食，证属脾阳虚弱。治法：调和营卫，振奋脾阳。方药桂枝汤加减：桂枝3g，炒白芍9g，生姜2片，大枣3枚，生黄芪9g，陈皮9g，炒麦芽9g，佛手6g。7剂，水煎服，每日1剂，水煎分2次服。

二诊：2012年6月14日。复诊时言胃纳已振，便下亦已成形，腹痛缓解，为巩固疗效，又进7剂后，胃和便调，食量增加，病告痊愈。

按：小儿厌食症，目前临床上较多见。考其病因，今之积滞、厌食乃至疳积诸症，多为饮食习惯、饮食结构不合理所致，或妄进滋腻，久之阻碍摄纳。吾认为小儿从初生到成年，在不断生长发育的过程中，由于脏腑尚娇嫩，形气未充，为稚阴稚阳之体。宋·钱乙《小儿药证直诀》云："五脏六腑，成而未全，全而未壮。"小儿厌食症多属脾阳不振，清而不宜，补又不受，唯有振奋方效。其发病实质为"既无积可消，又虚不受补"，唯有以桂枝汤轻轻调和，以促醒胃气，使之思食。尤在泾《金匮要略心典》引徐彬氏之说曰："桂枝汤，外证得之，为解肌和营卫；内证得之，为化气和阴阳。"本方以生姜助桂枝辛散表寒，大枣合白芍调和营阴，甘草配桂枝、生姜辛甘化阳，甘草合白芍酸甘化阴，缓急止痛，甘草合大枣养脾胃以资汗源，配麦芽、陈皮、佛手以理气醒脾、消食开胃。配伍精当又切中病机，故取良效。采用桂枝汤加减调和营卫，表里兼顾，促进小儿脾胃之气旺达，食欲改善，机体强壮，阴平阳秘，邪不可干。

（孙晓旭、都修波）

二、麻黄汤（汉·张仲景《伤寒论》）

【组成】麻黄（去节）、桂枝（去皮）、杏仁（去皮尖）、甘草（炙）。

【功用主治】发汗解表，宣肺平喘。主治风寒表实证。

【用法用量】上四味，以水九升，先煮麻黄，减二升，去上沫，内诸药，煮取二升半，去滓，温服八合。覆取微似汗，不须啜粥，余如桂枝法将息。现代用法：水煎服，分次服，温覆取微汗。若汗出邪解，不可再服。如未得汗，可酌情续用。服药期间禁食生冷油腻等物。

【方解】麻黄汤出自《伤寒论》，是辛温解表的代表方，方中以辛温之麻黄开腠理、发汗散寒为主药；桂枝辛温而甘，既可增强麻黄发汗解表之力，又能缓解肢体酸痛之症，为辅药。表既壅遏，则肺气不舒，常见咳嗽喘促之症，故又以苦温降逆之杏仁助麻黄利肺止喘；甘草甘温和中，佐麻黄和营复表，助杏仁缓逆止喘。诸药同用，有发汗解表、宣肺平喘之功。表邪得散，肺气得通，自然热退喘平。全方组织严密，药简效宏，是辛温解表的代表方剂。柯韵伯在《伤寒来苏集·伤寒附翼》卷上中曰："此为开表逐邪发汗之峻剂也。"古人用药法象之义。麻黄中空外直，宛如毛窍骨节，故能祛骨节之风寒，从毛窍而出，为卫分发散风寒之品。桂枝之条纵横，宛如经脉系络，能入心化液，通经络而出汗，为营分散解风寒之品。杏仁为心果，温能助心散寒，苦能清肺下气，为上焦逐邪定喘之品。甘草甘平，外拒风寒，内和气血，为中宫安内攘外之品。

经方活用经验：吾在临床中广泛使用本方，临床常随证配伍，鼻塞较重者，加辛夷、苍耳子、川芎、白芷、细辛，以通达鼻窍；头痛明显者，加葛根、羌活，以疏达太阳经气；若肢体酸楚者，加川芎、独活以行血祛湿活络；疼痛剧烈者，加芍药、附子以散寒止痛；内兼寒饮咳喘者，加干姜、细辛、半夏以温肺化饮；夹有湿邪者，加藿香、佩兰、苍术、茯苓以祛湿；兼有水肿者，加防己、薏苡仁、牛膝、车前子以利水。

【医案】

郭某，男，7岁3月，以"发热恶寒1周"为代主诉于2014年12月8日就诊。患儿1周前，冬月户外玩耍，汗出脱衣感邪，诉恶寒高热，虽重衾叠被，犹啬啬不已，头痛项强，喘而胸满，肌肉酸痛，经西药治疗，热退。但次日晚复作，如此反复。诊见：发热，体温38.5℃，精神疲倦，面色苍白，稍气喘、胸闷，鼻塞，流清涕，恶寒无汗，头痛，口不渴，咽不红，舌淡红、苔薄白，脉浮紧。心脏听诊无异常，两肺呼吸音略粗。神经系统检查无异常，血常规正常。西医诊断：急性上呼吸道感染。中医诊断：感冒，证属风寒表实证。治宜发汗解表，宣肺平喘。方用麻黄汤加味。处方：炙麻黄 6g，桂枝 6g，苦杏仁 12g，炙甘草 6g，羌活 9g，白芷 9g。2 剂，日 1 剂，水煎服。嘱其睡卧前服药，加被令全身汗出。

二诊：2014 年 12 月 10 日。服 1 剂后身少汗，2 剂后汗出多，热退身凉，诸症皆消。遵"若汗出邪解，不可再服"，停服中药，稀粥调养，随访无异常。

按：感冒俗称"伤风"，如《景岳全书·伤风论证》云："伤风之病，本由外感……邪轻而浅者，上犯皮毛，即为伤风。"是小儿时期常见的外感性疾病之一，主要由于感受外邪所致。《幼科释谜·感冒》所云："感冒之原，由卫气虚，元府不闭，腠理常疏，虚邪贼风，卫阳受扰。"吾认为，小儿稚阴稚阳之体，脏气轻灵，随拨随应，易虚易实，疾病传变迅速，上述症状中"喘而胸满"为阳明经病证，故本病为太阳与阳明经表之证同时存在，既为两经并病，为何独治太阳？患儿出现上述症状乃外感风寒，客于肌表，肺气不宣所致，其主要病机为太阳之气被郁，太阳邪胜，表气闭郁，肺气失宣，故见喘，肺气不利，故见胸满。由于病变重心不同，则遣方用药也不同，正如《伤寒论》云："太阳与阳明合病，喘而胸满者，不可下，宜麻黄汤主之。"故治以发汗解表，宣肺平喘。方中麻黄、桂枝以发汗解表散风寒；苦杏仁配麻黄宣肺气以定喘；羌活配桂枝以散寒通络止痛；白芷配麻黄以宣通鼻窍；炙甘草调和诸药。诸药同用，切合病机，故获良效。麻黄汤一定要令汗出透，汗出不彻则表不解，汗出太过则亡阳，应中病即止，以免耗津伤液，恰到好处，方能收到预期效果。

（孙晓旭、都修波）

三、小青龙加石膏汤（汉·张仲景《金匮要略》）

【组成】麻黄、芍药、桂枝、细辛、甘草、干姜、五味子、半夏、石膏。

【功用主治】散寒解表，温化水饮，兼清郁热。主治外寒内饮兼有郁热证。

【用法用量】先煮麻黄去沫，纳诸药，日1剂，水煎2次。体质健壮者，1剂分2次服；体质羸弱者，1剂分4次服，连服3剂。若病不除，可再服3剂。

【方解】方中麻黄发汗解表，宣肺平喘，兼以利水，配桂枝既可增强宣散寒邪之效，又能同时通畅阳气以利内饮之化，二者相须为君，共奏宣肺解表平喘之功。干姜大辛大热，合细辛以助麻黄、桂枝散寒温肺，化痰涤饮。石膏清热除烦，与麻黄相协，可发越水气，防温燥之药从阳化热，合干姜、细辛共为臣。芍药配桂枝以调和营卫，收敛阴气，以防桂枝汗散太过，二者相配，开合有度，使发汗而不伤阴，止汗而不留邪，如《医宗金鉴》曰："桂枝主芍药，是于发汗中寓敛汗之旨；芍药辅桂枝，是于和营中有调卫之功。"然素有痰饮，纯用辛温发散，既恐耗伤肺气，又须防温燥伤津，配伍五味子以敛肺护阴。半夏味辛性温，降逆止呕，即遵"病痰饮者，当以温药和之"之意。炙甘草益气和中，配芍药酸甘化阴，缓和麻黄、桂枝、干姜辛散太过，调和辛散敛肺之间，是兼佐使之用。全方配伍严谨，既充分体现开中有合、散中有收、散不伤正、收不留邪、表里双解、寒温并用，又紧扣《内经》"以辛散之，以甘温之，以酸收之"的精髓。

经方活用经验：表邪未解，喘证明显者，可加厚朴、杏仁以降气平喘，与桂枝合用，似"桂枝加厚朴杏子汤"之气喘病机；喉间痰哮，辘辘作声者，加苏子、僵蚕、全蝎、地龙、蝉蜕以化痰降气，解痉平喘；热象显著，加葶苈子、鱼腥草以涤饮清热，化痰除饮；食积者，加焦三仙消食，兼以除湿；咳喘日久，久病入络者，加桃仁、红花以活血化瘀；咳喘气急、张口抬肩者，加用白术、泽泻，与桂枝合，即具五苓散之功。

【医案】

孙某，男，2 岁，2010 年 3 月 11 日初诊。以"反复咳喘10 月，再发 3 日"为代主诉就诊。3 日前感寒后出现恶寒发热，体温 38.0℃，咳嗽，喘息、气促，不能安卧，活动后加重，喉间痰声辘辘，咯痰量多，色白质黏，流清涕，纳差，便干溲黄。查舌质红，苔厚略腻，指纹浮红略滞。既往无喘息发作史，8 月龄时因重症肺炎曾行机械通气，纤维支气管镜检查未见异常，高分辨肺部 CT 示"闭塞性细支气管炎、伴陈旧性感染"征象，反复辗转就医，多种抗生素反复应用，咳喘时有时无。查体神志清，精神稍差，三凹征阳性，双肺听诊呼吸音粗，可闻及弥漫性细湿啰音及喘鸣音，呼气相延长。西医诊断：小儿闭塞性细支气管炎。中医诊断：喘证，证属外寒内饮兼郁热。治法：温肺化饮、清解郁热，兼化瘀通络。方药选小青龙加石膏汤加减：炙麻黄 3g，芍药 9g，干姜 6g，五味子6g，桂枝 3g，清半夏 6g，细辛 3g，炙甘草 6g，生石膏 20g，炒杏仁 6g，僵蚕 6g，蝉蜕 6g，桃仁 6g，炒麦芽、山楂各 9g。3 剂，每日 1 剂，水煎，分 2 次服。

二诊：患儿服 1 剂药后当夜热退身凉，咳嗽、喘息得减，夜卧稍安，稍劳后仍气喘。继服 2 剂，喘息明显缓解，唯活动后有喘息，纳食增，精神好转，夜卧安，守上方，石膏减至15g 以防寒凉伤胃，干姜减至 3g 以防燥热伤津，继续服用 5 剂。

三诊：诸症全消，如常儿，上药改为每 2 日 1 剂，继服 1周后停药。患儿咳喘反复发作，缠绵不愈，证属肺肾两虚，标实本虚，现标证已除，本证尚虚，故予至灵胶囊口服以补肺益肾，1次1粒，1日3次，疗程3月，随访1月时，咳喘已无反复。

按：小儿为"纯阳"之体，"稚阴未长""易寒易热"，感邪后热多寒少，即使感寒邪也易从寒化热，如《宣明方论》曰"大概小儿病者纯阳，热多冷少也"，又如《幼科要略》曰"体属纯阳，所患热病最多"。遵古方而不泥古方，结合小儿生理病理特点，吾认为凡小儿患痰饮化热之证，皆可用石膏，只是量不同而已，即热著量大，热不著量小，临证灵活，运用得当，从而达到药证恰当的结合，利于幼儿疾病恢复，如热不著时可将石膏减量至15g，热著时减干姜、细辛之量。全方寒温并用、散敛结合、宣降同施，共奏化痰蠲饮、解表清热、宣肺平喘、活血通络、补肺益肾之功，本案药证相符，故疗效甚佳。小青龙加石膏汤是仲景治痰饮兼有郁热的著名方剂。临床运用应注意两点：①凡患饮邪胶着、寒热不著，表现为喘息、气促、喉间痰鸣、吐痰清稀、缠绵难愈者。②凡有饮邪化热征象，如夹黏痰如丝难咯，或心烦，发热，或舌红，苔厚等。均可投用本方，但应注意药性平衡，不可滥投之。

（管志伟、都修波）

四、柴葛解肌汤（明·陶节庵《伤寒六书》卷三）

【组成】柴胡、干葛根、甘草、黄芩、羌活、白芷、芍药、桔梗。

【功用主治】辛凉解肌，兼清里热。主治表邪未解、里热炽盛证。

【用法用量】纳诸药，加生姜3片，大枣2枚，加生石膏5g，日1剂，水煎2次，分2次服，连服3剂。

【方解】本方为辛凉解表剂，用于表邪未解，而又化热入里之太阳、阳明、少阳三阳经合病，即"足阳明胃经受邪，目疼，鼻干，不眠，头疼，眼眶痛，脉来微洪，宜解肌，属阳明经病，其正阳明腑病，别有治法"。方中柴胡辛苦微寒，轻清宣透，专主邪热，功擅解肌退热，《明医指掌》谓之"解肌要药"，且有舒畅气机之功，又可助葛根外透郁热。葛根性凉味辛，辛能外透肌热，凉能内清郁热。《药品化义》曰："能理肌肉之邪，开发腠理而出汗，属足阳明胃经药，治伤寒发热，鼻干口燥，目痛不眠，疟疾热重。"《经证证药录》曰："太阳之气主肌肤，阳明之气主肌肉，太阳经邪留而不去，传舍于输，则由皮肤而肌肉，非葛根清凉发散，不能泄阳明热气。"《本草经疏》称之"解散阳明温病热邪之要药也"。柴胡、葛根共为君药以解肌清热。黄芩味苦性寒，清热解毒泻火，如《本经逢原》曰："黄芩专主阳明蒸热，阳明居中，非黄芩不能开泄蕴着。"石膏辛甘大寒，清热泻火，除烦止渴，如《医学衷中参西录》曰："石膏，凉而能散，有透表解肌之力。外感有实热者，放胆用之，直胜金丹。"此为清解气分实热的要药，配伍黄芩清内郁之热而止呕逆。羌活、白芷入太阳经，解表散寒而止头疼，与石膏、黄芩共为臣药。葛根配石膏，一解阳明之表邪，一清阳明之里热；柴胡配黄芩，一透少阳之表邪，一清少阳之里热，如此，既治入里之表邪，又杜绝入里之传变。桔梗宣肺利气，又能载药上行三阳，芍药、甘草敛阴和营泄热，防疏散太过而伤阴，生姜、大枣调和营卫，健脾胃共为佐药；甘草又能调和诸药，为使药。诸药寒温并用，辛凉为主，共奏辛凉解肌、兼清郁热之效。

经方活用经验：若无汗，而恶寒发热重，可去黄芩，加麻黄、桂枝等以增强发散表邪之功；若里热炽盛，可加蒲公英、鱼腥草等清热解毒之品；若咽喉肿痛者，可加牛蒡子、玄参、牛蒡子、射干等以清热利咽；若咳嗽重者，加紫菀、款冬花、炙百部等润肺止咳之品；若口渴口干者，可加天花粉、芦根以生津止咳。

【医案】

田某，女，3岁，2011年12月3日初诊。以"发热5日"为代主诉就诊。5日前伤风后出现恶寒发热而无汗，体温最高38.5℃左右，轻咳，少痰，鼻塞、流清涕，头身疼痛，小便清长，大便正常。家属代诉外院血常规示白细胞不高，中性粒细胞略高，C反应蛋白正常，予利巴韦林颗粒、头孢克洛口服2天，体温逐渐升至39.5℃，恶寒减轻，大便渐干，小便略黄，外院住院查病原学未见异常，予静脉抗病毒、抗感染治疗3天，发热无改善，日2至3次热峰，最高39.7℃。无汗头痛，目赤鼻干，烦渴不眠，轻咳，痰黏色黄，大便干，小便黄。查舌质红，苔黄厚，脉浮数。查体神志清，精神稍差，双肺听诊呼吸音粗，未闻及明显湿啰音及喘鸣音。余查体无异常。西医诊断：急性呼吸道感染。中医诊断：外感发热，证属三阳合病。治法：解肌清热。方药选柴葛解肌汤加减：柴胡10g，葛根6g，黄芩6g，桔梗6g，生石膏20g，知母6g，金银花6g，连翘6g，紫菀9g，款冬花9g，牛蒡子6g，生地黄6g，玄参6g，生甘草6g，大枣4枚为引送服。3剂，日1剂，水煎，分2次服。

二诊：患儿服2剂后热渐退，3剂后热退无反复，但仍咳嗽、有痰，守上方，去生石膏、知母、金银花、连翘以防伤正，加枇杷叶6g，炙百部9g以疏风清热，止咳化痰，继服5剂，诸症渐退。

按：吾认为本方适宜治疗三阳经病，两经或三经并病，表里同病，热邪入里，伤津伐正等热证发展的每一个阶段，临床应早用重剂，以截断病势，因小儿"发病容易、传变迅速"，感邪之后，迅速入里，或表证未解合并里证，或伤津伐正，若不及时救治，易致邪热内陷厥阴或引动肝风而出现危重之候。临床上，感受风温暑燥火或兼他邪而引起发热，只要毒邪尚未入营入血，均可投之。遣方用药时适时加入生地黄、玄参等滋阴凉血之品，一则以防邪热入营入血，二则防邪热伤阴；重用生石膏，因其清气凉营之力专，如张锡纯言"生石膏治外感实热，断无伤人之理，且放胆用之，亦断无不退热之理"，后医家亦有云"其退热之功，胜过犀角、羚羊角"。

（管志伟、都修波）

五、犀角地黄汤（唐·孙思邈《备急千金要方》）

【组成】 犀角（用水牛角代）、生地黄、芍药、牡丹皮。

【功用主治】 清热解毒，凉血散瘀。主治热入血分，热伤血络证。

【用法用量】 上药四味，㕮咀，以水九升，煮取三升，分3次服。（现代用法：上药日1剂，水牛角锉粉先煎，余药后下，分2～3次服）

【方解】 方用苦咸寒之水牛角为君，归心肝经，清心肝而解热毒，且寒而不遏，直入血分而凉血。臣以生地黄甘苦性寒，入心肝肾经，清热凉血，养阴生津，一可复已失之阴血；二可助水牛角解血分之热，又能止血。白芍苦酸微寒，养血敛阴，且助生地黄凉血和营泄热，于热盛出血者尤宜；牡丹皮苦辛微寒，入心肝肾，清热凉血，活血散瘀，可收化斑之效，两味同为佐使。四药合用，共成清热解毒、凉血散瘀之剂。

本方治证乃热毒深陷于血分所致。《医宗金鉴·删补名医方论》曰："此方用犀角清心去火之本，生地凉血以生新血，白芍敛血止血妄行，丹皮破血以逐其瘀。此方虽曰清火，而实滋阴；虽曰止血，而实去瘀，阴滋火息，可为探本穷源之法也。"

经方活用经验：常用此方加减治疗热入血分，血热妄行引起的各种临床疾病，如小儿外感、肺炎等所致发热、烦躁、谵语等；小儿紫癜、尿血、吐血和衄血等。小儿紫癜伴有皮肤瘙痒者加蝉蜕以清热祛风止痒；出血较重者，加三七、蒲黄炭养血和血止血；邪热与瘀血互结者加大黄、黄芩以清热逐瘀与凉血散瘀同用。

【医案】

李某，女，12岁。初诊日期：2005年5月10日。以"反复皮肤紫癜2周"为主诉就诊。患儿2周前感冒发热，继而四肢出现皮肤瘀斑瘀点，伴有咽痛，口渴、心烦，喜冷饮，大便可，小便黄赤。查体：生命体征平稳，四肢出现皮肤瘀斑瘀点，密集成片，色泽鲜红或紫暗，下肢尤甚，无瘙痒及触痛，察其舌质红绛，苔黄，脉弦数。实验室检查：血小板计数正常；尿液镜检潜血（＋）。四诊合参，中医诊断：紫癜，证属血热妄行。西医诊断：过敏性紫癜。治法：清热解毒，凉血散瘀。方选犀角地黄汤加减：水牛角粉20g，生地黄10g，赤芍10g，牡丹皮10g，玄参10g，黄芩10g，连翘10g，茜草10g。上方6剂，日1剂，水煎煮，分3次服。嘱咐患者忌食海鲜辛辣及油炸食品。

二诊：2005年5月18日。皮肤紫癜已消退，其他无恙。尿液镜检：红细胞2～5个/HP。考虑热后伤阴耗血，故上方去水牛角和连翘之寒，加当归10g，知母10g养血活血滋阴，日1剂，水煎，分3次服，继服10剂后痊愈，随访半年无复发。

按：该病为热入营血，血热妄行所致紫癜。心主血脉，肝藏血。与血和脉络相关的病证脏腑应首先考虑心肝，再辨寒热虚实。营热不解，多深入血分，心肝受病。温热之邪燔灼血分，一则热盛血沸，且必扰于心，故有心烦，口渴，喜冷饮；二则迫血妄行，阳络伤则血外溢，阴络伤则血内溢，故有皮肤紫癜、尿血之别。离经之血又可致瘀阻，故而发斑，色紫暗。叶天士《外感温热篇》说："入血就耗血动血，直须凉血散血。"所以治法以清热解毒，凉血散瘀为主。凉血与散瘀并用，一是因离经之血残留成瘀；二是因热与血结致瘀。待皮肤紫癜消退后，当以养阴清热活血为主。全方谨守病机、机圆法活、药少力专，故有良效。

（郑贵珍、都修波）

六、归脾汤（宋·严用和《济生方》）

【组成】白术、茯神、黄芪、龙眼肉、酸枣仁、党参、木香、当归、远志、甘草。

【功用主治】益气补血，健脾养心。主治心脾气血两虚证、脾不统血证。

【用法用量】上药㕮咀，每服四钱（12g），水一盏半，加生姜五片，枣子一枚，煎至七分，去滓温服，不拘时候。现代多每日1剂，姜、枣为引，水煎服。

【方解】方中黄芪甘微温，补脾益气；龙眼肉甘温，既能补脾气又能养心血，共为君药。人参、白术甘温补气，与黄芪相配，加强补脾益气之功；当归甘辛微温，滋养营血，与龙眼肉相伍，增加补心养血之效，均为臣药。茯神、酸枣仁、远志宁心安神；木香理气醒脾，与补气养血药配伍，使之补不碍胃，补而不滞，俱为佐药。《古今名医方论》中说："此方滋养心脾，鼓动少火，妙以木香调畅诸气。"炙甘草补气健脾，调和诸药，为使药。用法中加姜、枣调和脾胃，以资生化。《成方便读》曰："夫心为生血之脏而藏神，劳则气散，阳气外张，而神不宁，故用枣仁之酸而收之，茯神之静以宁之，远志泄心热而宁心神。思则脾气结，故用木香行气滞，舒脾郁，流利上、中二焦，清宫除道。然后参、芪、术、草、龙眼等大队补益心脾之品以成厥功。继之以当归，引诸血各归其所。"

经方活用经验：常用此方治疗心脾气血两虚引起的各种临床疾病：尤其擅长辨治小儿紫癜、尿血证属气不摄血者，每获良效。另外，用本方辨治小儿贫血、神经衰弱所致心悸怔忡、夜眠不安、盗汗虚热、体倦食少、面色萎黄等也取得了不错效果。

【医案】

张某，女，15岁，学生。初诊日期：2006年11月8日。以"夜眠欠安半年"为主诉就诊。病史：半年来夜眠欠安，夜间醒来数次，每次醒来伴有惊悸、体热，甚至汗出，醒后不易入睡，白天头晕、体倦乏力。既往睡眠佳，自进入初中三年级来，心理压力较大，思虑过多。查体：生命体征平稳，心肺未见异常，腹平软，肝脾无肿大，四肢关节无畸形。察其舌质红，苔薄白，舌尖红，脉细弱。中医诊断：不寐，证属心脾两虚。西医诊断：神经衰弱。治法：益气补血，健脾养心。方选归脾汤加减：白术10g，茯神10g，黄芪15g，龙眼肉15g，酸枣仁15g，五味子10g，党参10g，木香6g，当归10g，远志6g，夜交藤10g，甘草5g。上方6剂，日1剂，姜、枣为引，水煎服。

二诊：2006年11月15日。睡眠改善，夜间偶有醒来，但无惊悸，仍可再次入睡。唯诉感觉右下眼睑跳动。处方：上方加枸杞子10g。6剂，日1剂，姜、枣为引，水煎服。7天后复诊：睡眠改善，其他无恙。继用上方10剂，姜、枣为引，水煎服。治疗近一个月，睡眠正常。

按：该病人为心脾两虚，气血不足之证。心藏神而主血，脾主思而统血，思虑过度损伤心脾。脾胃为气血生化之源，脾虚则气血衰少，心无所养，不能藏神，故有心悸怔忡，失眠，体倦乏力，脉细弱；心失所养，则心火上炎，汗为心之液，故体热汗出，舌尖红。本方补气补血药配伍养心安神药，意在补益心脾。参、芪、术、草甘温，所以补脾；茯神、远志、酸枣仁、五味子、龙眼肉、夜交藤甘温酸苦，所以补心。当归滋阴而养血，木香行气而舒脾，既行血中之滞，又助参、芪而补气，心脾得补，诸症自除。

（郑贵珍、都修波）

七、缩泉丸（南宋·陈自明《妇人大全良方》）

【组成】乌药、益智仁、山药各等分。

【功用主治】温肾祛寒，缩尿止遗。主治膀胱虚寒证。

【用法用量】上为末，酒煎山药末为糊，丸桐子大，每服七十丸（9g），盐、酒或米饮下。现代用法：每次 1～2g，每日 3 次，开水送下。

【方解】方中益智仁温肾纳气，固涩缩尿，为君药；乌药温暖下焦，助膀胱气化，固涩止遗，为臣药；山药健脾补肾，固涩精气，为佐使药。三药合用，可除下焦虚寒，膀胱约束有权，缩尿止遗。《医方考》曰："脬气者，太阳膀胱之气也……是方也，乌药辛温而质重，重者坠下，故能疗肾间之冷气；益智仁辛热而色白，白者入气，故能壮下焦之脬气。脬气复其元，则禁固复其常矣。"吾在临床中治疗小儿遗尿症常将缩泉丸与五子衍宗丸相合，酌加醒神开窍之品，使肾阳得温，膀胱固摄。

【医案】

患儿张某，男，6岁，以"遗尿1年余"为代主诉于2010年4月10日就诊。患儿平素体虚，神疲乏力，纳差，小便清长，大便稀溏，夜间遗尿，每周3～4次，2～3次/夜，睡眠较深，不易唤醒，舌淡红，苔白滑，脉沉细。实验室检查无异常，辅助检查未发现器质性病变。西医诊断：小儿遗尿症。中医诊断：遗尿，证属肾气不足，下元虚冷。治当温肾暖阳，固涩膀胱。方选缩泉丸合五子衍宗丸加减。益智仁10g，乌药6g，金樱子9g，菟丝子10g，五味子6g，覆盆子9g，枸杞子9g，山药15g，石菖蒲10g，郁金10g，炙麻黄6g，鸡内金10g，炙甘草6g。7剂，日1剂，水煎分2次服。嘱家长夜间将其唤醒排尿，并结合针刺肾俞、膀胱俞、中极、关元、命门、腰阳关。

二诊：患儿遗尿症状较前好转，每周1～2次，每晚1次，夜间有时可唤醒，纳差较前好转，大便仍稍稀。舌质红，苔白厚，脉数。上方减郁金，加白术10g。10剂，日1剂，水煎分2次服。

三诊：患儿遗尿症状显著好转，每周1次，可唤醒。纳可，大便正常。舌淡苔薄白，脉数。按上方继服7剂，遗尿症状消失。

按：小儿遗尿是指5岁以上儿童睡眠中仍有小便自遗，通常每周大于2次，持续6月以上。中医称遗尿症为"遗尿""遗溺"。《灵枢·九针》云："膀胱不约为遗尿。"《诸病源候论·遗尿候》云："遗尿者，此由膀胱虚冷，不能约束于水故也。"小儿遗尿的发生不外乎虚实两端，实者多为肝经湿热，湿热之邪郁滞肝经致肝失疏泄，或湿热循经下注膀胱，膀胱开合失司则致遗尿；虚者多为肾气不足，下元虚冷，气化功能失调，膀胱失于约束，发为遗尿。正如《素问·宣明五气》

说:"膀胱……不约为遗尿。"尚可由于脾肺气虚,水道制约无权而致者。吾认为本病以虚证为主,肾气亏虚,膀胱失约贯穿疾病的始终,故善以补肾固涩为主,常以缩泉丸配合五子衍宗丸,五子衍宗丸专主补益肾气,缩泉丸功擅固涩小便。此外,临床上遗尿患儿夜间睡眠较深沉,较难唤醒,吾认为此与心肾失交,水火不济,神明失守,膀胱失约有关,故常配伍石菖蒲、郁金、炙麻黄等醒神开窍之品。

(于淑文、李向峰、都修波)

八、定喘汤(明·张时彻《摄生众妙方》)

【组成】白果(去壳,砸碎,炒黄色)、麻黄、款冬花、桑白皮(蜜炙)、苏子、甘草、杏仁(去皮尖)、黄芩(微炒)、法制半夏(如无,用甘草汤浸泡七次,去脐用)。

【功用主治】清肺化痰,宣肺平喘。主治热哮。

【用法用量】上药用水三盅,煎二盅,作二服。每服一盅,不用姜,不拘时候徐徐服。

【方解】本方证因素体多痰,又感风寒,肺气壅闭,不得宣降,郁而化热所致。症见哮喘咳嗽,痰多色黄,质稠不易咯出等。治宜宣肺降气,止咳平喘,清热祛痰。方用麻黄宣肺散邪以平喘,白果敛肺定喘而祛痰,共为君药,一散一收,既可加强平喘之功,又可防麻黄耗散肺气。苏子、杏仁、半夏、款冬花降气平喘,止咳祛痰,共为臣药。桑白皮、黄芩清泄肺热,止咳平喘,共为佐药。甘草调和诸药为使。诸药合用,使肺气宣降,痰热得清,风寒得解,则喘咳痰多诸症自除。《医方集解》对该方的解释:"此手太阴药也。表寒宜散,麻黄、杏仁、桑白皮、甘草辛甘发散,泻肺而解表。里虚宜敛,款冬温润，白果收涩定喘而清金。苏子降肺气，黄芩清肺热，半夏燥湿痰，相助为理，以成散寒疏壅之功。"

经方活用经验：若无表证者，以宣肺定喘为主，故麻黄可减量应用；痰多难咯者，可酌加瓜蒌、前胡、胆南星等以助清热化痰之功；肺热偏重，酌加石膏、鱼腥草以清泄肺热；鼻塞咽痒者加辛夷、冬凌草；痰多而稠，喉中哮鸣，不能平卧者，可加射干、葶苈子、广地龙等；痰热伤津而出现口干欲饮、舌红少苔等症状，可加用沙参、麦冬、天花粉等。

【医案】

杨某，女，8岁。以"反复咳喘7年余，发作3天"为代主诉就诊。患儿7年前出现咳喘，在当地医院以"毛细支气管炎"收住院，经治痊愈。每年气候转冷即发，反复喘息10余次，常用氨茶碱、激素方能缓解病情，坚持普米克吸入治疗至今两年，3天前喘息复发，因雾化吸入症状控制不佳，故来诊。刻下症见：咳嗽，喘息，张口抬肩，呼吸气促，喉中痰鸣，舌质红，苔黄，脉浮数。平素有过敏性鼻炎史。查体：咽充血，呼吸浅促，三凹征明显。双肺听诊呼吸音粗，可闻及呼气末喘鸣音，呼气相延长。心腹部查体无异常。西医诊断：支气管哮喘。中医诊断：哮喘，证属热哮。治以清肺化痰，宣肺平喘。方选定喘汤加减：白果6g，蜜麻黄6g，炙款冬花10g，炙桑白皮10g，苏子10g，苦杏仁9g，黄芩10g，法制半夏6g，前胡6g，葶苈子6g，广地龙10g，甘草6g。3剂，日1剂，水煎分2次服。

二诊：咳喘症状明显好转，稍喘息，咳嗽，咳吐黄痰，无发热，舌质红，舌苔薄黄，脉滑数。查体：三凹征弱阳性，双肺听诊仍可闻及呼气相喘鸣音，较前减轻。患儿喘息减轻，上方去葶苈子，续服5剂，仍配合雾化吸入治疗。一周后复诊，继服3剂后咳止、喘平。

按：哮喘是小儿肺系疾病的常见病，发病年龄以1～6岁多见。临床以咳嗽，痰多，喘促气急，喉间痰鸣，呼气延长，严重者以不能平卧、呼吸困难、张口抬肩、唇口青紫等为特征。小儿哮喘因内有伏痰，复感外邪引动而发。因小儿体属纯阳，又因小儿阴常不足，阳常有余，阳火易动，而成痰火相结之势。故临床热哮多见。本例患儿喘息发作，张口抬肩，呼吸气促，喉中痰鸣，舌质红，苔黄，脉浮数，辨证属热哮无疑。故方选定喘汤加减。本方出自《摄生众妙方》，主治风寒外束、痰热内蕴的哮喘症。方中麻黄直入肺经，宣达肺气之壅郁，且兼透表达邪，有利于肺气之宣泄，为止喘良药。费伯雄曰："治痰先理气，不为疏泄，则胶固不通，此定喘用麻黄之意也（《医方论》）。"白果敛肺定喘，兼以祛痰。麻黄得白果，则宣肺平喘而不伤正；白果得麻黄，则敛肺定喘而不敛邪。两味配伍，一散一收，相反相成，开合得宜，共为君药。苏子、杏仁、半夏、款冬花降气平喘，止咳祛痰，共为臣药。桑白皮、黄芩清泄肺热止咳平喘，为佐药。甘草调和诸药。因患儿痰多，故加前胡止咳化痰；加葶苈子泻肺平喘；加广地龙清肺热平喘。诸药合用，宣、敛、清、降并用，用意周到，作用全面，故为痰热哮喘之良方。而且，现代药理研究表明白果具有良好的解痉作用；麻黄中含麻黄碱能缓解支气管平滑肌的痉挛。故以此方加减应用，疗效显著。

（刘莎莎、李向峰、都修波）

九、补中益气汤（金·李杲《内外伤辨惑论》）

【组成】黄芪、人参、炙甘草、白术、当归、橘皮、升麻、柴胡。

【功用主治】补中益气，升阳举陷。主治头晕目眩，体倦肢软，少气懒言，语声低微，视物昏瞀，耳鸣耳聋，面色萎黄，纳差便溏，舌淡，脉虚之脾胃气虚证；或脱肛，子宫脱垂，久泻久痢，崩漏等脾虚中气下陷证；以及烦劳内伤，身热心烦，渴喜热饮，气短乏力，舌淡，脉虚大而无力之气虚发热证。

【用法用量】水煎服。或作丸剂，每服 6 ～ 9g，日 2 次，温开水或姜汤下。

【方解】肺者气之本，方中重用黄芪补中益气，升阳固表；脾者肺之本，人参、炙甘草、白术功能补气健脾，与黄芪合用，以增强其补益中气之功；血为气之母，气虚久时，营血亦亏，故用当归养血和营；陈皮理气和胃，使诸药补而不滞；并以少量升麻、柴胡升阳举陷，协助君药以升提下陷之中气，《本草纲目》谓："升麻引阳明清气上升，柴胡引少阳清气上行，此乃禀赋虚弱，元气虚馁，及劳役饥饱，生冷内伤，脾胃引经最要药也。"

经方活用经验：本方为治一切肺脾气虚，中气不足之基础方剂。凡以此证为根本演发而出的变证，均可在本方的基础上加减灵活应用。气虚多汗可加白芍、五味子；身热心烦，或喘或渴，或阳虚自汗，宜本方加麻黄根、浮小麦固表敛汗；咳嗽，加五味子、麦冬以敛肺止咳；风药多燥，葛根能生胃中清气，入肺则生水，故咽干可加葛根；头痛可加蔓荆子、川芎；风湿相搏，一身尽痛，加羌活、防风；有痰加半夏、生姜；胃寒气滞加青皮、蔻仁、木香、益智；腹胀加枳实、木香、砂仁；腹痛加白芍；热痛或能食而心下痞加黄连；咽痛加桔梗；有寒加肉桂；湿盛加苍术；阴虚火旺加黄柏、知母；大便秘结加酒煨大黄；脾胃不调，胸满肢倦，食少短气，口不知味，及食入反出，去当归、白术，加木香、苍术。

【医案】

患儿黄某，女，5岁，2011年3月16日初诊。以"夜间小便自遗2年"为代主诉就诊。患儿自幼睡中小便自遗，每晚1～2次，睡眠较深，难以唤醒，神疲倦怠，面色少华，舌质淡、苔白，脉细弱。平日纳差，便溏，易感冒。查尿常规、腰骶正位片未见异常。西医诊断：小儿遗尿症。中医诊断：遗尿，证属肺脾气虚型。治法：补肺健脾，固涩止遗。方药以补中益气汤合缩泉丸加减：黄芪15g，山药15g，党参9g，白术9g，益智仁9g，当归6g，麻黄6g，桑螵蛸10g，鸡内金6g，炙甘草6g。5剂，日1剂，水煎，分2次服。

二诊：服药5剂后有1天夜间可唤醒排尿，但夜间醒后神志朦胧，于上方加石菖蒲、远志各6g，继服7剂。

三诊：患儿1周仅1天出现遗尿1次，余夜间可自醒排尿，但汗出较多，上方加白芍10g，五味子6g，继服7剂。

四诊：患儿未再出现遗尿，精神、饮食好转，面色红润，汗出减少，效不更方，继7剂，隔日服用一剂以保持疗效，随访半年无复发。

按： 小儿遗尿多赖于肺脾肾功能失调，尤以肾气不足为主要病机。本案患儿神疲倦怠，面色少华，平日纳差，便溏，易感冒，舌质淡、苔白，脉细弱，一派肺脾气虚之象。而肺主敷布津液，脾主运化水湿，二者与肾共同维持水液代谢，若脾虚失于健运，不能运化水湿，肺虚治节不行，通调水道失职，三焦气化失司，则膀胱失约，津液不藏，而成遗尿，正所谓"上虚不能制下"。本案紧扣患儿肺脾气虚的病机，选用补中益气汤合缩泉丸加减，并加用益智仁、石菖蒲、远志以醒脑开窍，麻黄温宣肺气以升清，肺气得宣，膀胱得固，遗尿则愈。

（范淑华、都修波）

十、射干麻黄汤（汉·张仲景《金匮要略》）

【组成】射干、麻黄、生姜、细辛、紫菀、款冬花、大枣、半夏、五味子。

【功用主治】宣肺祛痰，下气止咳。主治痰饮郁结，气逆喘咳证。

【用法用量】上九味，以水一斗二升，先煮麻黄两沸，去上沫，内诸药，煮取三升，分温三服。

【方解】此方是于小青龙汤中除去桂枝，芍药、甘草而加射干、紫菀、款冬、大枣所组成。方中麻黄辛温，轻清上达，善开肺气郁闭，散风寒，疏腠理，透毛窍，为君药，有"治外感第一要药"之称。细辛辛香走窜，有升浮之性，可温散风寒，有解热镇痛之功，用于此方有助麻黄发汗解表的功用。配温经通脉之生姜，促汗而解风寒之邪。射干苦寒泄降，能清肺泄热，降痰平喘，解毒利咽，为咽喉肿痛要药。紫菀苦温润肺，能开泄肺郁，定咳降逆，宣通窒滞，兼疏肺家气血。款冬花味苦主降，顺肺中之气，又清肺中之血，能开郁润肺，化痰止咳。经云"病痰饮者，当以温药和之"，饮非温不化，痰非气降不消。紫菀、款冬花为《神农本草经》的中品，温而不热，润而不燥，寒热皆宜，是温化寒痰常用的对药。麻黄、细辛、半夏，降逆消痰，温肺化饮于内。五味子之酸，以补不足，令正气自敛。生姜和胃降逆，大枣之甘，健脾安中，扶助正气，以补后天，为佐药。全方共奏散寒解表、开痰平喘、温肺化饮、安中扶正之功。

经方活用经验：吾在临床中易生姜为干姜而治寒饮阻肺明显者；如遇痰涎壅盛者，加葶苈子、紫苏子、炒莱菔子降气涤痰；哮喘发作呈持续状态者，加全蝎、广地龙、川芎化瘀通络，解痉定喘；大便不畅，脘腹胀满，舌苔白厚者，加全瓜蒌、生白术、炒枳壳通腑降逆，化痰平喘；喉中痰鸣，声如拽锯者，加代赭石、生龙骨、生牡蛎，代赭石降逆气、坠痰涎，《医学衷中参西录》指出"龙骨善治肺中痰饮咳嗽，咳逆上气"，它与牡蛎并用，"为治痰之神品"，三药镇肝潜阳以息风解痉，补肾纳气以平喘。

【医案】

李某，男，2 岁 3 个月。2010 年 11 月 2 日初诊。半月前，患者受凉感冒发热，口服中成药（具体不详）及肌注赖氨匹林针 2 天热退，热退后出现咳嗽，继之喘息，喉中有痰鸣声，纳差，哭闹不安，外院诊为"喘息型支气管炎"，静点头孢呋辛和细辛脑 7 天，效不佳。遂来就诊。刻下症：精神差，阵发咳嗽、喘息，夜间咳嗽、喉中痰喘较重，不发热，纳差，无汗，二便正常，舌质淡嫩，舌苔薄白、腻滑，指纹浮露暗红，未超过风关。查体：咽轻度充血，扁桃体Ⅰ度肿大。三凹征阳性。双肺呼吸音粗，可闻及喘鸣音和痰鸣音。心脏听诊未闻及异常。腹胀，肝脾不大。胸部正位片示：双肺纹理增粗紊乱，符合"支气管炎"改变。西医诊断：喘息性支气管炎。中医诊断：喘证，辨证为寒性哮喘。治以宣肺化痰，止咳平喘。方选射干麻黄汤加减：射干 6g，炙麻黄 6g，细辛 3g，炙款冬花 6g，清半夏 6g，蜜紫菀 6g，五味子 6g，茯苓 6g，干姜 3g，大枣 5g，生姜 6g。免煎颗粒 3 剂，每日 1 剂，分次频服。

二诊：服上药后，咳嗽、喘息及痰鸣明显减轻，食欲增加。舌淡，舌苔白微厚，指纹浮红。三凹征弱阳性，双肺听诊仍可闻及呼气末喘鸣音及少许痰鸣音。效不更方，继服上方 3 剂。

三诊：偶咳嗽，无喘息，无发热，纳食好，二便正常。舌淡，苔白。三凹征阴性，双肺听诊呼吸音粗，未闻及干湿性啰音。上方去生姜，继服3剂巩固治疗。

按：喘息性支气管炎是小儿时期的常见病，临床以反复发作的咳嗽、喘息、呼吸困难为主要特征。许多医家认为"外感风邪，内有伏痰"为本病主要病机。故治疗当以宣肺化痰，止咳平喘为基本治法。本案患儿因外感治之不当，表证未解，里又停饮，泛而为痰，寒饮郁肺，痰阻气道而发病。故方选射干麻黄汤解表散寒，降逆化痰止咳。加茯苓"主胸胁逆气"（《神农本草经》），以增化痰饮、降逆气之功。因为患儿夜间咳喘较重，又不思饮食，加干姜既能温中，又能温上焦肺阳而散寒化饮，不致上逆则咳喘止。患儿年幼服药不便，予免煎颗粒冲服，多次频服，以免呃逆呕吐。

（马腾、李向峰、都修波）

十一、二至丸（清代·汪昂《医方集解》）

【组成】女贞子、墨旱莲。

【功用主治】补益肝肾，滋阴止血。用于肝肾阴虚，眩晕耳鸣，咽干鼻燥，腰膝酸痛，月经量多。

【用法用量】女贞子、旱莲草各500g。女贞子冬至时采，阴干，蜜酒拌蒸，过一夜，粗袋擦去皮，晒干为末，旱莲草夏至时采，捣汁，熬膏，和前药为丸。水煎服，剂量酌减。

【方解】女贞子甘平，滋肝补肾，乌须明目，《本草经疏》称"女贞子，气味俱阴，正入肾除热补精之要品"。墨旱莲，甘寒，益肾补精，凉血止血。二至丸中女贞子甘苦凉，滋肾养肝，配旱莲草甘酸寒，养阴益精，凉血止血，适用于肝肾阴虚或阴虚内热所致须发早白、头晕目眩、腰膝酸软、遗精耳鸣等症状。两药甘凉，微寒，归肝肾经，此方为滋补肝肾之阴的佳品，旱莲草、女贞子二味药味简而性平和，补而不滞，滋而不腻，为平补肝肾之剂。

经方活用经验：本方不仅可养阴滋补肝肾，而且可清虚热泻虚火，凉血止血，润窍通淋。本方治疗尿血，迁延不愈，日久成瘀，气阴两虚，疗效显著，尤其是墨旱莲单味中药在凉血止血，滋阴清热方面尤佳。吾曾治疗15岁IgA肾病患儿，病史3余年，镜下红细胞持续（+～++）/HP一年余，盗汗、多梦、五心烦热、乏力，无浮肿、尿少症状，查体舌质红，苔少，脉细数。予二至丸嘱其长期服用。3个月后，查尿常规镜下血尿转阴，未有复发。正如《本草正义》曰："墨旱莲入肾阴而生长毛发，又能入血，为凉血止血之品。"患者尿血日久，损伤血络，肝肾阴虚，投用二至丸以滋养肝肾，凉血止血。辨证用药，恰如其分，效如桴鼓。

【医案】

患儿，左某，男，7岁。代主诉为"发现尿检异常7月余"。现病史：患儿2008年3月上感后出现血尿和蛋白尿，至郑州某医院儿科住院治疗。肾活检诊断为系膜增生性IgA肾病，予抗感染治疗后感冒症状、蛋白尿消失，但持续镜检红细胞（+～++）/HP，6个月无明显改善，2008年9月18日前来我院就诊，查尿常规：潜血（++），红细胞（++）/HP，颧红盗汗、咽痛咽红、腰膝酸软，神疲乏力，舌质红少津，舌苔薄白，脉细数无力，辨证为气阴两虚。治宜益气养阴，凉血活血。处方：女贞子10g，旱莲草15g，黄芪30g，太子参15g，赤芍12g，丹参15g，当归12g，牡丹皮10g，益母草12g，茜草10g，金银花10g，连翘10g，甘草6g。7剂，每日1剂，水煎，分2次服。

二诊：服上药后，咽痛减轻，神疲乏力、腰膝酸软症状缓解。夜间眠差，失眠多梦，复查尿常规潜血（++），红细胞

（＋）/HP，以上方加炒酸枣仁 15g，知母 10g，14 剂。

三诊：咽痛消失，自觉身轻有力，食欲亦可，眠安，复查尿常规：潜血（＋），镜检红细胞 5 ～ 7 个/HP。效不更方，继服 30 剂。而后以益气养血，滋补肾阴之法，随症加减治疗半年，病情逐渐稳定至痊愈。

按：患儿尿血病久，血随溺出，气随液出，伤津耗气，可见颧红盗汗、腰膝酸软、神疲乏力之症，津液亏久，虚热内生，上循足少阴肾经至咽喉，可见咽痛咽红，舌红，少苔。病位在下焦膀胱，病机为气阴两虚，虚热下扰膀胱血府，血络受损，肾失封藏，精微下泄，故见血尿迁延不愈。故以黄芪、太子参益气养阴，茜草、女贞子、旱莲草凉血止血，赤芍、丹参、当归、牡丹皮、益母草活血化瘀，金银花、连翘解毒利咽而取效。二诊气阴得补，虚热乃纳，相火归位，则咽痛咽红症状乃消，虚烦内扰神明，则夜寐难安，加用酸枣仁、知母仿仲圣"酸枣仁汤"清热祛烦安眠，后期坚持以益气养阴，滋养肝肾为大法加减出入，其病乃愈。二至丸之于本病治疗既有滋阴止血治标之效，又有补益肝肾治本之功。

（白明晖、都修波）

十二、小蓟饮子（明·徐彦纯《玉机微义》）

【组成】生地黄、小蓟、滑石、木通、蒲黄、藕节、淡竹叶、当归、山栀子。

【功用主治】凉血止血，利水通淋。热结下焦之血淋、尿血。现代运用：主要用于急性尿路感染、急性肾小球肾炎、不明原因血尿、肾盂肾炎、蛋白尿、乳糜尿、精囊炎之血精等证属热结下焦者。

【用法用量】㕮咀，每服四钱（12g），水一盏半，煎至八分，去滓温服，空心食前。现代用法：水煎服，日1剂，分2次服。

【方解】小蓟凉血止血，"二便下血皆因热者，服者莫不立愈"（《医学衷中参西录》），故为君药。藕节、蒲黄既能凉血止血，又能活血化瘀，以使血止而不留瘀，生地黄清热凉血止血，且滋阴养血，均为臣药。滑石、木通、竹叶清热利尿通淋，栀子通泻三焦、导湿热下行；血淋、尿血，每耗伤阴血，故用当归养血和血，与生地黄相伍，更能滋养阴血，共为佐药。甘草调药和中，用以为使。全方配伍，共奏凉血止血、利尿通淋之功。本方以凉血止血与利水通淋药配伍，且止血之中兼以化瘀，使血止而不留瘀；利水通淋之中兼以养阴血，利尿而不伤阴。

经方活用经验：若热甚淋重，加萹蓄、瞿麦以助清利通淋之效；若血淋、尿血日久气阴两伤者，可加木通、滑石等寒滑渗利之品，酌加黄芪、太子参、阿胶等以补气养阴；血量较多，加大蓟、白茅根以增强凉血止血；若瘀阻尿道痛甚，加琥珀粉（一般每日0.3～0.5g）、牛膝以化瘀止痛；若有泌尿系结石而见本方证者，可加金钱草、海金沙、石韦，以化石通淋；若兼尿有膏脂，加萆薢以分清别浊。

【医案】

谭某，男，9岁，以"反复血尿半年余"为代主诉于2010年10月20日初诊。患儿半年前感冒后出现尿检异常，查尿常规：PRO（++），BLD（++），RBC（+++）/HP。经多方治疗，效果欠佳。2个月前于我院住院查尿常规：Pro（++），BLD（+++），RBC（+++）/HP。24小时尿蛋白定量0.83g。尿红细胞形态：畸形34%，正常66%。行肾活检示局灶增生型IgA肾病，诊断为"IgA肾病（蛋白尿兼血尿型）"。予贝那普利片及中药治疗，仍持续蛋白尿（＋～＋＋），持续镜下血尿，遂来就诊。刻下症见：发热，汗多口渴，小便灼热色黄，舌质红，苔黄，脉数。西医诊断：IgA肾病（蛋白尿兼血尿型）。中医诊断：血尿，辨证属热结下焦证。治以清热利水，凉血止血。方选小蓟饮子：生地黄9g，小蓟9g，滑石9g，木通9g，蒲黄9g，藕节9g，淡竹叶9g，当归9g，山栀子9g。14剂，日1剂，水煎分3次服。

二诊：小便灼热减轻，未出现肉眼血尿，不发热，纳眠可，大便可。舌质红，苔黄。复查尿常规示：Pro（＋），BLD（＋＋），RBC（＋～＋＋）/HP。中药守上方10剂，日1剂，水煎分2次服。

三诊：患儿无不适，尿常规示：Pro（－），BLD（＋），RBC4～6/HP。守方调理3个月，尿检正常，至今一年，随访病情稳定。

按：血尿多见于IgA肾病、急性肾小球肾炎、慢性肾小球肾炎、隐匿性肾炎、薄基底膜肾病、紫癜性肾炎等，病理多以系膜增生、IgA沉积为主要改变。中医认为多是热毒伤及肾及膀胱血络所致，正如《金匮要略》中所说："热在下焦者，则血尿也。"尿血可表现为小便中混有血液，甚则为肉眼血尿，如洗肉水样，镜下红细胞满视野，并伴有一系列热证。《景岳全书·血证》说："凡治血证，须知其要，而血动之由，惟火惟气耳。故察火者但察其有火无火，察气者但察其气虚气实。知此四者而得其所以，则治血之法无余义矣。"方中生地黄、小蓟、藕节、蒲黄凉血止血，泻火通淋；滑石、淡竹叶、木通清热利水通淋，且木通可以通利血脉；栀子清泄三焦之火，导热从下而出；当归养血和血，引血归经；甘草和中调药。谨守病机，药证相符，故效良。

（于淑文、李向峰、都修波）

十三、五苓散（汉·张仲景《伤寒论》）

【组成】猪苓、泽泻、白术、茯苓、桂枝。

【功用主治】温阳化气，利湿行水。用于膀胱气化不利之蓄水证。小便不利，头痛微热，烦渴欲饮，甚则水入即吐；或脐下动悸，吐涎沫而头目眩晕；或短气而咳；或水肿泄泻。舌苔白，脉浮或浮数。

【用法用量】可做散剂，每服 6 ~ 10g，日 3 次。汤剂，水煎服，日 2 次，多饮热水，取微汗，用量可按原方比例酌定。

【方解】本方主治病证虽多，但其病机均为水湿内停，膀胱气化不利所致。本方为《伤寒论》之经方，原治蓄水证，乃由太阳表邪未解，循经传腑，导致膀胱气化不利，而成太阳经腑同病。太阳表邪未解，故头痛微热；膀胱气化失司，故小便不利；水蓄不化，郁遏阳气，气不化津，津液不得上承于口，故渴欲饮水；其人本有水蓄下焦，饮入之水不得输布而上逆，致水入即吐，又称"水逆证"；水湿内盛，泛溢肌肤，则为水肿；水湿之邪，下注大肠，则为泄泻；水饮停于下焦，水气内动，则脐下动悸；治以利水渗湿为主，兼以温阳化气之法，方中重用泽泻为君，以其甘淡，直达肾与膀胱，利水渗湿；臣以茯苓、猪苓，经云"淡味渗泄为阳"，二苓甘淡入肺，增强利水渗湿之功；佐以白术，苦温而健脾运化水湿。膀胱的气化有赖于阳气的蒸腾，故方中又佐以桂枝温阳化气以利水，解表散邪以祛表邪。五苓散最早见于《伤寒杂病论》（包括《伤寒论》《金匮要略》），其首具"通利小便"之功，兼有健脾助运、布散津液以及温补阳气、化气生津的作用。

【医案】

患儿杨某，女，7 岁，于 2013 年 12 月 6 日初诊，以"浮肿伴尿检异常 2 周"为代主诉。患儿 2 周前感冒后出现眼睑浮肿，至当地医院查尿常规: Pro（+++）, BLD（－）, RBC（－）。24 小时尿蛋白定量 2.6g/L, 血浆白蛋白 19g/L, 血胆固醇 7.3mmol/L。诊断为"肾病综合征"，予足量激素口服，尿蛋白较前减轻: （+～++），为求中西医结合巩固治疗遂来诊。刻下症: 面目略浮肿，咽部略痛，小便量可，神疲乏力，纳少便溏，鼻塞，流浊涕，舌质淡胖，苔薄黄，脉虚弱。尿常规正常。西医诊断: 肾病综合征。中医诊断: 尿浊，属肺脾气虚兼外感。治以健脾益肺，宣肺利水。方以五苓散合防己黄芪汤加减: 黄芪 30g, 白术、茯苓、猪苓、泽泻、车前子、黄芩、金银花各 10g, 桂枝、防己、甘草各 6g。14 剂，日 1 剂，水煎，分 2 次服。并嘱激素继续口服。

二诊: 2013 年 12 月 20 日。患儿服上药后，尿蛋白转阴，浮肿、流涕、乏力等症状消失，面红，低热，多汗，纳可，小便色黄量可，大便正常，舌质淡红，苔薄，脉细数。血、尿常规均正常。此乃刚烈燥热之激素损伤肾阳所致，故上方去黄芩、金银花、防己、车前子，加菟丝子 10g、桑寄生 10g 以增补肾之功，生地黄 10g、知母 10g、女贞子 10g 滋阴清虚热，当归、丹参、益母草各 10g 活血化瘀，煅龙骨 15g、煅牡蛎 15g 敛汗养阴。14 剂，日 1 剂，水煎，分 2 次服。嘱激素逐渐减量。

三诊: 患儿无水肿，面红、低热、多汗等不适减轻，复查尿检正常，继予辨证中药巩固治疗，随访半年尿检持续正常。

按:《素问·灵兰秘典论》曰:"膀胱者，州都之官，津液藏焉，气化则能出矣。"五苓散由桂枝、白术、茯苓、猪苓、泽泻五味药组成，其中猪苓、泽泻利水渗湿，茯苓、白术健脾利水; 桂枝通阳化气，兼以解表; 全方共奏通阳化气利水之功。本例患儿属于本虚标实，本证为肺脾气虚，标证为外感、水湿，治以祛邪兼以扶正，以急则治其标，再诊水肿消退后则以健脾益肺为主以治其本。因患儿服用足量激素耗伤阴津，易出现阴虚阳亢证候，故加入生地黄、知母、女贞子滋阴清热药物以纠正阴虚阳亢的阴阳偏盛状态。由于肾病患儿凝血因子增多、血浆抗凝血物质浓度降低、血小板数量增多、高脂血症形成、利尿药物及糖皮质激素的应用等原因导致患儿出现高凝状态，易形成血栓。吾认为肾病高凝状态属于中医学"血瘀"范畴，血瘀是贯穿肾病始终的关键病机，故加入丹参、当归、益母草等活血化瘀药物。

（段凤阳、都修波）

十四、真武汤（汉·张仲景《伤寒论》）

【组成】茯苓、芍药、白术、生姜、附子。

【功用主治】温阳利水。主治阳虚水泛证。畏寒肢冷，小便不利，心下悸动不宁，头目眩晕，站立不稳，四肢沉重疼痛，浮肿，腰以下为甚，或腹痛泄泻，或咳喘呕逆。舌质淡胖，边有齿痕，舌苔白滑，脉沉细。

【用法用量】上五味，以水八升，煮取三升，去滓，温服七合，日三服。现代用法：日1剂，水煎早晚分服。

【方解】真武汤出自张仲景《伤寒论》，由"茯苓、芍药、白术、生姜、附子"5味药物组成，功能温阳利水，是治疗脾肾阳衰水气内停的方剂。方中以大辛大热之附子为主药，以温肾助阳化气，茯苓、白术健脾渗湿利水为辅药，佐白芍以敛阴和阳，生姜味辛性温，既可协附子温肾化气，又能助茯苓、白术健脾利水和中降逆，共组成温肾健脾、温阳利水之剂。正如《古今名医方论》中言"脾家得附子，则火能生土，而水有所归矣，肾中得附子，则坎阳鼓动，而水有所摄矣，更得芍药之酸，以收肝而敛阴气，若生姜者，并以散四肢水气而和胃也"，实为精妙之言。

经方活用经验：吾从事小儿肾病多年，积累了丰富的临床经验，尤其对于难治性肾病综合征见解独特。西医常给予免疫抑制剂，能取得很好的疗效，但常有很多副作用，其中尤以皮质醇降低为著，多出现在激素减量阶段，表现为神疲乏力，精神萎顿，面色无华或㿠白，畏寒怕冷，肢冷蜷卧，舌淡苔白，或边有齿痕，脉多沉而无力，指纹淡。如此时感受外邪，外有风水相搏，内有脾肾阳虚，则水肿再起，病情缠绵，变证百出。吾认为此为脾肾阳虚所致，治以健脾益气，温肾助阳，以真武汤加减。临证若腰痛乏力者加桑寄生、菟丝子以补肾强腰；尿浊者加黄芪、芡实以益气补精；咽痛咳嗽者加山豆根、鱼腥草、蒲公英等解毒利咽。

【医案】

患儿左某，男，5岁，以"间断浮肿伴尿检异常6个月，再发3天"为代主诉于2010年6月7日就诊。患儿6个月前，无明显诱因出现颜面、双下肢浮肿，遂至某医院查尿蛋白（+++），24小时尿蛋白定量5.8g，诊断为"肾病综合征"，予足量强的松口服一周后蛋白转阴，水肿消退，后激素逐渐减量，病情稳定。5个月前，患儿呼吸道感染后尿蛋白反复（+++），抗感染治疗效果不佳，在外院行肾活检示"微小病变"，复予足量激素及环磷酰胺冲击治疗，尿蛋白转阴，其后激素逐渐减量。1个月前，强的松已减至隔日20mg口服，环磷酰胺已冲击治疗3次，患儿再次尿蛋白（++），查血皮质醇1.8μg/dL（正常值8.70～22.4μg/dL）。遂来就诊。刻下症见：面色无华，时有头晕，神疲乏力，畏寒怕冷，肢端发凉，双下肢轻度凹陷性水肿。小便清长，大便稀溏，舌质淡，边有齿痕，苔白，脉沉无力。西医诊断：肾病综合征（原发性单纯型，微小病变）。中医诊断：水肿病。证属脾肾阳虚，水饮内停。西医治疗：强的松片减量继服。中医治以温阳利水，健脾补肾，方选真武汤加减：茯苓10g，白芍10g，白术10g，生姜3片，附子6g，菟丝子10g，桑寄生10g，益母草15g，泽泻10g，黄芪20g。7剂，日1剂，水煎服，分2次服。嘱继续按计划行环磷酰胺冲击治疗，激素暂缓减量。

二诊：2010年6月14日。患儿症状较前好转，尿蛋白（+），伴头晕，神疲乏力，畏寒怕冷，肢端发凉，双下肢轻度凹陷性水肿。大便日行2次，质稠。舌质淡红，脉沉。上方减菟丝子、益母草，加芡实10g，车前子10g。继服14剂，双下肢水肿消退，形寒肢冷症状改善，复查尿常规正常，皮质醇12.4μg/dL。后以前方加减用药，再服2月余，患儿临床症状消失。激素逐渐减量。

按：本例患儿方中用大辛大热之附子温肾助阳化气，为君药；菟丝子、桑寄生、黄芪温补肾阳以助附子，茯苓、泽泻、益母草、白术健脾渗湿利水为臣药；白芍敛阴和阳，生姜味辛性温，既可协附子温肾化气，又能助茯苓、白术健脾利水和中降逆，共为佐使。共组成温肾健脾、温阳利水之剂。二诊出现泄泻，故加芡实以收敛，车前子利湿止泻，体现"利小便以实大便"之理。本方切中病机，药少力专，故效果良好。

（王帅、李向峰、都修波）

十五、三甲散

【来源】河南中医药大学一附院院内制剂。

【组成】制鳖甲、制龟板、炮山甲、鸡内金、炒大白、大砂仁、番泻叶等。

【功用主治】健脾开胃，宽胸理气，消食化积，育阴潜阳。主治食欲不振，面黄肌瘦，精神萎顿，消化不良。

【用法用量】共为细面，混合均匀，装瓶备用。0.4岁以内：每服0.3～0.45g，1日3次；1岁以内：每服0.6～0.9g，1日3次；2岁以内：每服1.5g，1日3次；3岁以内：每服1.8g，1日3次；4～6岁：每服2.4g，1日3次；7～9岁：每服3g，1日3次；10～12岁：每服4.5g，1日3次；13～14岁：每服6g，1日3次。服法：白开水加糖少许冲服。2岁以上的儿童亦可掺入白面内烙焦饼吃。

注意事项：服药期间，忌食油腻。

【方解】制鳖甲、制龟板、炮山甲养阴潜阳，软坚散结；鸡内金、炒大白、大砂仁健脾开胃，理气宽中，助运消化；少佐番泻叶以通大便，泻积滞。三甲散具有消食化滞、消积除疳、行气和胃之功，广泛用于因小儿饮食积滞所引起的厌食、食积、疳证、呕吐、腹痛、腹泻等消化系统疾病，效果良好。方中龟板、鳖甲具有育阴潜阳、益肾健骨及软坚散结的作用，因此也可用于阴虚火旺之潮热盗汗，五心烦热，夜寐不安；或热病后，热灼伤阴，虚风内动，手蠕动，甚则瘛厥；小儿先天不足肾精亏虚之腰膝痿弱，筋骨不健，囟门不合；及各种原因所致癥瘕积聚，肝脾肿大等症。

应用经验：外感寒邪、发热无汗、咳嗽厌食者，加宣消散（院内制剂：麻黄、荆芥、薄荷、杏仁、苏叶、焦三仙、番泻叶等），宣肺止咳，解表退热，消食导滞；胃满腹胀、呕吐泄泻者，加消积健脾散（院内制剂：鸡内金、炒麦芽、炒神曲、焦山楂、陈皮、炒扁豆等），健脾和胃，消食化积；脾胃虚弱、乳食不消或形体虚弱、四肢无力者，加参苓白术散（院内制剂：莲子肉、薏苡仁、砂仁、桔梗、陈皮、白术、扁豆、白茯苓、山药、党参、甘草等），以益气健脾，渗湿止泻；便秘者加清导散（院内制剂：大黄、牵牛子等），以荡积导滞，清热和胃。

【医案】

患儿，张某，男，6岁。2001年12月4日初诊。于半年前因进食过多而出现食欲不振，见食不贪，伴脘腹胀满，食后嗳腐，喜俯卧，烦躁不安，舌尖红、苔白腻，脉滑数。西医诊断：厌食症。中医诊断：厌食，证属脾失健运。治宜消积导滞，和胃清热。方以院内制剂：三甲散9g，消积散9g，清导散3g。4剂，日1剂，开水冲分3次服用。服药后，食欲增，腹胀消，夜寐宁，便微溏，后去清导散加参苓白术散调理半月，诸症悉除。

按： 经云："饮食自倍，肠胃乃伤。"此例小儿因饮食不节，损伤脾胃，脾失运化，胃失受纳，纳运失司，故厌食；升降失调，气滞于中，故脘腹胀满；食积化热，"胃不和则卧不安"，故夜卧不宁。故以三甲散、消积散、清导散以荡积导滞，清热和胃。小儿脏腑娇嫩，不耐克伐，故积去之后，又当以白术散健脾助运而收功。"脾健不在补贵在运"宜以轻清之剂解脾气之困，拨轻灵脏气以恢复转运之机，俟脾胃调和，脾运复健，则胃纳自开。运脾治法，有燥湿助运、理气助运、消食助运、温运脾阳，总以消除影响脾胃纳运的各种病理因素，恢复脾主运化的生理功能为要务。临证应用，可按小儿体质、证候特点选方用药配伍。同时，应强调对患儿的饮食调理，纠正不良的饮食习惯，食治、药治兼施，方可生效。

（熊吉龙、李向峰、都修波）

十六、养阴散

【来源】河南中医药大学一附院院内制剂。

【组成】沙参、麦冬、生地、石斛、天花粉、乌梅等。

【功用主治】养阴增液。主治阴津不足之证。

【用法用量】共为细面，混合均匀，装瓶备用。0.5 岁以内：每服 0.3 ～ 0.45g，1 日 3 次；1 岁以内：每服 0.6 ～ 0.9g，1 日 3 次；2 岁以内：每服 1.5g，1 日 3 次；3 岁以内：每服 1.8g，1 日 3 次；4 ～ 6 岁：每服 2.4g，1 日 3 次；7 ～ 9 岁：每服 3g，1 日 3 次；10 ～ 12 岁：每服 4.5g，1 日 3 次；13 ～ 14 岁：每服 6g，1 日 3 次。服法：白开水加糖少许冲服。2 岁以上的儿童亦可掺入白面内烙焦饼吃。

注意事项：服药期间，忌食油腻。

【方解】本方由沙参麦冬汤化裁而成，沙参麦冬汤出自《温病条辨》，为清代吴鞠通所制，用于温病后期，肺胃阴伤证，具有清养肺胃、生津润燥的功效。现取其轻清润养之效，用于外感后之久咳。方中南沙参补益肺气，《本草纲目》载其"清肺火，治久咳肺痿"，长于清补肺气，益气生津，除肺之虚火，兼可化痰，补而不腻，麦冬清润肺燥，去烦热，二者共为甘寒，皆入肺胃经，合为君药；石斛甘寒，善养胃阴，尚有补肾养肝强筋骨作用，配生地黄甘寒入肾，滋阴壮水，加强清热生津、补肾养肝之力；天花粉清泄肺热并润肺体，善清胃热而养胃阴，乌梅性平酸涩，酸涩收敛，能敛肺止咳，味酸生津，与麦冬合用加强生津止渴之力。诸药合用，润清并举，共奏养阴清肺、益胃生津之效。

应用经验：吾在临证中不仅用于久咳，还广泛用于厌食、呕吐、遗尿、便秘、急性扁桃体炎、抽动症、多动症患儿见阴津不足之证者。热重者加蒲公英、金银花、连翘清热养阴；肺脾气虚者加党参、白术、山药健脾益气；咳痰重者加杏仁、川贝润肺化痰止咳；喘息明显者加紫苏子、麻黄、桔梗以降气平喘；肺热明显者加泻白散（院内制剂：桑皮、地骨皮、麦冬、知母、川贝、黄芩、薄荷、桔梗、甘草等），以清泄肺热；咳嗽显著者加顿咳散（院内制剂：百部、白前、紫菀、白及、前胡、车前子、款冬花等），以镇咳。

【医案】

杨某，男，6岁，首诊时间：2011年6月13日。以"反复咳嗽20余天"为代主诉就诊。患儿20天前受凉后出现咳嗽，咳痰色黄，喉间痰鸣，伴发热，体温38～39℃，无喘息、吐泻等，口服头孢类抗生素及热速清颗粒、川贝枇杷露3天，体温降至正常，仍咳嗽，继服沐舒坦口服液、小儿清肺化痰泡腾片等，咳嗽未见减轻，夜间为主，少痰，睡眠不安，夜间汗出多，大便干。遂来就诊，刻下症：体温正常，干咳少痰，清嗓子，咽痒声嘶，口干，手足心热，大便干，舌红少苔，脉细数。查体：咽腔稍红，双肺听诊呼吸音粗，未闻及干湿性啰音，心腹查体未见异常。辅助检查：血常规未见异常；胸片提示两肺纹理增多模糊，未见密度增高影，心影不大。西医诊断：支气管炎。中医辨证：咳嗽，证属肺阴亏虚，肺气上逆。治法：养阴润肺止咳。方药：院内制剂养阴散加减：养阴散6g，泻白散6g，顿咳散6g。3剂，日1剂，开水冲，分2次温服。

二诊：咳嗽较前明显减轻，上方去顿咳散继服5剂。

三诊：基本不咳嗽，无声嘶，手足心仍热，夜间汗出较多，平素易感冒，上方去泻白散，继予养阴散6g，玉屏风散6g（黄芪、炒白术、防风、煅牡蛎、陈皮等），三甲散3g，巩固调理2周，诸症皆消。

按： 小儿形体未充，脏腑娇嫩，易感外邪，邪气犯肺，肺气上逆则咳嗽；小儿属纯阳之体，邪气入里最易化热化火，且小儿素体脾虚，运化无权，酿湿生痰，上贮于肺，痰热互结，壅阻肺道，则致发热咳嗽，喉间痰鸣，咯痰色黄等症。此时应清肺化痰止咳，倘若治疗不能彻底，则易迁延。小儿肺脏娇嫩，若咳嗽日久不愈，正虚邪恋，热伤肺津，阴津受损，阴虚生内热，或阴虚生燥，损伤肺络，导致久咳不止，干咳少痰，声音嘶哑。本案中患儿病程日久，伤气耗阴，肺失濡润，清阳之气不行，故干咳少痰，咽燥，舌红少津，苔少，脉细数。故吾辨病为阴虚咳嗽，治以养阴润肺止咳，选用养阴散加减，养阴散甘寒生津，清养肺胃以治其本，泻白散养阴清肺止咳，用于阴虚肺热之咳嗽，顿咳散宣肺化痰、止咳，配以三甲散健脾和胃，宽胸理气，诸药合用，收效甚佳。后期患儿咳嗽症状缓解，但仍有手足心热、盗汗等阴虚表现，且平日体质弱，易感冒，故继予养阴散、三甲散口服，加用玉屏风散以益气固表，共同调理患儿体质，故获良效。

（张博、范淑华、都修波）

十七、葶苈散

【来源】河南中医药大学一附院院内制剂。

【组成】炒葶苈子、川贝母、白僵蚕、射干、甘草等。

【功用主治】清肺祛痰，止咳平喘。主治热咳、咽喉肿痛、颈生痰核。

【用法用量】共为细面，混合均匀，装瓶备用。0.5岁以内：每服 0.3～0.45g，1 日 3 次；1 岁以内：每服 0.6～0.9g，1 日 3 次；2 岁以内：每服 1.5g，1 日 3 次；3 岁以内：每服 1.8g，1 日 3 次；4～6 岁：每服 2.4g，1 日 3 次；7～9 岁：每服 3g，1 日 3 次；10～12 岁：每服 4.5g，1 日 3 次；13～14 岁：每服 6g，1 日 3 次。服法：白开水加糖少许冲服。2 岁以上的儿童亦可掺入白面内烙焦饼吃。

注意事项：服药期间，忌食油腻。

【方解】 方中葶苈子苦、辛，大寒，归肺、膀胱经，为泻肺平喘化痰之要药，《本草正义》中说"葶苈子苦降辛散，而性寒凉，故能破滞开结，定逆止喘，利水消肿"；川贝母功能清热润肺，化痰止咳；白僵蚕味辛，能祛痰，通络，味咸，能软坚，化痰散结，可用于各种痰浊郁闭，阴邪凝结所致疾患；射干苦寒，归肺、肝经，功能清热解毒，消痰散结，散血消肿，主治痰热壅盛，咽喉肿痛，乳蛾，痈肿疮毒。诸药合用，共奏清肺祛痰、止咳平喘之功。

应用经验：热重加栀子、石膏；伴大便干加用生大黄；咳嗽重加炙紫菀、款冬花；痰多加鲜竹沥、浙贝母、制胆南星；紫绀加丹参；高热惊惕加紫雪丹。若身热面赤、咳嗽痰鸣、口干咽红者加热咳散（院内制剂：麻黄、杏仁、生石膏、甘草、浙贝母等），功能宣肺清热、止咳化痰、除烦平喘；若流清涕或恶寒发热，大便干结，纳差，舌红苔白之外感风寒里有积滞者，加宣消散（院内制剂：麻黄、荆芥、薄荷、杏仁、苏叶、焦三仙、番泻叶等），功能宣肺止咳、解表退热、消食导滞；若病程较长，喘促胸满，咳嗽痰多，喉中痰鸣，可加清肺散（院内制剂：生石膏、金银花、前胡、鱼腥草、杏仁、北沙参、海蛤粉、川贝母、橘红、木蝴蝶、青黛等），功能清肺热，化痰止咳，用于肺热咳嗽；若咳嗽时作，咳痰不爽，消瘦气短，可加养阴散（院内制剂：沙参、麦冬、生地黄、石斛、天花粉、乌梅等），功能养阴增液，用于阴津不足之证；食积明显者加消积散（院内制剂：鸡内金、炒麦芽、炒神曲、焦山楂、陈皮、炒扁豆等），以消积健脾；痰多者加二陈散（院内制剂：陈皮、半夏、云苓、苏子等）以化痰，脾虚者加参苓白术散（院内制剂：莲子肉、薏苡仁、砂仁、桔梗、陈皮、白术、扁豆、白茯苓、山药、党参、甘草等）以健脾。

【医案】

杨某，女，2岁半，初诊日期：2012年2月12日。以"咳嗽1周，加重伴发热3天"为代主诉就诊。患儿1周前无明显诱因出现咳嗽，初为轻咳，少痰，无发热、喘息等，未予特殊处理。近3天患儿咳嗽明显加重，喉间痰鸣，发热，体温37.5～38.2℃，口服小儿清热化痰颗粒等，无缓解，遂来就诊。刻下症：阵发性咳嗽，呼吸稍急促，喉间痰鸣，发热，测体温37.9℃，纳差，口中有异味，大便干，小便正常，舌质红，苔黄厚，指纹紫滞。查体：咽红，双侧扁桃体Ⅰ度肿大，未见分泌物，三凹征阴性，双肺呼吸音粗，可闻及散在中湿啰音，未闻及喘鸣音，心脏听诊未见异常，腹软无压痛。辅助检查：血常规检查示：白细胞12.6×10^9/L，中性粒细胞0.751。C反应蛋白13mg/L。胸片：双肺纹理增多模糊，两肺内带沿肺纹理分布斑点、斑片状密度增高影。西医诊断：支气管肺炎。中医诊断：肺炎喘嗽，证属风热闭肺。治以疏风清热，化痰止咳。方选院内制剂加减：热咳散3g，葶苈散3g，顿咳散3g，消积健脾散3g。3剂，日1剂，开水冲，分3次温服。

二诊：患儿低热，体温波动在37.2～37.5℃，咳嗽频次减少，仍有痰。查体：咽红，扁桃体稍大，肺部听诊闻及少许痰鸣音，未闻及喘鸣音。

三诊：患儿体温正常，偶尔咳嗽，喉间仍有痰，纳欠佳，大便正常，舌质红，苔白。查体：咽稍红，扁桃体不大，双肺呼吸音粗糙，未闻及明显干湿性啰音。中药上方去顿咳散、消积健脾散，予清肺散3g，葶苈散3g，二陈散3g，参苓白术散3g。继服3剂，病愈。

按：肺炎喘嗽是小儿时期常见的肺系疾病之一，为感受外邪，郁闭肺络所致，以发热、咳嗽、痰壅、喘促为主要症状。小儿形气未充，肺脏娇嫩，邪热入内，闭阻于肺，肺气失于宣发肃降，肺津熏灼凝聚，熬炼为痰，痰热相结，壅阻肺道，则致发热咳嗽，喉间痰鸣，热毒壅盛，则见面赤口渴。吾认为，在疾病早期应以宣肺、清肺、泻肺为主，故方选清肺散、葶苈散清热化痰止咳；在本病后期肺病及脾，子盗母气，肺脾两虚，痰浊更易滋生，应健脾以化湿祛痰，故加用二陈散、参苓白术散健脾化痰。

（张博、范淑华、都修波）

十八、白蔻散

【来源】河南中医药大学一附院院内制剂。

【组成】白豆蔻、砂仁、白术、青皮、陈皮、香附、莪术、炙甘草等。

【功用主治】温中和胃，降逆止呕。主治小儿呕吐、腹痛、腹泻等症。

【用法用量】共为细面，混合均匀，装瓶备用。0.5 岁以内：每服 0.3～0.45g，1 日 3 次；1 岁以内：每服 0.6～0.9g，1 日 3 次；2 岁以内：每服 1.5g，1 日 3 次；3 岁以内：每服 1.8g，1 日 3 次；4～6 岁：每服 2.4g，1 日 3 次；7～9 岁：每服 3g，1 日 3 次；10～12 岁：每服 4.5g，1 日 3 次；13～14 岁：每服 6g，1 日 3 次。服法：白开水加糖少许冲服。2 岁以上的儿童亦可掺入白面内烙焦饼吃。

注意事项：服药期间，忌食油腻。

【方解】本方为院内制剂，以白蔻、砂仁共为君药行气化湿，温中止呕，二者皆辛温芳香，擅入中焦脾胃，皆有化湿醒脾、宽中理气之功，如《本草求真》所载："白豆蔻，本与缩砂密一类，气味既同，功亦莫别。"二者合用，其温中止呕、行气化湿之力更强。白术燥湿健脾为臣药，助君药理中之功。陈皮、青皮、香附、莪术共为佐药理气降逆，止痛。

应用经验：方用白蔻散以温中和胃，降逆止呕而治小儿呕吐；化湿醒脾，理气止痛而治小儿腹泻等症，收效甚显。临床常合其他院内制剂加减应用，并脾胃伤阴者合养阴散（院内制剂：沙参、麦冬、生地黄、石斛、天花粉、乌梅等），食积内热者加消积散（院内制剂：鸡内金、炒麦芽、炒神曲、焦山楂、陈皮、炒扁豆等）、达原散（院内制剂：葛根、柴胡、黄芩、槟榔、川厚朴、草果仁、番泻叶等），脾胃气虚者加参苓白术散（院内制剂：莲子肉、薏苡仁、砂仁、桔梗、陈皮、白术、扁豆、白茯苓、山药、党参、甘草等），久病入络者加活血散（当归、丹参、川芎、桃仁、红花等），阳虚者合理中散（肉桂、制附子、党参、炒白术、炮干姜、甘草等）等。

【医案】

姜某，男，8岁，2009年5月12日患儿以"间断呕吐10余天"为代主诉就诊。患儿10余天前不明原因出现呕吐，呕吐物伴有黏液及不消化食物残渣，自服保和丸和吗丁啉混悬液后呕吐有所减轻，但仍反复，后至外院小儿科门诊输液3天（具体用药不详），症状改善不明显。遂来就诊。刻下症见：呕吐，非喷射性，为胃内容物，无酸臭气味，纳差，神疲面白，便溏，偶诉腹痛。查体：体温36.8℃，神志清，精神欠佳，咽不红，心肺听诊无异常，腹胀，肝脾未触及肿大，舌淡，舌苔白，脉弱。西医诊断：消化功能紊乱症。中医诊断：呕吐。证属脾胃虚寒证。治当温中散寒止痛，降逆止呕。方药：白蔻散6g，理中散3g，三甲散6g。3剂，每日1剂，分2次水冲服。

二诊：2009年5月15日。患儿服上药后未再呕吐，精神纳食较前明显好转，面色稍黄，大便已成形，小便可，舌淡，苔白，脉弱。患儿病情好转，效不更方6剂，日1剂，继服。

三诊：2009年5月23日。患儿精神佳，面色红润，纳食可，二便正常，舌红，苔薄白，脉稍弱。患儿已基本痊愈，上方减半量，再服5剂，巩固治疗。

按：呕吐是小儿时期常见的一种证候，以食物由胃经口而出为主症，乃胃失和降，胃气上逆所致。小儿呕吐多由饮食不当、感受外邪或素体正虚，脾失运化，胃失和降而引起。小儿呕吐病位在胃，与肝脾关系密切。正如《幼幼集成》所云："盖小儿呕吐，有热有寒有伤食，然寒吐热吐，未有不因于饮食者，其病总属胃。"脾胃互为表里，共同完成水谷精微的吸收及传输，两者病变必然相互影响。肝属木，胃为阳土，土虚木乘，胃气上逆而为病。小儿呕吐辨证首当分清虚实寒热，其次当辨明引起呕吐病变所在脏腑。此外小儿稚阴稚阳之体，呕吐既损伤阳气，又耗伤阴津，尤当密切观察。治当以和胃降逆为大法，如《颅囟经》中所云："小儿哕逆吐，皆胃气虚，逆气客于脏腑所作，当和胃气。"本案患儿呕吐，纳差，面白神疲、便溏，一派中焦虚寒之象，故以白蔻散配理中散及三甲散（鳖甲、龟板、牡蛎、鸡内金、槟榔等），温中散寒，和胃止呕兼以消食健脾，振奋中阳，辨证准确，投药精当，而收痊愈之功。

（李向峰、都修波）

十九、顿咳散

【来源】河南中医药大学一附院院内制剂。

【组成】百部、白前、紫菀、款冬花、白及、前胡、车前子等。

【功用主治】宣肺化痰、止咳。主治风寒咳嗽、咳嗽日轻夜重、百日咳（偏寒者）。

【用法用量】共为细面，混合均匀，装瓶备用。0.5 岁以内：每服 0.3 ～ 0.45g，1 日 3 次；1 岁以内：每服 0.6~0.9g，1 日 3 次；2 岁以内：每服 1.5g，1 日 3 次；3 岁以内：每服 1.8g，1 日 3 次；4 ～ 6 岁：每服 2.4g，1 日 3 次；7 ～ 9 岁：每服 3g，1 日 3 次；10 ～ 12 岁：每服 4.5g，1 日 3 次；13 ～ 14 岁：每服 6g，1 日 3 次。服法：白开水加糖少许冲服。2 岁以上的儿童亦可掺入白面内烙焦饼吃。

注意事项：服药期间，忌食油腻。

【方解】本方由《医学心悟》所载"止嗽散"化裁而来，减原方中祛风解表之荆芥，宣肺理气之桔梗、陈皮；加敛气渗痰之白及，化痰之前胡、车前子所成。方中百部有润肺止咳的作用，善治肺劳咳嗽，白前专主肺家，为治咳嗽降气之要药（《本草正义》），前胡可"清肺热，化痰热，散风邪"（《本草纲目》），紫菀、款冬花温而不热，润而不燥，寒热皆宜，是温化寒痰常用的对药。四者皆宣肺化痰止咳之要药。白及性收涩，入肺经，可敛肺止咳、渗痰，如《本草汇言》曰"白及，敛气、渗痰……性极收涩，味苦气寒，善入肺经……能坚敛肺脏。"车前子化痰祛湿止咳。全方共奏宣肺化痰、止咳之功。

应用经验：临床应用本方时根据患儿症状进行化裁，若痰涎壅盛者，加葶苈子、紫苏子、炒莱菔子降气涤痰；脘腹胀满，大便不畅，舌苔白厚者，加全瓜蒌、生白术、炒枳壳通腑降逆；如表邪未清则加荆芥、桂枝、防风疏风解表；久咳痰多，多责之脾气虚弱，水不化气，聚而生痰，可加白术、陈皮、半夏以达健脾理气化痰之功。本方还可解痉止咳，可用于治疗小儿百日咳偏寒证者，但小儿纯阳体质，多化热化火，临证多见阵发性刺激性咳嗽偏热象者，亦可在清热化痰基础上加用本方以达解痉止咳之效。

【医案】

王某，男，3 岁，初诊日期：2010 年 6 月 18 日。以"低热、流涕 3 天，咳嗽 2 天"为代主诉就诊。患儿 3 天前受凉后出现喷嚏，流清涕，低热，自服双黄连口服液，未见效果，2 天前出现咳嗽，阵发性连声咳，喉间少痰，夜间及晨起较重，继服小儿感冒颗粒及双黄连口服液，体温降至正常，但咳嗽加重，仍流清涕，舌淡红，苔薄白，指纹暗红。查体：咽不红，扁桃体不大。双肺呼吸音粗糙，未闻及干湿性啰音。心脏听诊无异常。西医诊断：气管炎。中医诊断：咳嗽，证属风寒咳嗽。治法：疏风散寒，宣肺止咳。方药顿咳散加减：顿咳散 6g，荆芥颗粒 6g，防风颗粒 6g。3 剂，日 1 剂，开水冲，分 2 次服。

二诊：咳嗽较前好转，但痰量增多，纳差。考虑为脾不健运，聚湿成痰，故上方加二陈散 3g，白术 9g。继服 3 剂，病愈。

按：外感咳嗽为外邪所袭，伤及肺卫，肺失宣降，气道不利，肺气上逆所致。虽六淫皆能使人咳，但风为百病之长，又常夹寒邪而袭肺，故外感早期当以风寒者居多，正如清代名医程钟龄所说："咳嗽之因，属风寒者十居其九。"本方针对风寒咳嗽，诸药合用，共建宣肺化痰、镇咳之功。而且现代药理研究表明：紫菀、百部能促进气管分泌，稀释痰液，有祛痰作用。百部还能抑制呼吸中枢，有镇咳作用。首诊患儿咳嗽，流清涕，脉浮，指纹暗红，皆符风寒伤肺咳嗽之象，故用顿咳散加荆芥、防风以疏风散寒，宣肺止咳。二诊患儿痰多，用本方和二陈散化裁共起脾健痰消、风散咳止之功。

（马腾、范淑华、都修波）

256

二十、寒咳散

【来源】河南中医药大学一附院院内制剂。

【组成】杏仁、苏叶、陈皮、制半夏、茯苓、干姜、细辛、甘草等。

【功用主治】温肺散寒，止咳化痰，降逆平喘。主治外感风寒，咳嗽，吐白色稀痰，舌淡，苔薄白，脉浮紧，指纹浮红。

【用法用量】共为细面，混合均匀，装瓶备用。1岁以内（此散内细辛有小毒，1岁以内小儿应慎用）：每服0.6～0.9g，1日3次；2岁以内：每服1.5g，1日3次；3岁以内：每服1.8g，1日3次；4～6岁：每服2.4g，1日3次；7～9岁：每服3g，1日3次；10～12岁：每服4.5g，1日3次；13～14岁：每服6g，1日3次。服法：白开水加糖少许冲服。2岁以上的儿童亦可掺入白面内烙焦饼吃。

注意事项：服药期间，忌食油腻。

【方解】本方为院内制剂，由"杏苏散""二陈汤"等方加减化裁而来，乃温肺散寒、止咳化痰制剂。方中杏仁、苏叶解表散寒、理气宽中，半夏、陈皮理气燥湿、化痰止咳，干姜、细辛温肺化饮，上药共奏解表散寒、化痰止咳之功；佐以茯苓健脾渗湿，使湿去脾旺，痰无从生。诸药合用，使风寒得解，痰饮得去，肺气复苏，咳喘平复。

应用经验：用此散治疗小儿外感风寒之咳嗽气喘，吐白色稀痰等症，内有积滞者可加健脾和胃、消食化积之消积健脾散（院内制剂：鸡内金、炒麦芽、炒神曲、焦山楂、陈皮、炒扁豆等），方中焦三仙、鸡内金皆为消积化滞之要药，陈皮、炒扁豆健脾行气，共奏健脾和胃、消积化滞之效；咳嗽剧烈者加用宣肺化痰、镇咳之顿咳散（院内制剂：百部、白前、紫菀、白及、前胡、车前子、款冬花等），方中百部、白及为镇咳、敛肺之要药，白前、前胡、紫菀、款冬花为宣肺化痰止咳之要药，车前子化痰祛湿止咳；痰多可合用二陈散（院内制剂：陈皮、半夏、云苓、苏子等），陈皮、半夏燥湿化痰，苏子助化痰燥湿降气，共奏燥湿化痰、止咳平喘之功；风寒表证兼积滞者加宣消散（院内制剂：麻黄、荆芥、薄荷、杏仁、苏叶、焦三仙、番泻叶等），解表消积。

【医案】

王某，男，6岁，初诊日期：2009年10月27日。以"流涕、咳嗽2天，加重1天"为代主诉就诊。患儿2天前受凉后出现流清涕，咳嗽，伴有鼻塞，无发热、吐泻，未予治疗，今日咳嗽加重，呈阵发性连声咳，吐痰色白清稀，流清涕，纳欠佳，大便干，舌淡红，苔白厚，脉浮。查体：咽不红，扁桃体不大。双肺呼吸音粗糙，未闻及干湿性啰音。心脏听诊无异常。西医诊断：气管炎。中医诊断：咳嗽，证属风寒夹滞。治法：疏风散寒，消积止咳。方药：寒咳散加减：寒咳散6g，顿咳散6g，宣消散6g。3剂，日1剂，分3次水冲服。

二诊：服上药后流涕症状消失，咳嗽减轻，痰液增多，纳可，大便正常，舌红，苔薄白，上方去宣消散，加二陈散6g，继服3剂，病愈。

按：小儿形气不足，卫外不固，加之起居不慎，寒温失调，易感外邪，而六淫皆能使人咳，但风为百病之长，常夹寒邪而袭肺，肺失宣降，气道不利，肺气上逆，则出现风寒外感之咳嗽，流清涕，痰液清稀。本方针对风寒咳嗽，诸药合用，共建温肺散寒、止咳化痰、降逆平喘之功。首诊患儿受凉后出现咳嗽，流清涕，脉浮，同时有纳差、大便干、苔白厚等食积表现，属外有风寒，内有积滞之证，故用寒咳散加宣消散、顿咳散以疏风散寒、消积止咳。二诊患儿外感症状减轻，大便恢复正常，但痰液增多，去宣消散，加用二陈散加强化痰之力，收效甚佳。

（于淑文、范淑华、都修波）

二十一、热咳散

【来源】河南中医药大学一附院院内制剂。

【组成】麻黄、杏仁、生石膏、甘草、浙贝母等。

【功用主治】清热解毒、止咳化痰、除烦平喘，主治毒热闭肺证，症见发热咳嗽，吐黄痰或白黏痰，呼吸迫促，气急鼻扇。

【用法用量】单味提取后共研末，每次每岁 1g，每日 3 次，水冲服。

【方解】热咳散源自麻杏甘石汤。《伤寒论》："发汗后，不可更行桂枝汤。汗出而喘，无大热者，可予麻黄杏仁甘草石膏汤。"用于治疗太阳病，发汗未愈，风寒入里化热，汗出而喘者。后世在麻杏石甘汤基础上多有发挥，凡风寒化热或风热犯肺，或内热外寒，但见肺中热盛，身热喘咳，口渴脉数，无论有汗、无汗，便如是加减治疗。方中麻黄辛温，开宣肺气以平喘，开腠解表以散邪，石膏辛甘大寒，清泻肺热以生津，辛散解肌以透邪。二药一辛温，以宣肺为主，一寒凉，以清肺为主，且具能透邪于外，合用则相反之中寓有相辅之意，既消除致病之因，又调理肺的宣发功能，共用为君。石膏倍于麻黄，使本方不失为辛凉之剂，麻黄得石膏，宣肺平喘不助热，石膏得麻黄，清解肺热不凉遏，又是相制为用。杏仁味苦，降肺气而平喘，与麻黄相配则宣降相因，与石膏相伍则清肃协同，是臣药。浙贝母化痰止咳，宽胸利膈，是佐药。炙甘草益气和中，又与石膏相合而生津止渴，调和于寒温宣降之间，为佐使药，全方兼具"宣、清、透"，有清泄肺热、止咳平喘之功。

应用经验：在临床应用本方需紧扣"热毒"主证型、"汗""喘"两个主证候，吾在运用热咳散配伍辨证论治发热性疾病及呼吸道疾病方面积累了丰富的经验。如肺热盛，壮热汗出者，宜加重石膏用量，并酌配清肺散（院内制剂：生石膏、金银花、前胡、鱼腥草、杏仁、北沙参、海蛤粉、川贝母、橘红、木蝴蝶、青黛等）、葶苈散（院内制剂：炒葶苈子、川贝母、白僵蚕、射干、甘草等），以清泻肺热；无汗而恶寒，咳嗽有痰，酌加顿咳散（院内制剂：百部、白前、紫菀、白及、前胡、车前子、款冬花等），止咳散以助温肺解表，化痰止咳之功；咽喉肿痛加解毒散（院内制剂：金银花、连翘、蒲公英、地丁、防风、栀子、薄荷、大黄、甘草），以解毒利咽；痰多而热不重者加二陈散（院内制剂：陈皮、半夏、云茯苓、苏子等），以化痰止咳。

【医案】

李某某，男，9岁，2009年8月14日初诊。以"间断发热咳嗽3天"为代主诉就诊。患儿3天前出现发热、恶风、咳嗽、咯黄痰，家属予口服头孢类抗生素及止咳化痰中成药后，效不佳，体温渐升高，每日1～2个热峰，峰值40℃，咳吐黄色稠痰，呼吸气促，口渴喜凉饮，时汗出，饮食尚可，自觉乏力，大便干燥，舌红而干，苔黄略燥，脉滑数。此乃外感风邪，毒热闭肺，宣发肃降失常所致。治以清热解毒，宣肺化痰。方用本院制剂之热咳散加味。处方：热咳散9g，清肺散6g，葶苈散6g，解毒散6g，3剂，日1剂，分2次，开水冲服。

二诊：2009年8月17日。服上方3剂后，患儿便干缓解，发热消退，咳嗽、口渴症状明显减轻，咳痰较前增多，患儿热症渐消，脾湿痰动，遂停用解毒散，更以二陈止嗽散6g，余药同前，继服3剂，诸症基本消失。

按：本案患者起病于外感风邪，未及时散邪而入里化热，正邪交争激烈而至每日 1～2 次热峰，最高 40℃。其为肺经热盛，毒热闭肺，肺气郁闭，治以清、宣为主，主用热咳散，以石膏清肺热，麻黄宣肺气，浙贝母、杏仁化痰止咳，助肺气畅达。清肺散清热解毒，宣肺止咳。葶苈散泻肺祛痰，止咳定喘。解毒散解毒攻里，清热化毒。三者合用共奏清热解毒、宣肺平喘、化痰止咳之功。二诊患儿热证渐消，咳痰加重，依陈复正《幼幼集成·咳嗽证治》"初伤于肺，继动脾湿"之理，故后期加用二陈止嗽散健脾止咳、燥湿化痰而收功。

（段凤阳、都修波）

第五章 | 验方选录

一、五藤通络饮

【组成】忍冬藤、络石藤、青风藤、海风藤、鸡血藤、甘草。

【功用主治】祛风除湿，清热活血，通经活络。主治小儿肾病、紫癜性肾炎等血尿、蛋白尿经久不消、久病入络证。

【用法用量】每日 1 剂，水煎，早晚分服。

【方解】本方主治肾病迁延难愈、久病入络证。外感六淫、水湿、湿热及瘀血等病邪久居，引起气血不畅，而致络脉瘀滞，精微外泄，致使小儿肾病蛋白尿、血尿经久不消。治宜祛风除湿，清热活血，通经活络。方中忍冬藤、络石藤，清热解毒、疏风通络；青风藤、海风藤，祛风除湿、通经活络；鸡血藤养血补血、活血通络；甘草调和诸药。共奏祛风除湿、清热活血、通经活络之功。本方药物均为藤类药物，正如《本草便读》云"凡藤蔓之属，皆可通经入络"，藤蔓之属，缠绕蔓延，犹如网络，纵横交错，无所不至，为通络之佳品，用于肾病甚为契合。因此，本方对于肾病久病入络，湿热毒邪内蕴，肾络瘀阻者尤宜。

活用经验：外感风热证加金银花、牛蒡子、霜桑叶以疏风清热；湿热内蕴证加黄柏、车前草以清热祛湿；血分热盛证加水牛角、牡丹皮、赤芍、紫草清热凉血；脾肺气虚证加黄芪、党参、白术、茯苓以益气健脾；脾肾阳虚证合济生肾气丸或无比山药丸以温肾健脾；气阴两虚证加太子参、麦冬、五味子以益气养阴；肝肾阴虚证合六味地黄丸以滋阴补肾。

【医案】肾病综合征案。

患儿，赵某，男，5岁。初诊日期：2012年5月8日。代主诉：反复浮肿伴蛋白尿半年。病史：患儿半年前因全身浮肿、大量蛋白尿、低蛋白血症被诊断为"肾病综合征"，激素治疗敏感，但在激素减量过程中尿蛋白反复，强的松加量后尿蛋白可转阴。半月前患儿面部及颈部出现痤疮，部分可见脓点，局部热痛，1周来尿蛋白定性（++），遂来就诊。刻下症见：眼睑、双下肢轻度浮肿，小便色黄量少，泡沫多，肢体困重，面颈部皮肤痤疮脓疖，触之疼痛，口黏口苦，唇红口渴，舌质暗，苔厚腻，脉滑。24小时尿蛋白定量1.29g。西医诊断：肾病综合征。中医诊断：水肿（湿热蕴结证）。治以清热利湿，解毒通络。方以自拟五藤通络饮合五味消毒饮加减：忍冬藤15g，络石藤15g，青风藤10g，海风藤15g，鸡血藤15g，金银花10g，蒲公英10g，野菊花9g，地丁9g，黄柏6g，车前草10g，甘草6g。7剂，日1剂，水煎，早晚分服。激素逐渐减量。

二诊：2012年5月15日。痤疮疖肿明显减轻，已无痛感，下肢浮肿渐消，小便量增色清，尿蛋白（+），24小时定量0.65g。继以上方加猫爪草10g，生薏苡仁15g，30剂，每日1剂，水煎分2次服。

三诊：2012年6月14日。面颈部疖肿全消，诸症皆消，食欲、睡眠、二便正常，尿常规示尿蛋白（-），24小时尿蛋白定量0.10g。守上方30剂，日1剂，以资巩固。半年后随访，病情稳定。

按：肾病综合征是小儿时期的常见病、疑难病，临床以大量蛋白尿、低蛋白血症、高脂血症及不同程度的水肿为特征，具有病程长、容易复发、缠绵难愈的特点。《医方考》曰："下焦之病，责于湿热。"而湿热的产生无非外感和内生而来。本例患儿由于蛋白大量丢失，加之长期服用激素，导致机体免疫力下降，较易外感湿热之邪，且激素久服可化火生热，与体内之湿相合，湿热互结，透发肌肤而为痤疮疖肿，阻于肾络而反复出现蛋白尿、水肿。病久邪气深居于络，络脉不通，非一般活血之品所能及，通过多年临床实践，观察到藤类药物的应用是解决肾络不通的一把金钥匙。故以五藤通络饮除湿清热，通经活络，除伏于肾络之风湿热邪，合以金银花、蒲公英、黄柏、车前草等药物以清热解毒利湿。由于药合病机，故收桴鼓之效。

（都修波、闫永彬）

二、清热止血方

【组成】生地黄、牡丹皮、丹参、墨旱莲、赤芍、三七、小蓟、茜草、甘草。

【功用主治】清热养阴，活血化瘀，凉血止血。主治紫癜性肾炎之血尿属热属瘀者。

【用法用量】每日1剂，水煎，早晚分服。

【方解】本方主治紫癜性肾炎血热妄行、瘀阻肾络证。过敏性紫癜、紫癜性肾炎的发病，内因主要为素体有热，血分伏热，外因多为感受风热、湿毒等外邪，或进食鱼虾、辛辣等燥热腥发动风之品。内因与外因相合，风热相搏，热入血分，扰动血脉，迫血妄行，血液溢于肌肤而发为肌衄；损伤肾络，血溢脉外，则见尿血；邪扰于中焦，阻滞于关节则发为腹痛、呕吐、便血、关节疼痛；反复发作，气阴耗伤，使病情缠绵难愈，伤及脾肾，致脾不敛精，肾不固精，精微外泄，则发为尿浊、蛋白尿；血液溢于脉外，留而为瘀血，从而加重病情。针对紫癜性肾炎血热、阴虚、血瘀的病机实质研制了清热止血方，方中生地黄清热养阴、凉血止血为君；墨旱莲凉血止血，益阴补肾，牡丹皮、丹参清热凉血，活血散瘀，共为臣药；三七既可活血散瘀，又善止血，止血而不留瘀，小蓟凉血止血，清热散瘀，赤芍善走血分，清热凉血，活血散瘀，茜草既能凉血止血，又能化瘀止血，为血热夹瘀所致出血之要药，共为佐药；甘草，既可清热解毒，又可益气补中，缓急止痛，调和诸药，为使药。九味药物相合，共奏清热养阴、活血化瘀、凉血止血之功。

活用经验：本方可随证加减，风热夹瘀型加金银花、连翘以疏散风热；血热夹瘀型加水牛角、紫草以清热凉血；阴虚夹瘀型加知母、黄柏、黄精以滋阴清热；气阴两虚夹瘀型加用黄芪、太子参、菟丝子、女贞子以益气养阴；紫癜反复加徐长卿、地肤子以祛皮肤游走之风；伴风热感冒者与银翘散合方加减以疏风清热；伴风寒感冒者与荆防败毒散合方加减以疏风散寒。

【医案】紫癜性肾炎案。

患儿，陈某，男，10岁。初诊日期：2010年4月7日。主诉：双下肢皮肤紫癜伴尿检异常3月余。病史：患儿3个月前感冒后出现双下肢对称分布性紫癜，颜色鲜红，压之不退色，伴腹痛，无浮肿、肉眼血尿。查尿常规：蛋白（++），潜血（++），红细胞（++）/HP。经外院对症治疗，紫癜量较前减少，但仍持续少量新出，间断腹部不适，尿检无好转，遂来诊。刻下症见：双下肢皮肤紫癜，量中等，色红，间断腹痛不适，纳可，眠安，小便短赤，大便干，舌红绛有瘀点，苔少而干，脉细数。尿常规：蛋白（++），潜血（+++），红细胞（+++）/HP。24小时尿蛋白定量0.75g。西医诊断：紫癜性肾炎（血尿伴蛋白尿型）。中医诊断：尿血（血热妄行、瘀阻肾络证）。治法：清热解毒，凉血祛瘀。方药：清热止血方加减：生地黄10g，牡丹皮10g，赤芍10g，当归10g，桃仁10g，川芎10g，丹参15g，徐长卿10g，乌梅6g，地肤子10g，甘草

6g，水牛角颗粒 15g。14 剂，日 1 剂，水煎，分 2 次服。

二诊：2010 年 8 月 31 日。服上药后，皮肤紫癜及腹痛消失，尿蛋白（＋），潜血（＋＋），红细胞（＋＋）/HP。效不更方，仅加白茅根 15g，14 剂，每日 1 剂，水煎，分 2 次服。

三诊：2010 年 9 月 15 日。皮肤紫癜未再出现，二便调，尿检正常。坚持服药近 2 个月，未再复发。

按：过敏性紫癜是以小血管炎为主要病变的系统性血管炎。本病的预后主要与肾脏受累程度有关。国内报道紫癜性肾炎发生率为 11.4%～47.5%，如果以肾活检为准，准确率达 90% 以上。吾常强调热、瘀、虚在紫癜性肾炎发病中的重要性，所研制的清热止血方就是为这一病机而设，临床上若能随症加减，灵活变通，常能取得好的疗效。本例患儿属于热毒炽盛，迫血妄行，灼伤肾络所致，阴津受灼而虚，血溢脉外而瘀，故以清热止血方清热养阴，解毒化瘀，凉血止血，酌加水牛角、乌梅而收功。乌梅之酸，可敛浮热，养阴生津，助水牛角凉血分之热，二药是惯用的对药之一。

（都修波、闫永彬）

三、疏风消癜方

【组成】金银花、连翘、紫草、竹叶、牛蒡子、荆芥、薄荷、芦根、蝉蜕、徐长卿、凌霄花、牡丹皮、赤芍、忍冬藤、甘草。

【功用主治】疏风清热，凉血消癜。主治过敏性紫癜外感风热、灼伤络脉、血不循经证。

【用法用量】每日 1 剂，水煎，早晚分服。

【方解】由于小儿稚阴稚阳，气血未充，卫外不固，外感时令之邪，六气皆从火化，蕴于皮肤肌肉之间。风热之邪与气血相搏，热伤血络，迫血妄行，溢于脉外，渗于皮下，发为紫癜。热为阳邪，故紫癜颜色鲜红；风性善行而数变，风盛则见皮肤瘙痒，此起彼伏，风热郁于卫表，卫气郁遏，故见发热恶风，风热毒邪结聚于咽喉，故见咽红咽痛。方中金银花甘寒芳香，疏散风热，清热解毒，辟秽祛浊，连翘苦寒，清热解毒，疏散风热，轻宣透表，共为君药；薄荷辛凉，轻清凉散，发汗解肌，解表透邪，荆芥温而不燥，与薄荷相配，辛散表邪，紫草甘寒，凉血解毒，透疹消癜，共为臣药；牛蒡子、凌霄花，解毒利咽，凉血祛风，竹叶、芦根甘寒轻清，透热生津，蝉蜕、徐长卿疏散风热，透疹止痒，牡丹皮、赤芍清热凉血，活血散瘀，忍冬藤清热解毒，疏风通络，共为佐药；甘草清热解毒，健脾和中，调和诸药为使。合而用之，共成疏散风热、清热解毒、凉血消癜之剂。

活用经验：皮肤痒甚者加地肤子、白僵蚕祛风止痒；腹痛加白芍、延胡索活血行气，缓急止痛；关节肿痛、屈伸不利者加络石藤、海风藤、川牛膝活血通络、祛风止痛；便血者加地榆炭、侧柏炭凉血止血；尿血者加小蓟、白茅根、藕节炭凉血止血。

【医案】过敏性紫癜案。

张某，男，4岁6个月。初诊日期：2011年6月8日。代主诉：皮肤紫癜3天。病史：患儿于3天前因受凉后双下肢出现大量瘀点瘀斑，颜色鲜红，压之不退色，略高出皮肤，自诉瘙痒感，伴有抓痕，血小板计数不低，外院诊断为"过敏性紫癜"，对症治疗3天（具体不详），未见明显减轻，遂前来就诊。刻下症见：双下肢皮肤紫癜，颜色鲜红，压之不退色，伴有抓痕，膝踝关节肿痛，低热，微恶风寒，咽喉红肿疼痛，流黄涕，唇红口渴，小便黄，舌质红，苔薄黄，脉滑数。查体：体温 37.6℃，咽充血，扁桃体Ⅱ度肿大，心肺听诊无异常，肝脾未触及。尿常规、大便常规检查正常。西医诊断：过敏性紫癜。中医诊断：紫癜，辨证为风热伤络。治以疏风清热，凉血消癜。方药以疏风消癜汤加减：金银花 10g，连翘 10g，紫草 10g，竹叶 10g，芦根 15g，凌霄花 10g，荆芥 6g，薄荷 6g，蝉蜕 6g，白僵蚕 10g，徐长卿 10g，牡丹皮 6g，赤芍 10g，忍冬藤 10g，络石藤 10g，川牛膝 10g，甘草 6g。3 剂，日 1 剂，水煎，分 2 次服。

二诊：2011 年 6 月 11 日。体温恢复正常，紫癜减少，关节疼痛减轻，咽痛消失，仍有流涕，皮肤瘙痒，口渴喜饮冷，舌质红，苔薄黄，脉数有力，上方加黄芩 12g，地肤子 15g，继服 7 剂。

三诊：2011 年 6 月 18 日。皮肤紫癜及关节疼痛均消失，复查二便未见异常。

按： 过敏性紫癜为各种原因所致的全身广泛性的毛细血管炎，风热伤络是其最常见的病机。本例患儿因外感风热而起病，风热之邪，入于血络，灼伤血脉，迫血妄行，血溢脉外而发为紫癜，风性善行而数变，故皮肤紫癜此起彼伏，并伴瘙痒；血溢关节，关节肿痛；风热郁于卫表，聚于咽喉，故见发热恶风，咽喉肿痛。故施以疏风消癜汤加减，方中金银花、连翘、薄荷、荆芥，疏风清热，宣散表邪；蝉蜕、僵蚕、徐长卿，祛风止痒；紫草、牡丹皮、赤芍，清热凉血，活血散瘀；忍冬藤、络石藤清除络中之风热；凌霄花、牛蒡子解毒利咽，散咽中之风热；甘草调和诸药，缓急和中。诸药相配，切合病机，故而取效甚捷。

（都修波、闫永彬）

四、宁血消癜方

【组成】 水牛角、紫草、牡丹皮、赤芍、生地黄、黄芩、连翘、乌梅、甘草。

【功用主治】清热凉血，宁血消癜。主治血分热盛，血分不宁所致之皮肤紫癜。

【用法用量】每日1剂，水煎，早晚分服。

【方解】本方乃专为血分热盛、血分不宁、血热妄行所致之紫癜而设。小儿为纯阳之体，感受温热病邪及过食腥膻动风之品，邪热迅速入里化热，热入营血，迫血妄行，上为吐血、衄血，下为便血、尿血，溢于肌肤，则为皮肤紫癜，颜色鲜红，可为瘀点瘀斑，可融合成片。内热郁蒸，故见发热，热扰心神，耗伤津液，故见心烦口渴，尿赤便秘。舌质红绛，苔黄而燥，脉数，均为血分热盛之征象。方中水牛角清营凉血、清心解毒为君；生地黄清热凉血，养阴生津，牡丹皮、赤芍既可增清热凉血之功，又可活血散瘀，防止瘀血停滞，共为臣药；紫草，清热凉血，解毒透斑，黄芩、连翘清气透邪，使血分热邪透出气分而解，乌梅味酸，能敛浮热、除烦闷，可助水牛角清营凉血之力，现代研究证实，乌梅酸涩收敛，能助水牛角胶质的吸收利用，共为佐药；甘草，解毒和中，调和诸药，以为使药。诸药相合，共奏清热凉血、解毒透斑、宁血消癜之功，使血热得除，血分安宁，紫癜自消。

活用经验：皮肤紫癜密集者加知母、栀子凉血化斑；鼻衄不止者加白茅根、生白及凉血解毒；尿血者加白茅根、小蓟、大蓟凉血止血；便血者加地榆炭、槐花、侧柏炭清肠止血；便秘者加生大黄通腑泄热；咽喉肿痛者加凌霄花、冬凌草利咽消肿；关节疼痛，加忍冬藤、络石藤清热解毒、通络止痛。

【医案】过敏性紫癜案。

患儿，薛某，女，5岁。初诊日期：2010年8月17日。代主诉：反复皮肤紫癜27天。病史：患儿于27天前注射疫苗后双下肢皮肤出现大量紫癜，融合成片，色红鲜亮，略高出皮肤，服用扑尔敏等药效果不佳，4天后，出现双下肢肿胀伴膝踝关节疼痛，且上肢出现少量紫癜，当地医院诊断为"过敏性紫癜"，住院治疗一周（具体不详），关节肿痛消失，紫癜仍反复新出，故来就诊。刻下症见：双下肢皮肤紫癜，量多，色红，心烦急躁，夜寐不安，发热口渴，大便干燥，小便短赤，舌质红绛，苔黄厚，脉数而有力。查体：体温38.0℃，双下肢膝以下大量瘀点瘀斑，相互融合，高出皮肤，无痒感，上肢手腕暴露处散在出血点，咽充血，扁桃体Ⅱ度肿大，无脓性分泌物，心肺听诊无异常，肝脾未触及。尿常规：Pro（-），BLD（++），红细胞（++）/HP。西医诊断：①过敏性紫癜；②紫癜性肾炎（单纯血尿型）。中医诊断：紫癜。辨证属血热妄行。治以清热凉血，宁血消癜。方以宁血消癜汤加减：水牛角粉15g，紫草10g，牡丹皮6g，赤芍10g，生地黄10g，黄芩6g，连翘10g，知母6g，栀子6g，白茅根15g，小蓟10g，大蓟10g，乌梅6g，甘草6g。7剂，每日1剂，水煎，分2次服。

二诊：2010年8月24日。服上药后，体温降至正常，皮肤紫癜明显减少，大便软而成形，偶尔心烦不安，舌红稍绛，苔黄，脉数有力。尿常规：Pro（-），潜血（+），红细胞（+）/HP。继以上方加芦根15g，竹叶6g，7剂。

三诊：2010年8月31日。紫癜全消，神情安静，夜寐香甜，唯食欲欠佳，继以原方加炒麦芽、焦山楂各10g，调理月余，症状全失，尿检正常。随访半年未再复发。

按：随着人们生活水平的提高，患儿平素过多摄入高蛋白食物，缺少体育锻炼，积而化热，致热伏血分，若遇温热毒邪，或肌注疫苗，化毒入血，或进食鱼虾辛辣等燥热腥发动风之品，内外合邪，邪热迅速入血，扰动血脉，迫血妄行，《灵枢·百病始生》曰："阳络伤则血外溢，血外溢则衄血，阴络伤则血内溢，血内溢则后血，肠胃之络伤，则血溢于肠外。"

故血液溢于肌肤而发为肌肤紫癜；损伤肾络，血溢脉外，则见尿血；邪扰于中焦或肠络，则发为腹痛、呕吐、便血；邪气阻滞于关节，则关节疼痛。本例患儿，素体有热，血分伏热，加之肌注疫苗，化毒入血，两热相合，血分热盛，血分不宁而发病，故施以宁血消癜汤加减，使血热得清，伏热得除，血分自然安宁，也无复发之虞。

（都修波、闫永彬）

五、遗尿停方

【组成】菟丝子、枸杞子、覆盆子、五味子、桑螵蛸、益智仁、郁金、石菖蒲、甘草。

【功用主治】补益肾气，醒神止遗。主治肾气虚弱之遗尿。

【用法用量】每日 1 剂，水煎，早晚分服。

【方解】本方所治为遗尿肾精亏虚证。小儿遗尿病位主要在肾与膀胱，肾气亏虚，膀胱虚寒为本病病机之所在。肾为先天之本，主水，开窍于二阴，司二便，与膀胱互为表里。膀胱为州都之官，主藏津液，小便乃津液之余，通过肾的气化作用而正常排出体外。先天不足，下元虚冷，不能温煦膀胱，膀胱气化功能失调，闭藏失司，不能约束水道而发生遗尿。而尿液的正常排泄又离不开五脏的相互调摄，《素问·经脉别论》云："饮入于胃，游溢精气，上输于脾，脾气散精，上归于肺，通调水道，下输膀胱。"肺主行水，功能"通调水道"，为"水之上源"，参与调节全身的水液代谢，若肺气虚则治节不行而水道制约无权，即所谓上虚不能制下是也。脾主运化，居中焦，为水液升降输布的枢纽，肺脾肾三者共同维持正常水液代谢。心藏神，主司人体的一切生命活动，若肾气虚而心火旺，则见心肾失交，水火不济，故夜梦纷纭，梦中尿床，或欲醒而不能，或深睡不醒，小便自遗，这与西医学认为的遗尿是由于大脑皮质及皮质下中枢的功能失调论相通，符合小儿遗尿多在梦中，不易叫醒的特点。肝主疏泄，肝之经脉循绕阴器，抵少腹，肝经郁热或疏泄失调，郁而化火，下注膀胱发为遗尿。结合小儿"三有余，四不足"的生理特点及临床经验，本病多属虚证或本虚标实之证，下元不固贯穿本病的始终。治疗当以益肾固涩为根本，兼以补肺气，清心火，疏肝气等以治标。本方由五子衍宗丸、桑螵蛸散、缩泉丸化裁而来。五子衍宗丸由菟丝子、五味子、枸杞子、覆盆子、车前子组成，功效温肾壮阳，填精生髓，疏利肾气。方中菟丝子辛以温阳，甘以补虚，平补肝肾阴阳，且具有收涩之性，功能补肾阳，益肾精以固精止遗；枸杞子以填精补血见长，滋补肝肾，以阴中求阳；覆盆子既有补益之功，又有收敛之义，温而不燥，固而不凝；五味子五味皆备，而酸味最浓，酸甘化阴，益气生津，能补肝肾之阴，且具有收涩之性，补中寓涩。车前子味甘，性微寒，功能利尿通淋，原方寓在补而不滞，涩中有通，因其滑利之性，并结合遗尿症特点，弃之不用。四药相配，既滋肾阴，又补肾阳，加用桑螵蛸补肾益精、固涩止遗，益智仁温肾纳气、暖脾摄精、固涩缩尿。根据西医学理论和遗尿症患儿不易唤醒、多动、注意力不集中等行为及思维约束力较差的临床特点，故加石菖蒲、郁金开窍醒神，宁神益智。诸药配合，既能补肾益精、涩精止遗，又能补心养神，心肾相调，共收固涩之效。

活用经验：若遗尿频发者，加金樱子、海螵蛸；智力较差者，加远志、补骨脂；内寒甚者加淫羊藿、肉苁蓉；夜寐多梦者，加夜交藤、酸枣仁；心经有热者，加连翘、黄连、淡竹叶；寐深者，加生麻黄宣肺醒神，并配合石膏、白芍以减其辛燥之性；脾气虚者，加鸡内金、党参、山药。肝经湿热者，可合龙胆泻肝汤加减。

【医案】小儿遗尿。

患儿，女，8岁半。初诊日期：2007年7月29日。代主诉：遗尿3年余。病史：患儿遗尿3年余，经用中西药治疗数月效果不显。患儿近10天来睡中经常遗尿，夜寐较深，不易唤醒，轻则每夜遗尿3～4次，重则5～6次，醒后方知。症见神疲乏力，面色苍白，形寒肢冷，纳差乏力，小便清长，大便不成形，舌质红，苔薄白，脉沉细。尿常规、尿培养及脊椎X线检查均未见异常。西医诊断：遗尿。中医诊断：小儿遗尿病，证属脾肾两虚。治宜补益肾气，固涩小便。方选自拟方遗尿停方加减：菟丝子10g，枸杞子10g，覆盆子10g，五味子6g，桑螵蛸12g，益智仁12g，郁金6g，石菖蒲10g，鸡内金10g，砂仁3g，黄连3g，甘草6g。14剂，日1剂，水煎服，分2次服。并嘱家长注意精神安慰，消除其恐惧心理，晚间少饮水，夜间叫醒患儿小便。

二诊：2007年8月12日。患儿服药后尿床次数明显减少，每夜1～2次，夜间能唤醒，咽红，舌质淡，苔薄白，脉数。守原方去黄连，加乌药6g助膀胱气化，固涩小便，加桔梗6g、冬凌草12g利咽。14剂，日1剂，水煎服，分2次服。

三诊：2007年8月26日。患儿每晚夜尿1次，量少，舌质淡，苔薄白，脉数。继服14剂，日1剂，水煎服，分2次服。药尽而愈。

按：本例患儿神疲乏力、面色苍白、形寒肢冷、纳差乏力、小便清长、大便不成形，一派虚寒之相，治以补益肾气，涩精止遗，故给予遗尿停方加减温补肾阳，清心滋肾，配合生活调护，清补兼施而收效。辨治遗尿须从五脏一体的观念出发分析病机，不可片面责之肾与膀胱。另外，吾认为药物治疗的同时，对患儿的心理和行为教育疏导也是非常重要的，在白天尽量多饮水，使膀胱容量扩张，当患儿要排尿时，嘱其适当憋尿，增大膀胱容量。患儿不可过度疲劳，根据既往尿床时间定时用闹钟唤醒患儿，使患儿能及时觉醒排尿，并逐渐养成每晚能自行排尿的好习惯，家长要鼓励患儿克服遗尿习惯，尽量减轻患儿的紧张情绪和心理负担。

（闫永彬、任献青）

六、肾病序贯Ⅰ号方

【组成】附子、干姜、白芍、生黄芪、太子参、菟丝子、淫羊藿、茯苓、泽泻、当归、丹参、砂仁、甘草。

【功用主治】温肾健脾，化气行水。主治脾肾阳虚之阴水、臌胀。

【用法用量】每日1剂，水煎，早晚分服。

【方解】本方所治水肿脾肾阳虚证。此期多见于患儿蛋白尿及水肿明显加剧者，治以温阳利水为法，水之所制在脾，水之所至在肾，脾阳虚则湿积为水，肾阳虚则聚水而从其类。水湿聚而不化，溢于肌肤则水肿，治以助阳行水之法，阳气胜，则水自消。如《诸病源候论》曰："水病无不由脾肾虚所为，脾肾虚则水妄行，盈溢皮肤而令身体肿满。"方中附子之大辛大热，温肾暖土，以助阳气，臣以茯苓之甘淡渗利，健脾渗湿，以利水邪。干姜辛温，既助附子之温阳祛寒，又伍茯苓、泽泻以温散水气。佐以黄芪、太子参健脾益气。菟丝子甘以补虚，滋补肝肾、益精血，淫羊藿辛温燥烈，长以补肾壮阳。砂仁化湿醒脾行气，当归、丹参活血化瘀利水，正如《金匮要略·水气病脉证并治》曰："血不利，则为水。"《血证论》曰："血结亦病水，水结亦病血。"甘草调和诸药。本方诸药相伍，温中有散，利中有化，脾肾双补，血水共治，配伍严谨，共奏温阳利水之功。

活用经验：肾阳虚偏重者，加用仙茅、巴戟天、杜仲以温补肾阳；水湿重者，加大腹皮、猪苓理气行水；脾气虚者加党参、白术以益气健脾；血瘀重者加三七粉、水蛭粉以活血化瘀。

【医案】肾病综合征案。

唐某，男，12岁。初诊日期：2010年7月13日。代主诉：颜面、双下肢浮肿伴尿检异常7天。病史：患儿7天前无明显诱因出现颜面、双下肢浮肿，在当地医院查尿常规：尿蛋白（+++），潜血（-），红细胞0～1个/HP。血浆白蛋白21g/L。血胆固醇12.70mmol/L。拟诊"原发性肾病综合征"，予足量强的松口服，尚未见明显疗效，遂来就诊。时症见：颜面、双下肢浮肿，伴面白乏力，肢冷畏寒，纳差，腰膝酸软，尿少，口淡不渴，大便稀溏。查体颜面、双下肢浮肿，呈凹陷性，咽不红，扁桃体无肿大，余无异常，舌质淡，苔白滑，脉沉无力。查尿常规：蛋白（+++），潜血（-），红细胞0～2个/HP。24小时尿蛋白定量3.8g。血生化：白蛋白16g/L，球蛋白11.3g/L，胆固醇6.8mmol/L，肌酐、尿素氮正常。西医诊断：肾病综合征（原发性单纯型）。中医诊断：水肿，证属脾肾阳虚。治宜温肾健脾，化气行水。方选肾病Ⅰ号方：附子6g，干姜6g，白芍10g，生黄芪40g，太子参12g，菟丝子10g，淫羊藿10g，茯苓10g，泽泻10g，当归12g，丹参10g，砂仁6g，甘草6g。7剂，日1剂，水煎，分2次服。嘱继续强的松口服。

二诊：2010年7月20日。患儿浮肿消退，面红，盗汗，纳多易饥，多尿，大便偏干，舌红少苔，脉细数。查尿蛋白（+）。四诊合参，证属气阴两虚。治宜益气养阴。去附子、干姜大辛大热之品，选肾病Ⅰ号方加减：生黄芪30g，太子参12g，菟丝子 10g，桑寄生 10g，生地黄 10g，知母 10g，黄柏 6g，当归 10g，甘草 6g。14 剂，日 1 剂，水煎服，分 2 次服。嘱继续强的松口服。

三诊：2010 年 8 月 5 日。患儿病情稳定，未再出现浮肿、颧红盗汗、手足心热、烦躁易怒等症状基本消失，舌红少苔，脉细数。尿蛋白转阴；肝功能、肾功能正常。效不更方，继服上方 14 剂。西药：强的松改为顿服，拟逐渐减量。随访半年病情稳定，未再复发。

按：本病证属于用激素过程中患儿蛋白尿及水肿比较明显，四诊合参，辨证为水肿脾肾阳虚证，治以温阳利水。方中先投以附、姜温煦肾阳，再以太子参、生黄芪、菟丝子、桑寄生、桂枝等补脾益肾以化气行水。更以大腹皮、猪苓、茯苓、泽泻利水消肿。以当归、鸡血藤等活血化瘀利水，血水共治。甘草调和诸药。本方配伍严谨，补虚与祛邪并用，活血与利水兼施，扶正而不留邪，祛邪而不伤正，共奏温阳利水之功。黄芪为豆科植物蒙古黄芪或膜荚黄芪的根，生用或炙用。黄芪味甘，微温。归脾、肺二经，有补气健脾、升阳举陷、益卫固表、托疮生肌、利水退肿等功效，其中生黄芪益卫固表和利水退肿作用较好。小儿肾病病机本质为本虚标实，其中未用激素的患儿肺脾气虚和脾肾阳虚居多，可合用四苓散、五苓散健脾化气行水，临证生黄芪用量较大，每至 30～60g，临床每起良效。

（闫永彬、任献青）

七、肾病序贯Ⅱ号方

【组成】黄芪、炒白术、防风、泽泻、茯苓、丹参、金樱子、益母草、当归、甘草。

【功用主治】益气健脾，宣肺利水。主治肺脾气虚、水湿不运之水肿。

【用法用量】每日1剂，水煎，早晚分服。

【方解】本方所治水肿肺脾气虚证。此期多见于水肿早期或激素维持治疗阶段。本方所治之水，乃由肺脾气虚，卫表不固，水湿失运所致。患儿肺气虚，易外感风邪，肺失宣降，水道不通，以致风遏水阻，肺不通调，脾失传输，水道失畅，水液内停，泛滥肌肤，而成水肿。《素问·水热穴论》指出："故其本在肾，其末在肺。"《素问·至真要大论》指出："诸湿肿满，皆属于脾。"方中黄芪益气固表，为君药，白术健脾益气，助黄芪以加强益气固表之功，为臣药，配防风疏风解表，黄芪得防风，固表而不留邪，防风得黄芪，祛邪而不伤正，补中有散，散中有补，泽泻、茯苓健脾利湿，金樱子性平入肾经，与黄芪合用助固表之力，益母草、当归活血补血，血行风自灭，诸药合用，表气得固，风邪得除，脾气健运，则水湿诸症自解，甘草和诸药，相得益彰。

活用经验：浮肿明显、尿量少者，加大腹皮、车前子；自汗出而易感冒者，加防风、牡蛎，重用黄芪；汗多者，加五味子。

【医案】肾病综合征案。

患儿李某，男，6岁。初诊日期：2012年3月14日。主诉：发现浮肿伴尿检异常5天。病史：患儿5天前感冒后出现颜面及双下肢浮肿，于当地查尿常规：蛋白（+++），余不详，诊断为"肾病综合征"，口服强的松片等治疗3天（具体用量不详）后浮肿加重，尿量减少，1天前至我院查尿常规示蛋白（+++），隐血（−），红细胞（−）。遂来就诊。患儿平素易感冒。时症见：颜面及双下肢浮肿，阴囊水肿，面色㿠白，乏力，无发热、咳嗽等，纳差，无呕吐、腹泻，大便偏稀，小便有泡沫，量少。查体：舌质淡，苔白，脉细。颜面及双下肢浮肿，呈凹陷性，阴囊水肿。相关检查示：24小时尿蛋白定量3.1g。血生化：白蛋白16.3g/L，总胆固醇9.24mmol/L。肾功能正常。西医诊断：肾病综合征（原发性单纯型）。中医诊断：水肿，证属肺脾气虚兼血瘀。治法：益气健脾，活血化瘀。选方肾病Ⅱ号方：黄芪30g，炒白术10g，防风10g，泽泻10g，茯苓10g，大腹皮10g，车前子10g，益母草10g，当归10g，薏苡仁15g，砂仁6g，甘草6g。7剂，水煎服，日1剂，分2次服。继续给予足量激素口服治疗。

二诊：2012年3月21日。患儿服药后第4天尿量增加，浮肿较前减轻，服药第6天自测尿蛋白转阴，大便正常。查尿常规：蛋白（-）。24小时尿蛋白定量0.243g。血生化：白蛋白22.3g/L，总胆固醇8.22mmol/L。舌质淡，苔白，脉较前有力。守上方去大腹皮、车前子、砂仁，加丹参15g，金樱子20g，继服7剂以加强活血、补肾之力；继续口服强的松片。

三诊：2012年3月28日。患儿病情稳定，未再出现浮肿，纳食增加，汗出较多，大便正常，舌质淡，苔白，脉细数。查尿常规：蛋白（-）。24小时尿蛋白定量：0.12g。血生化：白蛋白25.3g/L，总胆固醇7.41mmol/L。守上方加用五味子6g，继服14剂。西药：2周后强的松改为晨起顿服，并逐渐减量。定期复诊。

按：本例患儿为肾病综合征初发阶段，激素应用早期，患儿平素易感冒，本次发病前有感冒诱因，汗出、乏力，均为肺气虚表现。面色㿠白、便溏为脾气虚表现，结合舌质脉象，辨证属肺脾气虚证，中药治以益气健脾，宣肺利水，选方肾病Ⅱ号方加减，方中黄芪为补益之君药，炒白术、防风、党参补益肺脾，茯苓健脾益气，金樱子温补脾肾，益母草、当归活血化瘀。本患儿属于原发、单纯性肾病综合征，口服强的松治疗7天尿蛋白转阴，属激素敏感型，本型患儿在激素减量过程中尿蛋白易反复，特别是激素小剂量维持治疗阶段，且患儿平素易感冒，因此本证型患儿以肺脾气虚和后期肾阴阳两虚为核心，标证则以外感及血瘀为著。故治疗应以益气、健脾、滋补肾之阴阳为主要方法，同时必须标本兼顾、扶正祛邪，适时予以宣肺、清热、活血化瘀，方能取得满意疗效。

（闫永彬、任献青）

八、肾病序贯Ⅲ号方

【组成】 熟地黄、山药、酒萸肉、桑寄生、茯苓、知母、黄柏、女贞子、当归、丹参、甘草。

【功用主治】 滋阴补肾，平肝潜阳。主治肝肾阴虚、虚火内盛之水肿，多见于大剂量激素使用后。

【用法用量】 每日1剂，水煎，早晚分服。

【方解】 本方所治为水肿肝肾阴虚证，多见于素体阴虚，过用温燥或利尿过度，尤见于大量使用激素，水肿或轻或无者。因激素乃"壮阳燥烈之品"，久则耗伤阴液，激素的副作用渐显，患儿证由阳虚渐转变为阴虚，从而表现为肝肾阴虚、虚火内盛的阴虚火旺证候，为西医学所说的医源性肾上腺皮质功能亢进症。虽激素伤阴，出现阴虚阳亢之候，但水肿病机本质是虚不治水，正如《景岳全书·肿胀》云："凡水肿等证，乃肺脾肾三脏相干之病，盖水为至阴，故其本在肾；水化于气，故其标在肺；水惟畏土，故其制在脾。今肺虚则气不化精而化水，脾虚则土不制水而反克，肾虚则水无所主而妄行。"故此阶段治疗当滋补肾阴。本方肾、肝、脾三阴并补而重在滋补肾阴。方中熟地滋肾阴、益精血为君药，酒萸肉滋肾益肝，山药滋肾补脾，三阴并补。桑寄生苦能燥、甘能补，长于补肝肾，知母、黄柏增强滋肾阴、清相火之力，女贞子性偏寒凉，补肝肾之阴，与知母、黄柏合用，加强养阴清虚热之力。血瘀病机贯穿始终，故以当归、丹参活血化瘀。甘草调和诸药。

活用经验：肝阴虚突出者加沙参、沙苑子、菊花、夏枯草；肾阴虚偏重者加枸杞、五味子、麦冬；水肿明显者，加车前子。

【医案】肾病综合征案。

范某，女，14岁。初诊日期：2010年3月14日。主诉：反复浮肿伴尿检异常5个月。病史：患儿5个月前不明原因出现眼睑、面部浮肿，在当地医院查尿蛋白（+++），血浆白蛋白23g/L，血胆固醇11.58mmol/L，诊断为"肾病综合征"，予足量强的松口服，2周后尿蛋白转阴，水肿消退。足量激素4周后逐渐减量，减量过程中尿蛋白反复2次，激素加量1周后尿蛋白转阴。遂来就诊。时症见：全身无浮肿，面部痤疮、心烦、口干舌燥、眠差，纳可，二便正常。查舌质嫩红、少苔或无苔、脉细数。咽红，扁桃体Ⅰ度肿大，余无异常。查尿常规示潜血（−），蛋白（±），红细胞0～2个/HP。凝血五项、肝肾功正常。西医诊断：肾病综合征（原发性单纯型，激素敏感，频复发）。中医诊断：水肿，肝肾阴虚证。治宜滋阴补肾，平肝潜阳。选方肾病Ⅲ号方：熟地黄10g，山药10g，酒萸肉10g，桑寄生10g，菟丝子10g，茯苓10g，知母10g，黄柏10g，女贞子10g，当归10g，丹参10g，黄芩10g，甘草6g。14剂，日1剂，水煎服，早晚分服。

二诊：2010年3月28日。患儿近日病情较稳定，面部痤疮、心烦、口干舌燥等症稍缓解，咽痛消失，舌脉同前。守上方去黄芩，继服14剂；强的松继服。

按：本例患儿心烦躁扰、眠差为肝阴虚表现，口干为肾阴虚表现，阴虚火旺则见于痤疮、失眠等，加之长期服用激素，结合舌质脉象，四诊合参，病属尿浊之肝肾阴虚证，治以滋阴补肾，平肝潜阳。本方为六味地黄汤加减，以补肾阴为主，兼以清热，方中熟地、酒萸肉、山药滋阴补脾，桑寄生补肝肾，知母、黄柏、女贞子滋阴清热，当归、丹参活血化瘀，黄芩清热解毒利咽，以"清源洁流"。二诊咽痛消失，故去黄芩，因仍处于长期用激素阶段，故守上方以巩固疗效。活血化瘀应贯穿肾病治疗的始终。肺脾肾三脏亏虚是本病发生的主要因素，肺脾肾虚使精不化气而化水，水停则气滞，气滞则血瘀，血瘀又加重气滞，气化不利而加重水肿。故在辨证论治基础上，随证常加丹参、泽兰、当归、水蛭、益母草等活血化瘀药，辨证运用于肾病的各个阶段，不仅可促进水肿、血尿、蛋白尿的消退，更能提高激素敏感性，使难治性肾病得到缓解。

（闫永彬、任献青）

九、肾病序贯Ⅳ号方

【组成】黄芪、太子参、菟丝子、桑寄生、生地黄、知母、当归、丹参、益母草、肉苁蓉、巴戟天、甘草。

【功用主治】益气养阴，化湿清热。主治气阴两虚之水肿，多见于病程长久、病情反复患儿。

【用法用量】每日1剂，水煎，早晚分服。

【方解】本方所治为水肿气阴两虚证。多见于病程较久，或反复发作，或长期、反复使用激素后，其水肿或重或轻或无。此期病程久，随着激素量的变化，阳刚燥热之品减少，激素的副作用逐渐减少，而"壮火食气"的副作用表现出来，病久耗气伤阴，可导致气阴两虚证。本病的气虚是指脾气虚，阴虚是指肾阴虚，部分患儿阴损及阳，出现阳虚之象，故此阶段治疗当以益气养阴为主，兼清虚热。方中重用黄芪为君药以加强补气之力，太子参补气益脾，与黄芪合用加强健脾益气之力，与生地黄、知母合用加强养阴清热之力，菟丝子、桑寄生滋补肝肾，益精血，阴虚病久，阴损及阳，故临证常在上四味基础上加巴戟天、肉苁蓉更增温补肾阳之力。近年研究证实，温肾补阳的中药有兴奋下丘脑－垂体－肾上腺皮质轴之作用，可保护肾上腺皮质免受外源性激素抑制而萎缩，有助于减少机体对激素的依赖，防止反跳，此为延长缓解期及减少复发的关键。生地黄、知母滋阴清热，此期渐渐出现了阴虚向阳虚的转化，故临证常减女贞子、黄柏，而酌加生地黄、知母以滋阴清热，体现了精于调整阴阳平衡的辨证之妙，正合《内经》"阴平阳秘，精神乃治"之旨。当归、丹参、益母草活血养血化瘀，如《血证论》云："有瘀血流注，亦发肿胀者，乃血变成水之证。"甘草调和诸药。本方配伍精当，谨守病机，调整阴阳，共奏气阴双补之效。

活用经验：气虚偏重者，加党参、白术；阴虚偏重者，加玄参、怀牛膝、麦冬、枸杞；阴阳两虚者，加淫羊藿、肉苁蓉、菟丝子、巴戟天。肝阴虚突出者加沙参、女贞子、菊花、夏枯草；肾阴虚偏重者加黄精、枸杞子、五味子、麦冬；水肿明显者，加车前子。

【医案】肾病综合征案。

刘某，男，14岁，初诊日期为2009年5月5日。主诉：反复浮肿伴尿检异常1年6个月。病史：患儿1年6月前不明原因出现眼睑、面部浮肿。当地医院查尿常规：蛋白（++++），潜血（－），红细胞（－）。血浆白蛋白19g/L。血胆固醇12.27mmol/L。诊断为"肾病综合征"，予足量强的松口服，2周后尿蛋白转阴，水肿消退。足量激素4周后逐渐减量，激素减至小剂量时感冒后出现4次尿蛋白反复，每于激素加量1周后尿蛋白转阴，现强的松每次37.5mg隔日顿服。平素易感冒。

遂来就诊。现症见：神疲乏力，精神萎顿，面色无华或㿠白，畏寒怕冷，肢冷蜷卧，小便清长，大便溏泄。查体：舌淡苔白，脉沉而无力。全身无浮肿，咽红，扁桃体无肿大，余无异常。查尿常规：潜血（－），蛋白（±），红细胞 0～2 个/HP。皮质醇 4.68μg/dL（正常值 8.70～22.4μg/dL）。凝血五项、肝肾功正常。西医诊断：肾病综合征（原发性单纯型，激素敏感、频繁复发）。中医诊断：水肿，证属气阴两虚。治宜益气养阴，化湿清热。选方肾病序贯Ⅳ号方：生黄芪 30g，太子参 10g，菟丝子 10g，桑寄生 10g，巴戟天 6g，肉苁蓉 10g，生地黄 10g，知母 10g，当归 10g，丹参 10g，甘草 6g。14 剂，日 1 剂，水煎，分 2 次服。

二诊：2010 年 5 月 20 日。乏力较前好转，面色红润，畏寒怕冷、肢冷蜷卧症状减轻，小便清长，大便正常，舌脉同前。查尿常规正常；皮质醇 8.78μg/dL（正常值 8.70～22.4μg/dL）。效不更方，上方继服 14 剂。强的松逐渐减量。

按：本例患儿长期应用激素，激素减至小剂量时，因感染反复出现尿检异常，皮质激素低下，病久体虚，气阴两伤，治以益气养阴为主。长期运用激素可以抑制自身的肾皮质功能，而出现皮质醇低下，温补肾阳中药可以防止肾上腺皮质的萎缩，故在激素的撤减过程中，逐渐增加温阳补肾的药物，以维持身体的正常需要。故方中生黄芪、太子参、菟丝子、桑寄生益气养阴，加用巴戟天、肉苁蓉温补脾肾阳气，取其阴阳互补之意。生地黄、知母以滋阴清热。当归、丹参活血化瘀，体现了"血瘀贯穿肾病病机始终"的学术理念。本病初期多为阳虚，病久尤其长期和大剂量应用皮质激素后则阳损及阴，出现阴虚或气阴两虚之证。因此，吾认为，本病辨治的不同阶段，关键在于始终坚持调整阴阳平衡，使阴平阳秘，疾病痊愈。具体言之，在本病早期水肿明显阶段以益气温阳为主，兼以养阴；中期，尤其是运用激素之后，则重在滋养肾阴兼以扶阳；恢复期则又以益气温阳兼以养阴，使阴平阳秘，脏腑功能得以相对平衡。

（闫永彬、任献青）

十、乙肝肾宝方

【组成】生黄芪、太子参、菟丝子、桑寄生、柴胡、郁金、茵陈蒿、凌霄花、虎杖、白花蛇舌草、当归、益母草、甘草。

【功用主治】补益脾肾，解毒利湿。主治脾肾阳虚、湿热内蕴之乙肝病毒相关性肾炎。

【用法】日 1 剂，水煎，早晚分服。

【方解】本方主治脾肾阳虚、湿热内蕴证。本病病机为本虚标实，脾肾气虚为本，湿热内蕴、肝脾血瘀为标，故治疗主张扶正祛邪，标本兼顾。乙肝肾宝方是吾总结 20 余年治疗乙型肝炎相关性肾炎的临床经验所得，以扶正祛邪为则，以疏肝健脾益肾、解毒利湿活血为法。方中生黄芪补气生阴，益卫固表，补"诸虚不足"，与太子参合用益脾胃后天之气，养肾先天之精，菟丝子养肝明目，填精益髓，平补脾肾，与桑寄生合用温阳补肾；柴胡专入肝胆二经，有疏肝解郁，升举阳气，疏散退热的功效，现代研究柴胡中的柴胡多糖可抗肝炎病毒，增强白细胞吞噬功能、增强自然杀伤细胞功能，提高肝炎病毒特异性抗体滴度，柴胡、郁金疏肝理气，行气中之血；虎杖入肝胆肺经，有利胆退黄、清热解毒、活血化瘀的功效，虎杖中含有的一种黄酮类物质对金黄色葡萄球菌、白色葡萄球菌、变形杆菌等有抑制作用；茵陈蒿、白花蛇舌草清热解毒；凌霄花入肝经，可破瘀通经，凉血祛风；当归活血化瘀；益母草活血行血，解毒利水；甘草调和诸药。柴胡、虎杖、凌霄花三者合用，能抑制肝脏病毒复制，并有保肝作用。本方攻补兼施，肝脾肾同调，共奏疏肝健脾益肾、解毒利湿活血之功。

活用经验：肝硬化者加丹参、桃仁、制鳖甲以活血化瘀、软坚散结；阴虚者加旱莲草、女贞子；纳差腹胀者加砂仁、陈皮；水肿者加茯苓、泽泻。

【医案】乙型肝炎病毒相关肾炎案。

王某，男，16岁。初诊日期：2000年9月20日。主诉：浮肿伴尿检异常2月余。病史：患儿于2个月前无明显诱因出现浮肿、尿蛋白阳性，具体不详，20天前浮肿较前加重，于我科住院治疗，住院期间查尿常规：蛋白（+++），潜血（+++），红细胞（+++）/HP。24小时尿蛋白定量3.2g。血生化：白蛋白21g/L，谷丙转氨酶356IU/L，谷草转氨酶226IU/L，胆固醇7.5mmol/L，肾功能正常。HBV-DNA3.24×10^7。行肾活检示膜性病变（伴HBsAg、HBcAg沉积）。诊断为：①乙型肝炎相关性肾炎；②慢性乙型肝炎（活动期）。予半量激素口服，拉米夫定片抗病毒及保肝、抗凝等对症治疗后患儿浮肿消退，查尿常规：蛋白（-），红细胞13～21个/HP；肝功能：谷丙转氨酶330IU/L，于2000年9月20日出院，建议门诊巩固治疗。9月20日出院后初诊，病情稳定，患儿体倦乏力，时怕冷，腰膝酸软，纳食减少，二便调，舌胖苔厚略黄，脉滑。实验室检查：尿常规：蛋白（-），潜血（+++）。肝功能：谷丙转氨酶310IU/L。西医诊断：乙型肝炎相关性肾炎。中医诊断：尿血，证属肾气虚弱，热毒血瘀。治宜：补益肾气，解毒化瘀。选方乙肝肾宝方（自拟方）：生黄芪45g，太子参15g，菟丝子15g，桑寄生15g，柴胡12g，郁金15g，茵陈蒿30g，凌霄花12g，虎杖15g，白花蛇舌草15g，当归15g，丹参30g，益母草20g，甘草10g。40剂，日1剂，水煎服，分2次服。潘生丁、肝泰乐续用。加用雷公藤多苷片1mg/

（kg·d），分 3 次口服。

二诊：2000 年 10 月 31 日。患儿病情稳定，腰困，纳食可，二便调，余未诉特殊不适。查体：咽腔稍红，舌尖红，苔白厚腻。实验室检查：尿常规（-）。查乙肝五项：HbsAg（+），HbcAb（+），HbeAg（+），总胆红素 9.7μmol/L。治疗以补肾益气、活血化瘀兼利湿。方药：生黄芪 45g，太子参 15g，菟丝子 15g，桑寄生 15g，柴胡 12g，郁金 15g，茵陈蒿 30g，凌霄花 12g，虎杖 15g，白花蛇舌草 15g，当归 15g，丹参 30g，益母草 20g，茯苓 15g，甘草 10g。30 剂，水煎服，日 1 剂，分 2 次服。余药同上。

三诊：2000 年 11 月 29 日。患儿病情稳定，出现双下肢困重，下午明显，纳食可，二便调，余未诉特殊不适。查体：咽腔略充血，舌质红，苔薄。尿常规示蛋白（-），红细胞（+）/HP。治以补肾益气，活血化瘀兼利湿。处方：上方中药加怀牛膝 15g，28 剂，日 1 剂，水煎服，分 2 次服。余药同上。

四诊：2001 年 1 月 16 日。仍感双下肢乏力，饮食及二便正常，口干，不欲饮。今日测尿常规（-）。余未诉特殊不适。随访半年，病情稳定。

按：乙型肝炎病毒相关肾炎简称乙肝肾（HBV-GN），病理类型主要为膜性肾病、膜增殖性肾炎、系膜增殖性肾炎等，以膜性肾病最常见。本病病程较长，病因复杂，概括起来主要有以下三方面：外感湿热毒邪，内蕴脏腑；饮食不洁，湿热邪毒内侵；先天禀赋不足或素体虚弱，劳累过度，情志内伤以及其他疾病损伤元气，湿热毒邪乘虚而入。病位多涉及肝、脾、肾三脏。治疗上多以扶正为主，兼以祛邪，清利湿热贯穿其中。

中药辨证治疗联合雷公藤多苷片优势明显，用量为 1mg/（kg·d），分 3 次口服，疗程 3～6 个月，应注意监测肝功能及保肝治疗。雷公藤多苷能抑制 IL-1、IL-2、IL-6、TNF 等的产生，抑制 T 细胞的增殖，诱导 T 细胞的凋亡，在多个环节上使异常的免疫应答过程受到抑制。雷公藤多苷不仅能抑制免疫反应，还能保护和维持肾小球基膜电荷屏障的完整性，降低肾小球的通透性。

（陈文霞、任献青）

十一、梅连散

【组成】乌梅肉、川黄连、车前子、山楂炭、粉葛根、石榴皮。

【功用主治】清热利湿，涩肠止泻。主治湿热泄泻（尤其轮状病毒肠炎）。

【用法用量】共为细面，混合均匀，装瓶备用。0.5 岁以内：每服 0.3 ～ 0.45g，1 日 3 次；1 岁以内：每服 0.6 ～ 0.9g，1 日 3 次；2 岁以内：每服 1.5g，1 日 3 次；3 岁以内：每服 1.8g，1 日 3 次；4 ～ 6 岁：每服 2.4g，1 日 3 次；7 ～ 9 岁：每服 3g，1 日 3 次；10 ～ 12 岁：每服 4.5g，1 日 3 次；13 ～ 14 岁：每服 6g，1 日 3 次。服法：白开水加糖少许冲服。2 岁以上的儿童亦可掺入白面内烙焦饼吃。注意事项：服药期间，忌食油腻。

【方解】方中乌梅肉味酸涩性平，具有涩肠止泻之功效，《本经逢原》曰："乌梅酸收，益精开胃，能敛肺涩肠。"黄连大苦大寒，清热燥湿，厚肠止痢，两者共为君药，敛阴生津，涩肠止泻；葛根甘辛而平，既能解表退热，又能生发脾胃清阳之气而止下痢，车前子能利水湿，分清浊而止泻，即"利小便而实大便"，共为臣；石榴皮酸涩收敛，入大肠经，能涩肠止泻、止痢止脱，山楂炭收敛止泻，共为佐使。该方配伍精湛，药少力专，共奏清热生津、涩肠止泻之功，用治泄泻证属湿热者良效，尤其对秋季湿热之暴泻伤阴患儿有特效。

应用经验：本方为验方，原为轮状病毒肠炎证属湿热者而设，后凡泄泻见湿热证者用之皆效。应用本方时多根据辨证合用其他院内制剂，若脾胃虚弱、乳食不消者加白术散（院内制剂，参苓白术散方加减）；湿盛者加太苍散（院内制剂，太子参、苍术为主药）；湿热重者加六一散（院内制剂，六一散加减）；久咳久泻者加梅粟散（院内制剂，以乌梅炭、罂粟壳为主药）。

【医案】轮状病毒肠炎案。

王某，男，10月。初诊日期：2011年11月5日。主诉：腹泻1天，发热半天。病史：患儿1天前出现稀水样便，日4次，半天前出现发热，无呕吐、脓血便等。当地诊所治疗1天（具体不详）效差，次日遂来就诊。刻下症见：发热，精神倦怠，面赤唇燥，口渴欲饮，纳差，小便短黄，大便稀水样，日10余次。查体：体温38.5℃，血压正常，轻度脱水貌，咽不红，扁桃体无肿大，心肺正常，肝脾无肿大，余无异常。察其指纹色深紫，舌质红、苔黄腻。大便轮状病毒检测：阳性。西医诊断：轮状病毒肠炎。中医诊断：泄泻，证属湿热泻。治法：清热利湿，涩肠止泻。方药选院内制剂梅连散加减：梅连散6g，苍苓散6g，六一散6g。1剂，分3包，日1包，分3次水冲服。同时予低渗口服补液盐（博叶Ⅲ），1～2袋。

二诊：2011年11月8日。患儿热退，大便次数减少，日3～4次，糊状，量少，有不消化乳食，去六一散，减苍苓散为3g，加白术散3g，继服1剂后痊愈。

按：秋季腹泻是小儿常见腹泻病，多见于6个月～3岁的婴幼儿。夏秋季节，时暑气当令，气候炎热，湿热交蒸，小儿更易感触而发病。暑邪伤人最速，时耗津气，热迫大肠，骤成暴泻，泄下无度，水液耗损，津伤液脱，故出现烦躁、口渴、尿少等伤津之象；小儿"肝常有余、脾常不足"，肝木易克脾土，脾气不舒，故出现烦躁或神疲倦怠、纳差、呕吐等。本方重用乌梅为君药，因乌梅味酸敛肝，可达止泻之功，酸甘性凉可养阴清热生津，以防泄下伤阴之虚热；湿热交阻，热与秽浊之气结于中焦，湿热合邪，治以分利，使湿热之邪各有出路，达"利湿不伤阴，养阴不助湿"之效，故用黄连苦寒泻火，清解内蕴之湿热，与乌梅共为君药，苦甘为伍，可达酸苦泄热、酸甘化阴之效。伍车前子以利水，分清浊而止泻，也即"利小便以实大便"；小儿"肺常虚""脾常虚"，病程中易合并外邪侵袭，伍葛根既可解肌清热，又可升发脾胃清阳而清热止泻。诸药联合，解决"利湿伤阴，养阴助湿"之矛盾。佐以石榴皮酸涩收敛以止泻，免泻下量过大。《幼幼集成·泄泻证治》云"泄泻之本，无不由于脾胃"，泄泻多夹有水谷不化，故佐山楂炭以消积收敛止泻，同时炭剂可吸附肠黏膜以减少毒素的吸收而止泻，诸药配伍，疗效颇佳。本方主要辨证要点为"泄泻量大，兼有发热伤阴"之象，应注意辨证应用或与其他散剂为伍，治疗湿热伤阴之泄泻效果较佳。如配苍苓散（苍术、茯苓、金银花）、六一散、白术散可加强清热利湿、健脾和胃之力。

（陈文霞、闫永彬）

十二、三阳透解汤

【组成】柴胡、葛根、青蒿、川芎、黄芩、白芍、金银花、连翘、生石膏、防风、冬凌草、甘草。

【功用主治】疏风清热，表里兼治，透解三阳。主治外感发热，证属风热未解、入里化热、三阳合病者。

【用法用量】每日1剂，水煎，早晚分服。

【方解】本方即柴葛解肌汤去羌活、白芷、桔梗、生姜、大枣之发散太阳风寒之品，加金银花、连翘、青蒿、防风、冬凌草疏清太阳风热之药。方中以葛根、柴胡、青蒿为君。葛根味辛性凉，辛能外透肌热，凉能内清郁热；柴胡味辛性寒，既为"解肌要药"（《明医指掌》），且有疏畅气机之功，又可助葛根外透郁热；青蒿苦寒，清退虚热，凉血除蒸，与柴胡相配，透解少阳，使气不郁，相火达。金银花、连翘气味芳香，助君药疏散风热；黄芩、石膏清泄里热，且生石膏用量为30～60g（柴葛解肌汤原方为12g），正如国医大师张琪所云"治疗急性热病，石膏须用生者，更须大剂量方效"，四药俱为臣药。其中葛根配石膏，清透阳明之邪热；柴胡配黄芩，透解少阳之邪热，尤其强调的是，治疗热病临证柴胡必配黄芩，认为柴胡配黄芩，解肌退热力尤强。如此配合，三阳兼治，并治阳明为主。冬凌草解毒利咽；白芍敛阴养血，防止疏散太过而伤阴；防风一取其疏风解表之意，二取其"火郁发之"之意；川芎辛温升散，能"上行头目"，祛风止痛，为治头痛要药，无论风寒、风热等头痛均可随证配伍用之，故李东垣言"头痛须用川芎"，共为佐药。甘草调和诸药而为使药。诸药相配，共成疏风清热、表里兼治、透解三阳之剂。本方药少力专，药证相符，紧扣病机，故拈来即效。

活用经验：咽痛甚者加山豆根、射干以解毒利咽；口渴者加麦冬、天花粉养阴生津；心烦者加栀子、淡豆豉清心除烦。

【医案】外感发热案。

王某，男，12岁。初诊日期：2012年8月2日。主诉：发热1周余。病史：患儿1周前感受风热而致发热，体温在39.5℃左右，伴汗出恶风，鼻塞，流黄涕，头痛，咽痛，口渴，咳嗽等，在当地医院求治无效，遂来就诊。时症见：发热，汗出，流黄涕，偶咳，头痛，目疼鼻干，眼眶痛，咽痛，溲赤，便干。查体：体温 39.5℃，无皮疹，咽红，扁桃体Ⅱ度肿大，心肺未见异常，肝脾无肿大，舌质红，苔黄，脉浮数。查血常规：白细胞 $13.6 \times 10^9/L$，红细胞 $4.5 \times 10^{12}/L$，血小板 $138 \times 10^9/L$，中性粒细胞 0.71，淋巴细胞 0.28。尿常规正常。血沉、C 反应蛋白、抗 "O" 均正常。肝肾功正常。西医诊断：上呼吸道感染。中医诊断：外感发热，证属风热未解、入里化热、三阳合病。治宜疏风清热，表里兼治，透解三阳。选方三阳透解汤：柴胡 12g，葛根 15g，川芎 10g，黄芩 10g，白芍 15g，金银花 10g，连翘 10g，生石膏 30g，防风 6g，冬凌草 15g，甘草 6g。4 剂，水煎服，日 1 剂。

二诊：2012 年 8 月 6 日。患儿病情稳定，未再发热。头痛等诸症皆减。效不更方，上方 3 剂，继服。

三诊：2012 年 8 月 9 日。体温稳定，诸症皆消。随访 1 周未见复发。

按：本方证乃太阳风热未解，而又入里化热之证。阳明经脉起于鼻两侧，上行至鼻根部，经眼眶下行；少阳经脉行于耳后，进入耳中，出于耳前，并行至面颊部，到达眶下部；入里之热初犯阳明、少阳，故目疼鼻干、眼眶痛、咽干痛。舌质红，苔黄，脉浮而微洪皆为外有表邪，里有热邪之象。治当辛凉透表，兼清里热。方中以葛根、柴胡、青蒿为君。葛根味辛性凉，辛以外透肌热，凉以内清郁热；柴胡味辛性寒，助葛根外透郁热；青蒿苦寒，清退虚热，凉血除蒸，与柴胡相配，透解少阳，使气不郁，相火达。金银花、连翘气味芳香，助君药疏散风热；黄芩、生石膏清泄里热，四药俱为臣药。冬凌草解毒利咽；白芍敛阴养血，防止疏散太过而伤阴；防风发郁火；川芎辛温升散，能 "上行头目"，祛风止痛。共为佐药。甘草调和诸药而为使药。本方药少力专，药证相符，谨扣病机，故效如桴鼓。

（闫永彬）

第六章 | 经验用药

一、藤类药（鸡血藤、忍冬藤、海风藤、络石藤）

鸡血藤

【性味归经】性温，味苦、甘。归肝、肾经。

【功用】补血，活血，舒筋通络。

【主治】用于治疗月经不调，血虚萎黄，腰膝酸痛，麻木瘫痪，风湿痹痛等。《本草纲目拾遗》记载鸡血藤能"活血，暖腰膝，已风瘫"。《饮片新参》记载"鸡血藤去瘀血，生新血，流利经脉"。本品具有补血作用，能使血细胞增加，血红蛋白升高（《中医大辞典》）。

忍冬藤

【性味归经】甘、寒，入肺、胃经。

【功用】清热解毒，通络活血。

【主治】治温病发热，热毒血痢，痈肿疮毒，筋骨疼痛。《医学真传》有云："夫银花之藤，乃宣通经脉之药也……通经脉而调气血，何病不宜。"《本草纲目》："治一切风湿气及诸肿痛，痈疽疥癣，杨梅恶疮，散热解毒。"

海风藤

【性味归经】味辛、苦，性微温，归肝、脾、肾经。

【功用】祛风除湿，通经活络，止痛。

【主治】可治疗风寒湿痹，关节不利，腰膝疼痛，筋脉拘挛，肺寒喘咳，屈伸不利。海风藤一名始载于清代叶天士的

《本草再新》，谓："海风藤行经络，和血脉，宽中理气，下湿祛风，理腰脚气，治疝。"

络石藤

【性味归经】苦、微寒，归心、肝经。

【功用】祛风通络，凉血消肿。

【主治】治风湿热痹，筋脉拘挛，腰膝酸痛等。始载于《神农本草经》，列为上品。《神农本草经》言："主风热死肌痈伤，口干舌焦，痈肿不消，喉舌肿，水浆不下。"《名医别录》曰："主大惊入腹，除邪气，养肾，主腰髋痛，坚筋骨，利关节。"

【解析】以上用品乃藤蔓之属，缠绕蔓延，犹如网络，纵横交错无所不至，为通络之佳品，是治疗肾病的一把金钥匙。临床常辨证使用藤类药物如下：对于外感风邪，伏于肾络，每因外感诱发或加重者，常用青风藤、海风藤以祛风通络，除肾络伏风；湿热内蕴，阻于肾络者，以忍冬藤、络石藤清热利湿，解毒通络；病程日久耗伤气血，血虚致瘀，阻于肾络者，以鸡血藤养血补血，活血通络。现代药理研究表明，鸡血藤具有抗炎、抗血小板凝聚及降低血脂、抗自由基等作用，对于外周血白细胞数、骨髓有核细胞数与粒系细胞分裂指数下降有升高作用；海风藤可抑制血小板活化因子（PAF），有抗炎和镇痛作用，此外还具有选择性抑制 D-APP 基因表达、抗氧化及抗肿瘤等作用；忍冬藤具有抗炎止痛、抑制体液免疫、抗过敏、抗变态反应作用。

吾亦喜用藤类药物治疗过敏性紫癜、紫癜性肾炎。一方面，由于过敏性紫癜是一种全身性的小血管炎，现代药理研究表明，多数藤类药物有类似非甾体抗炎药的直接抗炎作用。另一方面，吾认为过敏性紫癜病位属于中医学络脉范畴，而藤类中药多可入络。临证对于反复少量、以肢体外侧（阳侧）为主、零星散在的皮肤紫癜，多加用海风藤，取其"祛风通络"

之力；有关节疼痛、拘急、屈伸不利，风寒湿邪久郁不愈，郁而化热，或机体阳盛，肌肉酸楚、筋邪相搏，不欲多衣被者，加用络石藤，取其祛风通络、凉血消肿之效。络石藤与忍冬藤联用加强清热利湿、解毒通络之力；还与海风藤作为对药应用，两药均以茎枝入药，以枝达肢，且同走肝经，相须而行，一温一寒，互相制其弊而扬其效，祛风湿、通经络、止痹痛作用增强。

【病案 1】紫癜血热妄行案。

高某，男，8 岁，2009 年 7 月 11 日就诊。以"反复皮肤紫癜半年，尿检异常半月"为代主诉就诊，患儿半年前不明原因出现双下肢紫癜，分布密集，伴双膝关节疼痛，查尿常规示 RBC（++）/HP，Pro（-），当地医院诊为"过敏性紫癜"，予强的松片每次 10mg，每日 3 次口服，紫癜仍反复，尿检无好转，遂来就诊。症见患儿双下肢可见中等量皮肤紫癜，色红，伴双侧膝关节肿痛，口渴，面红唇赤，大便调，小便色黄。查体：苔黄，脉数。双下肢可见中等量皮肤紫癜，黄豆大小，色红，压之不退色，对称分布；咽腔充血，扁桃体Ⅱ度大；双侧膝关节肿胀，皮色不红，皮温不高；双肾无压痛、叩击痛。血常规：PLT412×10^9/L，白细胞、红细胞正常。尿常规：BLD（+++），RBC（++）/HP，Pro（-），WBC0～3个/HP。西医诊断：①过敏性紫癜（关节型）；②紫癜性肾炎（单纯血尿型）。中医诊断：紫癜（血热妄行兼血瘀）。治宜清热解毒，凉血活瘀。选方自拟宁血消癜汤合五藤通络饮加减：生地黄 10g，牡丹皮 10g，紫草 10g，水牛角 15g，乌梅 10g，鸡血藤 15g，海风藤 15g，知母 10g，当归 15g，白茅根 15g，石韦 10g，甘草 6g。7 剂，日 1 剂，水煎，分早晚 2 次服。注意休息，避免剧烈运动。

二诊：2009 年 7 月 18 日。患儿病情较稳定，未见紫癜新出，皮肤瘙痒、关节痛消失，纳差，小便仍黄。查体：咽腔充血，舌暗红，苔薄黄，脉涩。尿常规：BLD（++），RBC（+）/HP，Pro（-）。病人后无新出紫癜，故上方去水牛角、乌梅，镜下血尿明显，加二至丸养阴清热，加三七粉、白及、石韦、金钱草清热止血，纳差加鸡内金消食。方药：生地黄10g，牡丹皮10g，紫草10g，旱莲草15g，女贞子10g，忍冬藤15g，鸡血藤15g，海风藤15g，茜草10g，三七粉6g，白及10g，石韦10g，金钱草10g，鸡内金6g，甘草6g。7剂，日1剂，水煎，分早晚2次服。

三诊：2009年7月25日。患儿病情较稳定，无新出紫癜，无关节肿痛，纳眠可，小便清。尿常规正常。血尿已止，故上方去三七粉、石韦、金钱草，继服7剂，巩固疗效。

按： 过敏性紫癜（HSP）是儿童时期最常见的血管炎之一。以非血小板减少性紫癜样皮疹、关节炎或关节痛、腹痛、胃肠道出血及肾炎为主要临床表现。中医称为"紫癜""尿浊""尿血"等。本病多由于外感时邪，化热化火，蕴郁肌表血分而致。热入血分，伤及血络，而致血瘀，治当清热解毒、凉血散瘀，正如叶天士言："入血就恐耗血动血，直须凉血散血。"常用水牛角、紫草、牡丹皮、生地黄、茜草、蒲黄、乌梅或五味子等。善用忍冬藤、鸡血藤、海风藤等藤类药通络清热，并引经入络，效果甚良。依据该患儿双下肢散在皮肤紫癜，口渴，小便色黄，舌暗红而干，苔薄黄，脉涩的特点，四诊合参，辨证属于血热妄行兼有血瘀证，治宜清热解毒，凉血化瘀。方中水牛角凉血清心而解热毒为君药，生地黄凉血滋阴生津，既助水牛角清热凉血，又复已失之阴血，赤芍、牡丹皮清热凉血，活血散瘀，紫草凉血、活血、解毒透疹，共为臣药；鸡血藤补血、活血、通络，海风藤祛风湿、通经络、止痹痛，二药合用可增强通络止痹功效，当归补血、和血、止痛，知母清热泻火，白茅根凉血止血，石韦利水泄热，乌梅味酸，能敛浮热，可助水牛角清营凉血之力，以上药物均为佐药；甘草清热解毒，调和诸药，为使药。全方共奏清热解毒、凉血散瘀之功。

【病案2】紫癜风热夹瘀案。

张某，女，12岁，2009年10月28日就诊。以"反复皮肤紫癜1年10个月，加重3天"为代主诉就诊，患儿近1年10个月反复出现双下肢紫癜，无关节肿痛、腹痛，尿常规正常。于当地医院予抗过敏及中药治疗，紫癜仍反复出现，量时多时少。近3天患儿感冒后皮肤紫癜明显增多，伴瘙痒，无腹痛、黑便，无肉眼血尿，血常规、尿常规正常，遂来就诊。症见双下肢皮肤紫癜，量中等，米粒大小，颜色鲜红，伴瘙痒，对称分布，压之不退色，无关节疼痛、腹痛，汗出，恶风，二便可。查体：咽部充血明显，舌质红，苔薄黄，脉浮数。查尿常规正常。西医诊断：过敏性紫癜性（单纯皮肤型）。中医诊断：紫癜（风热夹瘀型）。治宜疏风清热，活血化瘀。方药以自拟疏风消癜汤合五藤通络饮加减：金银花10g，连翘15g，生地黄10g，牡丹皮10g，紫草10g，泽兰10g，忍冬藤15g，海风藤15g，青风藤12g，水牛角15g，地肤子10g，乌梅6g，当归10g，甘草6g。7剂，日1剂，水煎服，分3次。

二诊：2009年11月3日。皮肤紫癜消失。查体：咽红明显，舌脉同前。效不更方，上方又7剂，西药同前。

三诊：2009年11月10日。患儿病情稳定，嘱停药观察，随访半年未见复发。

按：本患儿发病机理为感受外邪，入里化热，郁蒸于肌肤，与气血相搏，灼伤络脉，血不循经，渗于脉外，溢于肌肤，积于皮下发为紫癜。将其病机归为风、热、虚、瘀四端，认为风、湿、热毒之邪夹杂，络伤血溢，血溢脉外。就本病例而言，吾认为中医辨治要注意两点：第一，藤类药物的应用。藤类药物擅入经络搜邪，可祛除深伏络脉之邪气，一般的祛风药是不可替代的，现代研究证明，藤类药物如雷公藤等可以抑制免疫反应，此与过敏性紫癜的发病机理甚合，故效良；第二，活血化瘀要贯彻始终。"瘀"是"溢"的病理产物，"瘀""溢"互为因果，这使本病具有反复发作、缠绵难愈的特点，"瘀"贯穿本病全过程。故活血化瘀要贯彻始终。依据该患儿双下肢散在皮肤紫癜，颜色鲜红，瘙痒，汗出，恶风，脉浮数等特点，四诊合参，辨证属于风热夹瘀证。治宜疏风清热凉血，活血化瘀。方中金银花、连翘疏风解表，清热解毒，有"透营转气"之意；水牛角、生地黄、牡丹皮、紫草可清热凉血，其中生地黄又可滋阴生津，牡丹皮又可活血散瘀，水牛角、紫草均有解毒之功；忍冬藤、海风藤、青风藤祛邪通络，前者可清热解毒，后两者能祛风湿，合用增强通络止痛之功，泽兰活血化瘀，行水消肿，解毒消痈，地肤子清热利湿，祛风止痒，乌梅味酸，能敛浮热，可助水牛角清营凉血之力，当归补血、和血、止痛；甘草清热解毒，调和诸药。全方共奏疏风清热凉血、活血化瘀之功。

（郭婷、张霞）

二、水牛角与乌梅

水牛角

【性味归经】苦，寒。入心、肝经。

【功用】清热凉血，解毒，定惊。

【主治】用于温病高热，神昏谵语，发斑发疹，吐血衄血，惊风，癫狂。本品为犀角代用品，专入血分，善清心肝胃三经之火而有凉血解毒之功，为治血热毒盛之要药。适用于热盛而迫血妄行的皮下血斑等多种出血。《名医别录》记载："疗时气寒热头痛。"《陆川本草》曰："凉血，解毒，止衄。"治温热病热入血分，高热神昏谵语，惊风抽搐，可以水牛角浓缩粉配石膏、玄参、羚羊角等药；血热妄行，斑疹吐衄可配生地黄、牡丹皮、赤芍等药；痈肿疮疡，咽喉肿痛配黄连、黄芩、连翘等药。

乌梅

【性味归经】酸、涩，平。归肝、脾、肺、大肠经。

【功用】敛肺止咳，涩肠止泻，安蛔止痛，生津。

【主治】用于肺虚久咳，久痢滑肠，虚热消渴，蛔厥呕吐腹痛，胆道蛔虫症；生用于温病高热，神昏谵语，发斑发疹，吐血衄血，惊风，癫狂。《神农本草经》曰："下气，除热烦满，安心，止肢体痛，偏枯不仁，死肌，去青黑痣，蚀恶肉。"《本草纲目》曰："敛肺涩肠，止久嗽泻痢，反胃噎膈，蛔厥吐利。"《本草求真》曰："乌梅酸涩而温……入肺则收，入肠则涩，入筋与骨则软，入虫则伏，入于死肌、恶肉、恶痔则除，刺入肉中则拔……痈毒可敷，中风牙关紧闭可开，蛔虫上攻眩扑可治，口渴可止。宁不为酸涩收敛止一验乎。"治疗肺虚久咳少痰或干咳无痰证，可与罂粟壳、杏仁等同用；久泻久痢，可与罂粟壳、诃子等同用；湿热痢疾，可配伍黄连；蛔虫所致腹痛、呕吐、四肢厥冷的蛔厥证，常配伍细辛、川椒、黄连、附子等；虚热消渴，可单用或与天花粉、麦冬、人参等同用。

【解析】水牛角性寒入血分，功擅清热凉血，入心经，心火得清，则诸经之火自平；乌梅性酸、涩，功擅收敛可防血"溢"，入肝经，肝藏血，与水牛角同用可增强凉血活血之功。现代药理研究证实水牛角主要成分为角蛋白及碳酸钙等，乌梅的酸性可增加水牛角在煎煮过程中钙的水解、角质成分的利用率，促进其吸收，且乌梅能增强机体免疫功能及对非特异性刺激的防御能力，二者皆有抗过敏之功。故两者相得益彰，每获良效。

【病案】紫癜血热妄行案。

患儿，薛某，女，5岁。以"皮肤反复紫癜27天"于2010年8月24日就诊。患儿于27天前注射疫苗后双下肢皮肤出现大量瘀点瘀斑，部分融合成片，色暗红，高出皮肤，继而出现双下肢小腿肌肉及膝关节肿痛，无腹痛，当地医院查血尿常规正常，诊断为"过敏性紫癜"，予抗感染、抗过敏治疗一周，小腿肌肉及关节肿痛消失，但仍有紫癜反复新出，量较多，故来就诊。症见双下肢皮肤紫癜，量多，色暗，无腹痛、关节痛，面红唇赤，口渴，大便干燥，两日一行，小便黄，舌质红绛，苔黄厚，脉数而有力。西医诊断：过敏性紫癜（关节型）。中医诊断：紫癜，辨证属血热妄行。治以清热凉血。方以自拟宁血消癜汤合五藤通络饮出入：生地黄10g，牡丹皮10g，赤芍15g，紫草10g，茜草10g，丹参10g，当归10g，鸡血藤15g，忍冬藤15g，砂仁6g，水牛角粉15g，蝉蜕6g，乌梅6g，甘草6g。7剂，日1剂，水煎，分早晚2次服。

二诊：2011年8月31日。患儿皮肤紫癜仍有反复，但量较前减少。近日受风后出现流浊涕，咽痛。查体：舌质红，苔黄，脉数，咽腔充血，双肺听诊呼吸音清。上方加连翘10g，牛蒡子6g。7剂，日1剂，水煎，早晚分服。嘱患儿避风寒，积极防治感染。

三诊：2011年9月7日。患儿感冒痊愈，原有紫癜消退，偶有数个米粒大小紫癜新出。上方去牛蒡子，余药同前，巩固治疗1个月。随访半年未再复发。

按：本病证属血热妄行兼血瘀证，治宜清热凉血，活血化瘀。方中重用水牛角清营凉血、清心解毒为君；生地黄清热凉血、养阴生津，牡丹皮、赤芍既可增清热凉血之功，又可活血散瘀，防止瘀血停滞，共为臣药；紫草清热凉血，解毒透斑，当归活血补血，忍冬藤、海风藤擅入经络搜邪，可祛除深伏络脉之邪气；乌梅味酸，能敛浮热，可助水牛角清营凉血之力，砂仁和胃，调和诸药。临证擅长水牛角与乌梅合用，吾认为水牛角可清心火而清热解毒，心火得清，则诸经之火自平；乌梅性酸、涩、平，功擅收敛。二药合用，水牛角清热凉血以治"瘀"，而乌梅药性酸、涩，擅敛以防"溢"，两者相得益彰，故效良。

（刘莎莎、郭婷、张霞）

三、紫草

【性味归经】甘、咸、寒。归心、肝经。

【功用】清热凉血，活血，解毒透疹。

【主治】用于血热毒盛所致麻疹不透，斑疹紫黑，湿疹，尿血，血淋，血痢，疮疡，丹毒，烧伤，热结便秘。

《神农本草经》曰："主心腹邪气，五疸，补中益气，利九窍，通水道。"《本草纲目》曰："紫草，其功长于凉血活血，利大小肠。故痘疹欲出未出，血热毒盛，大便闭涩者用之，已出而紫黑便闭者亦可用。若已出而红活，及白陷大便利者，切宜忌之。"

【解析】紫草消斑、解表、清热、凉血、化瘀止血，甚合紫癜风热伤络病机。临证常配合生地黄、赤芍清热凉血药及藤类药通络祛邪。现代药理研究表明紫草中的紫草素能降低毛细血管的通透性，抑制局部水肿，对炎症急性期的血管通透性增高、渗出和水肿及炎症的增殖期具有治疗作用。

【病案】紫癜风热伤络案。

艾某，男，8岁6个月，2008年1月23日初诊。以"反复紫癜50天，咽痛2天"为代主诉，患儿50天前上感后，出现膝踝关节肿痛，皮肤瘀点，当地市医院诊断为"过敏性紫癜"，予抗过敏及对症治疗，关节症状消失，紫癜持续少量反复。近2日患儿自觉咽痛，并再次出现膝关节肿痛，皮肤紫癜增多，遂来求诊。症见双下肢可见中等量紫癜，色红，米粒至绿豆大小，压之不退色，对称分布，伴膝关节肿痛，咽痛，纳眠可，二便调。查体：舌红苔黄，脉浮数。咽红，扁桃体Ⅱ度肿大；双侧膝关节肿胀，皮色不红，皮温不高。实验室检查：血小板计数正常，抗"O"（＋）。尿常规正常。西医诊断：过敏性紫癜（关节型）。中医诊断：紫癜，辨证为风热伤络。治以疏风清热，凉血消斑。处方以自拟疏风消癜汤合五藤通络饮出入：金银花10g，连翘10g，生地黄10g，牡丹皮10g，紫草10g，水牛角粉15g，当归10g，徐长卿10g，地肤子10g，白鲜皮10g，鸡血藤12g，甘草6g，冬凌草15g。14剂，日1剂，水煎，分早晚2次服。

二诊：2008年2月15日。患儿紫癜未再反复，未诉特殊不适。血尿常规正常。已无咽痛，上方去冬凌草，继服14剂。随访一年，患儿未再复发。

按：过敏性紫癜是一种毛细血管通透性增高的全身性小血管炎性疾病，紫草有抑制炎症急性期的血管通透性增高、渗出和水肿及炎症增殖期的作用，使之尤其适用过敏性紫癜的治疗。紫草具有清热凉血、活血、解毒透疹的作用，其能够同时针对"热""瘀"两大主要病机进行调治，临证常配以生地黄、牡丹皮、水牛角等药加强清热凉血、活血化瘀之功，取效甚良。本病证属风热伤络兼血瘀证，治宜疏风清热，凉血消斑。方中金银花、连翘疏风解表、清热解毒，共为君药；生地黄、牡丹皮、紫草、水牛角粉，能入血分，清热凉血，共为臣药，其中牡丹皮能活血化瘀，紫草可活血解毒透疹；当归活血化瘀，徐长卿、地肤子、白鲜皮祛风止痒，鸡血藤活血通络，冬凌草解毒利咽，共为佐药；甘草清热解毒，调和诸药，为佐使之药。诸药合用，共奏疏风清热、凉血消斑之效。

（刘莎莎、郭婷、张霞）

四、五味子、金樱子

五味子

【性味归经】酸、甘，性温。归肺、心、肾经。

【功用】敛肺滋肾，生津敛汗，涩精止泻，宁心安神。

【主治】主治久咳虚喘，自汗，盗汗，遗精，滑精，久泻不止，津伤，消渴，心悸，失眠，多梦。《神农本草经》曰："五味子主益气，咳逆上气，劳伤羸瘦，补不足，强阴，益男子精。"《本草备要》曰："五味子性温，五味俱全，酸咸为多，故专收敛肺气而滋肾水，益气生津，补虚明目，强阴涩精，退热敛汗。"

金樱子

【性味归经】酸、涩，性平。入肾、膀胱、大肠经。

【功用】固精涩肠，缩尿止遗。

【主治】主治遗尿遗精，小便频数，脾虚泄泻，肺虚喘咳，自汗盗汗，崩漏带下。《开宝本草》云："味酸涩，平温，无毒。"《本草经疏》云："《十剂》云，涩可去脱。脾虚滑泄不禁，非涩剂无以固之。膀胱虚寒则小便不禁，肾与膀胱为表里，肾虚则精滑，时从小便出，金樱子气温，味酸涩，入三经而收敛虚脱之气，故能主诸证也。"

【解析】五味子味酸、甘、温，既能宁心安神补肾，又能涩精止泻，起到标本兼治、心肾同调的作用。金樱子味酸、涩、性平，入肾、膀胱、大肠经，能够固精涩肠，缩尿止遗。二者配伍使用可加强收敛固涩功效。临床上常将五味子、金樱子与菟丝子、覆盆子等配合使用治疗小儿遗尿症、蛋白尿，与诃子相伍治疗小儿肺虚咳喘。

【病案】遗尿肾气不固案。

李某，男，7岁。2010年5月28日就诊。以"夜间遗尿2年余，加重1周"为代主诉，患儿2年前（5岁）仍有寐中不自主排尿，每周1～2次，曾辗转至多家医院治疗，效果不佳。近1周病情加重，每晚均遗尿2～3次，遂来就诊。症见面色无华，神疲乏力，肢凉怕冷，纳差，夜寐深沉，不易唤醒，大便稀溏，夜间遗尿，每晚2～3次，小便清长。患儿神志清，反应正常，运动、智力发育可，害羞、有自卑感、少语。查体：咽腔无充血，舌淡苔白，脉沉无力。查尿常规及骶椎X线未见异常。西医诊断：遗尿症。中医诊断：遗尿（肾气不固，下元虚寒证）。治以温肾固摄，醒神开窍。方选五子衍宗丸合缩泉丸加减。处方：菟丝子12g，金樱子12g，五味子6g，覆盆子10g，枸杞子12g，桑螵蛸15g，益智仁15g，石菖蒲10g，郁金10g，乌药6g，焦山楂10g，神曲10g，炒白术10g。14剂，日1剂，浓煎，分2次服。并告知家长正确教育并引导患儿，做到白天不过度玩耍，晚饭后控制饮水量，睡前排尿，家长于患儿常发生遗尿的时间前半小时定时唤醒患儿进行排尿。

二诊：2010年6月11日。服药后患儿两周内共尿床3次，遗尿量减少，易叫醒，精神好转，饮食大增，大便正常。上方去焦山楂、神曲、炒白术等，再服14剂。

三诊：2010年6月25日。患儿精神愉快，夜间可主动起床小便，未再尿床。查体：舌淡红，苔薄白，脉稍数。继用前方14剂以巩固疗效。随访4个月均未复发。

按：遗尿的病机主要责之于小儿肾气不足。临床所见，虚寒者多，实热者少。正如薛仁斋所云："小便者，乃津液之余也。肾主水，膀胱为津液之府，肾与膀胱俱虚，而冷气乘之，不能拘制，其水出不禁。"同时，由于肾主水，肾气不足，水液停聚，化生痰湿，上蒙清窍，上窍失司，不能治下，而致自遗发生。临床表现为遗尿伴有夜寐深沉，不易唤醒。治疗上强调止遗，重在温补下元，涤痰开窍，固摄膀胱。本案患儿辨证属于肾气不固，下元虚寒证，方中菟丝子、益智仁、乌药、桑螵蛸温肾缩尿，覆盆子益肾缩尿，金樱子、五味子缩尿止遗，石菖蒲、郁金涤痰开窍醒神，枸杞子滋补肝肾，有"阴中求阳"之意，焦山楂、神曲消食开胃，炒白术健脾燥湿。纵观全方，诸药共奏温肾固摄、醒神开窍之效。

（于淑文、郭婷、张霞）

五、虎杖、柴胡、凌霄花、蚤休

虎杖

【性味归经】性微寒，味微苦。归肝、胆、肺经。

【功用】利湿退黄，清热解毒，散瘀止痛，化痰止咳。

【主治】湿热黄疸，肺热咳嗽，疮痈肿毒，关节痹痛，经闭经痛，水火烫伤，跌打损伤等。治湿热黄疸，可单用本品煎服即效，亦可与茵陈、黄柏、栀子配伍，效力更佳。《滇南本草》曰："攻诸肿毒，止咽喉疼痛，利小便，走经络。治五淋白浊，痔漏，疮痈，妇人赤白带下。"

柴胡

【性味归经】苦、辛，性微寒。归肝、胆、肺经。

【功用】透表泄热，疏肝解郁，升举阳气，退热截疟。

【主治】寒热往来，胸满胁痛，口苦耳聋，头晕目眩，疟疾以及月经不调等症。《滇南本草》："伤寒发汗解表要药，退六经邪热往来，痹痿，除肝家邪热、痨热，行肝经逆结之气，止左胁肝气疼痛，治妇人血热扰经，能调月经。"现代药理学研究表明柴胡具有解热、抗病毒、抗细菌内毒素、抗炎、降脂、促酶分泌、保肝、调节免疫、抗肿瘤和镇静等方面的作用。

凌霄花

【性味归经】甘、酸，性寒，归肝、心包经。

【功用】凉血祛风，行血去瘀。

【主治】月经不调，经闭癥瘕，产后乳肿，风疹发红，皮肤瘙痒，痤疮等。《医林纂要》曰："缓肝风，泻肝热，治肝风巅顶痛。"《本经逢源》曰："凌霄花，癥瘕血闭，血气刺痛，疬风恶疮多用之，皆取其散恶血之功也。"

蚤休

【性味归经】别名重楼，俗名七叶一枝花。性味微苦寒，有小毒，归肝经。

【功用】清热解毒，消肿止痛，凉肝定惊。

【主治】痈肿，咽喉肿痛，毒蛇咬伤，跌仆伤痛，惊风抽搐等症。现代药理研究表明，重楼具有抗菌、抗病毒、止血、镇静、镇痛、止咳、平喘、抗肿瘤、免疫调节等作用。《唐本草》称："醋摩疗痈肿、敷蛇毒。"蚤休清热解毒之力甚强，善能消肿止痛，适用于多种热毒证。《本草正义》曰："蚤休，乃苦泄解毒之品，濒湖谓足厥阴经之药，盖清解肝胆之郁热，息风降气，亦能退肿消痰，利水去湿。"

【解析】柴胡专入肝胆二经，有疏肝解郁、升举阳气、疏散退热的功效。现代药理研究认为，柴胡中的柴胡多糖可抗肝炎病毒，增强白细胞吞噬功能，增强自然杀伤细胞功能，提高肝炎病毒特异性抗体滴度，提高淋巴细胞转核率。虎杖入肝胆肺经，有利胆退黄、清热解毒、活血化瘀的功效，现代研究认为虎杖能明显降低血清胆红素和降低血清谷丙转氨酶活性的作用，但无明显的利胆作用。凌霄花入肝经，有破瘀通经、凉血祛风的功效。蚤休可清解肝胆之郁热，将蚤休用于多种内脏急性炎症，尤其是肝病治疗中，取得了显著的效果。从现代药理学来看，四者合用，能抑制肝炎病毒复制，保肝，抗菌抗病毒，根据多年经验，四药为治疗该病的要药，疗效显著。

【病案】水肿脾肾两虚案。

王某，男，6岁。2009年6月15日就诊。以"反复浮肿伴尿检异常2月余"为主诉就诊。就诊时患儿眼睑浮肿，双下肢凹陷性水肿，多汗，手脚心热，大便干，舌暗红，苔白腻，脉细数。查尿常规：Pro（+++），BLD（++++）/HP，RBC（+++）/HP。24小时尿蛋白定量3.2g。血生化：ALB18.2g/L，CHO9.8mmol/L。乙肝五项：HBsAg（+）、HBeAg（+）、HBcAg（+）；HBV-DNA：3.2×10^6U/mL；ALT105IU/L，AST67IU/L；肾脏病理诊断：膜性病变。西医诊断：乙型肝炎病毒相关性肾炎。中医诊断：水肿（脾肾两虚、肝郁血瘀证）。治法：健脾益肾，疏肝活血。处方：生黄芪30g，太子参10g，菟丝子10g，桑寄生10g，柴胡6g、郁金10g，茵陈30g，凌霄花10g，虎杖10g，白花蛇舌草15g，当归10g，益母草15g，甘草6g。15剂，日1剂，水煎分2次服。另予抗病毒治疗。

二诊：2009年6月29日。患儿仍有眼睑浮肿，双下肢轻度浮肿，汗出较前减少，二便调，舌质淡，苔白厚。查尿常规：Pro（+），BLD（+），RBC6～8个/HP。守上方继服20剂，日1剂，水煎分2次服。

三诊：2009年7月19日。眼睑稍浮肿，双下肢浮肿消失，纳差，乏力，鼻塞，流浊涕，咽充血，无咽痛，二便调，舌质暗，苔白厚，脉滑。尿常规检查阴性。考虑为脾失健运，故守上方加鸡内金15g，砂仁6g，陈皮6g。7剂，日1剂，水煎分2次服。

四诊：无水肿，纳眠可，二便调，舌淡红，苔薄白，脉数。尿常规检查阴性。上方继服。随访一年无再发。

按：乙型肝炎病毒相关性肾炎简称乙肝肾（HBV-GN），病理类型较多，以膜性病变最常见。中医学无本病的病名及记载，但多数中医学者认为可属"尿血""水肿""尿浊""虚损""肝郁"等范畴。本病病程较长，病因较为复杂，概括起来主要有以下三方面：①外感湿热毒邪，内蕴脏腑；②饮食不洁，湿热邪毒内侵；③先天禀赋不足或素体虚弱，劳累过度，情志内伤以及其他疾病损伤元气，湿热毒邪乘虚而入。其中"湿热邪毒"为本病的主要病因，病位多涉及肝、脾、肾三脏。疾病初期，病变仅在肝、脾，以湿热互结、肝脾血瘀为主要特点；若病久迁延不愈，邪气留恋、正气亏虚，可致肝胆、脾胃、心肾等多脏腑器官功能失调；到了疾病晚期，肝、脾、肾俱伤，肝失疏泄，脾失健运，肾失开阖，致气、血、水及湿浊之邪停聚腹中，进一步伤及三脏气血，形成恶性循环，临床多见肝肾阴虚，脾肾阳虚，病机特征多为本虚标实，虚实夹杂，其病理特点可概括为湿热毒侵、正气亏虚。

从中西医结合的观点来看，尿中的蛋白、红细胞可归属于中医所言的体内精微物质，肾为先天之本，日久可致肾气虚损，治疗时宜攻补兼施，以补益肾气、清热利湿为则，常用的补气药为生黄芪、太子参等，同时，佐以温阳药以推动气的运行，常用的温阳药为菟丝子、桑寄生、淫羊藿、刺五加等。根据数十年治疗乙肝肾的经验，其方主要由生黄芪、太子参、菟丝子、桑寄生、柴胡、郁金、茵陈蒿、凌霄花、虎杖、白花蛇舌草、当归、益母草、甘草等组成。根据患儿临床症状及特征，结合中医四诊合参，治以健脾益肾，疏肝活血。方中以生黄芪、太子参益脾胃后天之气，养肾先天之精；菟丝子、桑寄生温阳补肾；柴胡、郁金疏肝理气，行气中之血；茵陈蒿、虎杖、白花蛇舌草清热解毒；凌霄花入肝经，破瘀通经，凉血祛风；当归活血化瘀；益母草活血行血，解毒利水；甘草调和诸药。本方攻补兼施，肝脾肾同调，共奏舒肝健脾益肾、解毒利湿活血之功。

（孙晓旭、郭婷、张霞）

六、青蒿

【性味归经】味苦微辛，性寒，入肝、胆经。

【功用】清透虚热，凉血除蒸，解暑，截疟。

【主治】温病，暑热，骨蒸劳热，疟疾，痢疾，黄疸，疥疮，瘙痒等。《本草新编》中说："青蒿，专解骨蒸劳热，尤能泄暑热之火，泄火热而不耗气血。"《重庆堂随笔》云："青蒿，专解湿热，而气芳香，故为湿温疫疠要药。又清肝、胆血分之伏热，故为女子淋带、小儿痉痫疳匿神剂。"

【解析】本品苦寒，具有清退虚热、凉血除蒸的作用，凡阴虚所致的发热、骨蒸劳热、潮热盗汗、五心烦热、舌红少苔等，均可应用。本品苦寒清热，芳香而散，善解暑热，且不易耗气伤血，正如《本草新编》中说："尤能泄暑热之火，泄火热而不耗气血。"多用本品治疗夏月小儿感受暑热之头昏头痛、发热口渴等症；同时本品入肝走血，长于清解肝胆之热邪，并清利血中湿热，可治疗湿热黄疸或肝郁化火之证，如《医林纂要》说："清血中湿热，治黄疸及郁火不舒之证。"另外，还常用与黄芩、滑石、半夏等配伍，治疗湿热郁遏少阳三焦，气机不利，寒热如虐，胸痞作呕，湿热痰郁之证，如《滇南本草》说："去湿热，消痰。治痰火嘈杂眩晕。利小便，凉血，止大肠风热下血，退五种劳热，发烧怕冷。"

312

【病案】温病阴虚发热案。

张某，女，8岁，2011年9月26日初诊。以"反复发热3个月"为代主诉，患儿近3月因上感发热4次，本次发热与上次间隔仅1周，就诊时已发热12天。初起热势较高，体温波动在38.5～40.0℃，伴流涕、咳嗽，外院予抗感染治疗1周，咳嗽减轻，热势下降，体温在37.5℃左右，夜间为主，纳差，大便干，两到三日一行。舌咽红，苔薄黄，脉细数。西医诊断：反复上呼吸道感染。中医诊断：温病后期之阴虚发热。热病后期，邪伏阴分证，治以养阴透热。方选青蒿鳖甲汤加减。处方：青蒿10g，鳖甲10g，生地黄10g，知母6g，丹皮9g，白薇10g，百部10g，鸡内金6g，决明子10g。5剂，日1剂，水煎，分早晚2次服。

二诊：患儿体温恢复正常，上方继服3剂，病情缓解未再发。

按：小儿为纯阳之体，阴常不足，阳常有余，感受邪气，化热最速，温热之邪侵袭肌卫，正邪交争于肌表则发热，如治疗不当，表邪不清，邪热嚣张迅速入营，加之"稚阴未长"，邪入营分而致阴虚发热，症见身热经久不退，午后热盛或夜热早凉，五心烦热，夜卧不安，盗汗，咽干口渴，大便干结，舌质红绛，无苔少津，脉细数。本例患儿反复呼吸道感染后出现低热难退，伴咽红、舌红、脉细数等阴虚表现，故选用青蒿鳖甲汤加减。方中鳖甲直入阴分，滋阴退热，入络搜邪；青蒿味苦辛，性寒，苦寒清热，辛香透达，清透内伏之邪热，使得邪热从阴分透出阳分，而虚热自退。两药相配，滋阴清热，入络搜邪，共为君药。正如吴瑭《温病条辨》言："此方有先入后出之妙，青蒿不能直入阴分，有鳖甲领之入也；鳖甲不能独出阳分，青蒿领之出也。"知母滋阴降火，白薇味苦咸，性寒，苦咸入血分，清解血分郁热，二药既能清实热，又能退虚热，共为臣。百部止咳、鸡内金消食、决明子通便共为佐使。诸药

313

合用，共奏养阴透热之功。

（范淑华、郭婷、张霞）

七、石菖蒲、郁金

石菖蒲

【性味归经】辛、苦、温。归心、胃经。

【功用】开窍醒神，化湿和胃，宁神益智。

【主治】痰蒙清窍之神志昏迷，湿阻中焦之脘腹痞满、胀闷疼痛，噤口痢，健忘，失眠，耳鸣，耳聋。《本草经疏》记载：“入手少阴、足厥阴，兼通足阳明经。功擅活血止痛，行气解郁，清心凉血，利胆退黄。”

石菖蒲是常用的醒脑开窍药，现代研究发现石菖蒲对中枢神经系统有双向调节作用，石菖蒲由挥发油和非挥发性成分组成，挥发油中的 β-细辛醚和 α-细辛醚能增强大鼠脑皮质神经细胞 Belx 基因的表达，而抑制大鼠神经细胞的凋亡。实验研究证明：石菖蒲能醒神健脑止痛，具体可表现为延长小鼠入睡时间，明显缩短睡眠延续时间。

郁金

【性味归经】味辛、苦，性寒。归心、肝、胆经。

【功用】活血止痛，行气解郁，清热凉血，清心开窍，利湿退黄。

【主治】用于胸胁疼痛，月经不调，癥瘕痞块，吐血，衄血，温病神昏，痰热癫痫，湿热黄疸。《本草汇言》谓其：“性轻扬，能散郁滞，顺逆气，上达高巅，善行下焦，故治胸胃膈痛，两胁胀满，肚腹攻疼，饮食不思等证。又治经脉逆行，吐血衄血。”又云：“此药能降气，气降则火降，而痰

314

与血，亦各循其所安之处而归原矣。"《本草衍义补遗》曰其："可治郁遏不能散。"郁金，清气化痰，散瘀血之药也。现代药理作用主要有：①抑制血管平滑肌增殖；②扩张冠状动脉，改善微循环；③抑制免疫功能；④保护肝脏。

【解析】石菖蒲辛开苦燥温通，芳香走窜，不但有开窍醒神之功，兼具化湿、豁痰、辟秽之效。郁金辛散苦泄，能解郁开窍，且性寒入心经，又能清心热，故可用于痰浊蒙闭心窍之证。二者合用可奏涤痰开窍醒神之功，治疗小儿遗尿之痰湿内盛证。

【病案】遗尿脾肾两虚案。

李某，男，6岁。2009年10月10日初诊。家长诉患儿遗尿1年余，常夜间汗出，每夜遗1～3次，小溲清长，形体偏胖，纳食欠佳，大便稀溏，日行1～2次，咽暗红，舌淡苔白厚，脉沉无力。既往无尿频、尿急、尿痛等泌尿道感染史。查血常规、尿常规、肝肾功及骶尾正位X片均未见异常。西医诊断：遗尿症。中医诊断：遗尿，辨证为脾虚不运，肾气不固。治以运脾开窍，温肾固摄。处方：覆盆子10g，菟丝子10g，枸杞子10g，五味子6g，金樱子10g，石菖蒲15g，郁金12g，益智仁10g，桑螵蛸10g，砂仁6g，鸡内金10g，甘草6g。7剂，日1剂，水煎，分早晚2次服。

二诊：2009年10月17日。患儿精神好转，遗尿次数明显减少，叫时易醒，有时主动起床小便，咽不红，舌质如前，脉较前有力。原方继服14剂，遗尿消失，纳食好转。随访半年，遗尿未再复发。

按：遗尿，是指3周岁以上的小儿睡中小便自遗，醒后方觉的一种病证。早在《灵枢·本输》对本病即有论述："实则癃闭，虚则遗尿。"《诸病源候论·小儿杂病诸候五·遗尿候》曰："遗尿者，此由膀胱有冷，不能约于水故也。"历代医家也多认为本病的主要发病机理为肾气不足，膀胱失约。遗尿患儿多伴有夜寐深沉，不易叫醒，加之素体肥胖，故病机与脾虚痰湿密切相关。脾虚不能运化水湿，致湿浊内停，上蒙清窍，上窍失司，不能治下，而致自遗。治疗本病拟方以五子衍宗丸加石菖蒲、郁金豁痰开窍，促进觉醒，对遗尿症的缓解效果显著。

（段凤阳、郭婷、张霞）

八、木贼草、板蓝根

木贼草

【性味归经】味甘苦，性平。入肺、肝、胆经。

【功用】疏风散热，解肌，退翳，止血。

【主治】目生云翳，迎风流泪，肠风下血，血痢，脱肛，疟疾，喉痛，痈肿。《本草求真》言："形质有类麻黄，升散亦颇相似，但此气不辛热，且入足少阳胆，足厥阴肝。能于二经血分驱散风热，使血上通于目，故为去翳明目要剂。"《本草纲目》曰："解肌，止泪，止血，去风湿，疝痛，大肠脱肛。"《玉楸药解》："平疮疡肿硬，吐风狂痰涎。治痈疽瘰疬，疔毒，疖肿，汗斑，粉渣，崩中赤白诸证。"

板蓝根

【性味归经】性味寒，苦，入心、肝、胃经。

【功用】清热解毒，凉血，利咽。

【主治】温毒发斑、大头瘟疫、烂喉丹痧、丹毒、痄腮、喉痹、疮肿、水痘、麻疹、肝炎、流行性感冒等热性疾病。《本草便读》曰："板蓝根即靛青根，其功用性味与靛青叶同，能入肝胃血分，不过清热、解毒、辟疫、杀虫四者而已。"《本草述》曰："治天行大头热毒。"《本草便读》曰："清热解毒，辟疫，杀虫。"《分类草药性》曰："解诸毒恶疮，散毒去火，捣汁或服或涂。"

【解析】木贼味甘苦，性平，既能入肺经疏散表热，又能入肝胆二经，外透血分热邪，起到凉血止血作用。板蓝根性苦、寒，功善清热、解毒、凉血、利咽。二者合用共奏清热凉血之功。现代药理研究表明木贼中含有的硅酸盐和鞣质有收敛作用，对于接触部位，有消炎、止血功效；含有的阿魏酸有抑制血小板聚集及释放的作用。板蓝根具有抗炎、抗病毒、解热、调节免疫等作用，其活性成分板蓝根多糖在特异性、非特异性免疫、体液免疫和细胞免疫方面均有调节作用。常用二者治疗小儿过敏性紫癜之风热伤络证。

【病案】紫癜风热伤络案。

患儿，魏某，男，7岁。2013年5月22日就诊。以"发现皮肤紫癜11天"为代主诉，患儿于11天前感冒后发现双下肢散在皮肤紫癜，无关节痛、腹痛，至当地医院就诊，诊断为"过敏性皮炎"，予抗过敏药物治疗，患儿仍有较多皮肤紫癜新出。为求进一步治疗，遂来就诊。症见双下肢中等量皮肤紫癜，针尖至小米粒大小，颜色鲜红，伴皮肤瘙痒，无腹痛或关节痛，鼻流浊涕，咽痛，口微渴，大便正常，小便黄。查体：咽腔充血，舌尖红，苔薄黄，脉浮数。实验室检查：血小板计数正常，尿常规正常。西医诊断：过敏性紫癜（皮肤型）。中医诊断：紫癜（风热伤络型）。法当祛风清热，凉血安络。以自拟疏风消癜汤加减：生地黄10g，牡丹皮10g，赤芍15g，紫草10g，当归10g，络石藤15g，金银花10g，连翘10g，黄芩10g，板蓝根10g，薄荷6g，蝉蜕10g，木贼6g，甘草6g。7剂，日1剂，水煎，早晚分服。嘱积极防治感染，禁服海鲜、辛辣刺激及小包装食品等。

二诊：2013年5月29日。服前方后患儿流涕、咽痛症状消失，皮肤紫癜反复较前减少，皮肤瘙痒减轻。纳少，无其他不适。查体：咽腔无充血，舌微红，苔白腻，脉数。上方去板蓝根、薄荷，改金银花为忍冬藤，加砂仁6g，麦芽10g。7剂，日 1 剂，水煎，早晚分服。

三诊：2013 年 6 月 5 日。患儿原有紫癜消退，偶有数个紫癜新出，皮肤瘙痒消失，纳可。前方去蝉蜕、砂仁、麦芽等，继续巩固治疗 1 月。随访半年未再复发。

按：本病病机为风热邪毒与血分伏热相合，损伤脉络而发病。临床治疗强调分期而治，早期以疏风清热或清热凉血消斑为主要治则，同时重视预防外感，吾认为本病的发生和反复多由外感诱发，因此患病期间应积极采取措施预防外感发生。初诊时四诊合参，辨证属风热表证型，故予自拟疏风消癜汤加减以疏风清热，凉血消斑。方中金银花、连翘疏散风热、清热解毒，共为君药；黄芩清热燥湿，凉血解毒，紫草凉血解毒，透疹消癜，共为臣药；生地黄、牡丹皮、赤芍清热凉血，活血散瘀，当归补血活血，络石藤祛风、通络、止血、消瘀，薄荷、板蓝根清热利咽，蝉蜕、木贼草疏风止痒，共为佐药；甘草清热解毒，调和诸药，为佐使之药。忍冬藤是金银花的干燥茎枝，二者均有清热解毒之功，但前者多用于通络，后者偏于清热解毒。二诊时患儿表证缓解，故改金银花为忍冬藤，加强通络作用；患儿表证已解，故去薄荷、板蓝根；纳差，舌苔白腻，考虑湿滞中焦，故加砂仁行气化湿开胃，麦芽健脾开胃消食。三诊患儿皮肤瘙痒消失，故去蝉蜕；胃纳恢复，故去砂仁、麦芽开胃之药。纵观上方，紧扣病机，机圆法活，故效如桴鼓。

（马腾、郭婷、张霞）

九、猫爪草、夏枯草

猫爪草

【性味归经】甘、辛，微温。归肝、肺经。

【功用】化痰，散结，消肿。

【主治】瘰疬痰核，疔疮，蛇虫咬伤。浅表淋巴结肿大相当于中医学"瘰疬"，夏枯草合猫爪草可治疗颈部、颌下等浅表良性淋巴结肿大。清·吴谦等在《医宗金鉴·外科心法要诀·瘰疬》中云："此证小者为瘰，大者为疬。当分经络：如生于项前，属阳明经，名为痰瘰；项后，属太阳经，名为湿瘰；项之左右两侧，属少阳经，形软，遇怒即肿，名为气疬；坚硬筋硬者，名为筋疬；若连绵如贯珠者，即为瘰疬。"

夏枯草

【性味归经】辛、苦、寒。归肝、胆经。

【功用】清热泻火，明目，散结消肿。

【主治】目赤肿痛，头痛眩晕，目珠夜痛，瘰疬，瘿瘤，乳痈肿痛。《神农本草经》曰："主寒热、瘰疬、鼠瘘、头疮，破癥，散瘿结气，脚肿湿痹。"《滇南本草》曰："祛肝风，行经络，治口眼歪斜。行肝气，开肝郁，止筋骨疼痛，目珠痛，散瘰疬、周身结核。"《本草从新》曰："治瘰疬、鼠瘘、瘿瘤、癥坚、乳痈、乳岩。"

【解析】瘰疬多由小儿肺常不足，易感外邪，脾常不足，脾虚湿胜，生痰。外邪入里化热，夹痰搏于少阳经脉，颈部、颌下可见痰核、瘰疬。以化痰散结，清热为法。

【病案】瘰疬痰热蕴结案。

患儿，男，6岁。2010年7月21日以"发热伴颌下疼痛7天"为代主诉就诊。患儿1周前患急性化脓性扁桃体炎，伴颌下疼痛，抗感染治疗3天后扁桃体脓性分泌物消失，颌下疼痛未减轻，时有低热，体温最高37.8℃。症见患儿颌下疼痛，可触及淋巴结，花生米大小，活动度可，质软，轻微触痛，无压痛。中医诊断：瘰疬，证属痰热蕴结。西医诊断：左颌下淋巴结炎。治法：化痰散结，疏风清热。处方：柴胡12g，黄芩

10g，半夏 6g，夏枯草 15g，猫爪草 10g，玄参 10g，炒槟榔6g，浙贝母 15g，鸡内金 10g。7 剂，日 1 剂，水煎服，分早晚 2 次服。

二诊：2010 年 7 月 28 日，患儿颌下疼痛减轻，低热症状消失，纳食较前好转，大便仍偏干，2 日一行。舌质红，苔厚腻，脉数。上方去柴胡、黄芩，加厚朴 6g，生地黄 10g。10剂后患儿颌下疼痛消失，淋巴结肿大消退，大便正常，病情痊愈。

按：小儿为纯阳之体，阴常不足，阳常有余，感受邪气，化热最速，咽喉为肺胃门户，风热搏击于咽喉，可见咽腔充血，扁桃体肿大；患儿脾肺不足，脾虚生痰，脾的运化功能受阻，则纳少；风热搏击痰液于头面下颌，可见下颌颈部淋巴结肿大；热邪入里，袭于胃肠，则见便干。苔黄，脉弦滑，均为痰热之症。伤寒五六日，邪伏少阳，以小柴胡汤和解少阳，夏枯草、猫爪草化痰散结消肿，炒槟榔、鸡内金健脾消食和胃，辨证准确，用药得当。

（白明晖、郭婷、张霞）

第七章 | 临床研究摘选

一、肾必宁颗粒冲剂治疗小儿肾病综合征（系膜增殖性肾小球肾炎）的临床研究

肾病综合征（以下简称 NS）为小儿最常见的肾脏疾病，也是儿科临床常见疑难病，由于本病常反复发作、病程迁延，而成为国内外医学领域中的难题。目前对肾病，尤其是难治性肾病，临床公认中西医结合治疗是提高疗效的有效方法，结合我院近 30 年治疗肾病的经验证明，中医药治疗肾病确有肯定疗效，且有广阔前景。

NS 属医学"水肿病""阴水"的范畴，其病因虽有外感、内伤之不同，然其病机内以脾肾两虚、阴阳失调为本，外以感受风寒湿热之邪为标，并以水湿、湿热、瘀血为主要病理产物，故治疗上多从脾肾论治，并用清热化瘀之法。难治性肾病病机为本虚标实，虚实错杂。其虚指脏腑本身之虚，尤以脾肾为主；其实是指因虚而致水湿、湿热、血瘀等邪实之证。且因难治性肾病病程较长，再加应用激素，耗气伤阴，而致气阴两虚，但阳虚仍然存在。故治疗以标本同治、扶正祛邪为原则，给以益气养阴、健脾补肾、清热活瘀之法。肾必宁颗粒冲剂是根据中医理论，针对肾病的病因病理及证候，结合河南中医药大学一附院儿科近 30 年治疗肾病的经验而研制的内服颗粒剂。方由黄芪、菟丝子、五味子、生地黄、白花蛇舌草、甘草、水蛭组成，方中黄芪、五味子、菟丝子益气养阴健脾补肾，以顾其本为君，生地黄为辅，生地黄助五味子以滋阴补肾并可佐

制黄芪、菟丝子温燥之性，具有养阴清热之功；菟丝子阴阳双补，在此有"阳中求阴""少火生气"之意；白花蛇舌草助生地黄清热，且有解毒、利湿之效；水蛭活血化瘀，《神农本草经》载："水蛭主逐恶血、瘀血、月闭、破血癥积聚、无子、利水道。"甘草调和诸药。纵观全方，补气养阴并举，扶正与祛邪兼顾，诸药合用共奏健脾固肾、益气养阴、清热活血化瘀之功，组方严谨。

目前有关中药治疗 NS 的经验报道较多，然大多数使用中药汤剂、散剂，存在着煎煮、服药不便等问题；传统丸剂如金匮肾气丸、六味地黄丸以及肾炎康复片、肾炎四味片等片剂，则作用单一，对小儿 NS 虚实夹杂之症，其疗效尚显力逊，且幼儿服用丸剂和片剂多较困难，从而直接影响到本病的预后。本课题用复方中药混悬颗粒冲剂治疗肾病，便于小儿长期服用，以减少其反复及复发，在国内外尚属首次。

我们用肾必宁颗粒对河南中医学院一附院自 1996 年 5 月～ 2000 年 11 月的 232 例肾病患儿进行了随机单盲临床研究，其中原发性肾病综合征 192 例，紫癜性肾病 40 例，非难治性肾病 126 例，难治性肾病 106 例。中医辨证均属气阴两虚兼湿热血瘀型。该研究将研究对象分为三组：治疗组（非难治性肾病采用肾必宁颗粒冲剂＋强的松，难治病例或紫癜性肾病采用肾必宁颗粒冲剂＋环磷酰胺＋强的松）、中药对照组（非难治性肾病采用肾炎康复片＋强的松，难治性肾病采用肾炎康复片＋环磷酰胺＋强的松）和西药对照组（非难治性肾病采用强的松，难治性肾病采用环磷酰胺＋强的松），各组疗程均为 12 周。研究结果表明，肾必宁颗粒冲剂对肾病综合征的疗效突出，特别是难治性肾病疗效更佳，治疗组临床缓解率达 81.6%，明显优于中医对照组（57.6%）和西药对照组（54.3%），并且在疗程上明显短于对照组，无论是难治性肾病还是非难治性肾病，在降低复发或反复率、减少感染的频度等方面，经统计学处理均有显著性差异。这些结果从临床角度上证实了中药能够提高肾病综合征的疗效，且未见明显不良反应的发生。

此外，本研究还探讨了肾病综合征的病理改变与中医辨证分型的关系，结果证实气阴两虚肾病综合征与系膜增生性肾炎（MsPGN）呈显著相关，气阴两虚是系膜增生性肾炎最常见的辨证类型。我们目前有完整中医辨证资料的肾活检组织病例共 63 例，51 例为气阴两虚型，12 例分属于肺脾气虚、脾肾阳虚。经统计学处理，发现 MsPGN 与中医气阴两虚型高度相关（$P<0.05$）。

本研究结果表明，在这两种不同的肾脏疾病发生发展过程中，中医证型只要属于气阴两虚兼湿热血瘀者，用益气养阴、清热化瘀法组方的中药肾必宁颗粒冲剂治疗，不仅可获满意的临床疗效，且可改善系膜增生这一核心组织病理变化。

肾必宁颗粒冲剂组方及制备工艺简单、药源充足，具备成本低廉、安全有效、适应证广等多种优势，且剂型新颖，使用方便，易为患儿及家长所接受，对于中医中药在肾病领域内推广应用具有重要的科学及经济价值，并具有市场前景。

该临床研究"肾必宁颗粒冲剂治疗小儿肾病综合征（系膜增殖性肾炎）的临床及疗效机理的研究概述"于 2002 年获河南省科技进步二等奖。

【河南省科委科技攻关计划项目编号（971200360），丁樱】

二、小儿乙肝相关性肾炎临床治疗方案的研究

我国是乙型肝炎病毒（HBV）感染的高发区，人群中 HBV 携带率约 15%。乙型肝炎病毒相关肾炎（HBV-GN）是

乙型肝炎病毒引起的肾小球肾炎，简称乙肝肾，在儿童泌尿系统疾病中占重要地位。本病的临床表现多种多样，主要表现有血尿、蛋白尿、水肿、疲乏，以及并存肝炎的临床表现等，多数起病缓慢而且隐匿。

中医认为，乙肝肾的发生，或因感受外邪，或素体禀赋不足，或其他疾病损伤元气，湿热毒邪乘虚而入；或脾失运化，或肝失疏泄，或肾失封藏，以致精微泄漏而见蛋白尿、血尿。本病总属本虚标实，肝脾肾虚为本，水、湿、瘀、毒蕴结为标。肝肾宝方是我20余年治疗本病的经验所得，以健脾益肾疏肝、解毒祛湿活血为治则。方中黄芪补气升阳，利水消肿，虎杖清热利湿，活血解毒共为君药。菟丝子、五味子补阳益阴，滋肝益肾；茵陈、柴胡清热利湿，疏肝退黄，凌霄花活血化瘀，凉血祛风共为臣药。郁金活血疏肝理气，当归补血活血共为佐使药。诸药合用，共奏健脾益肾、解毒祛湿、疏肝活血之功。

中医药辨证论治对 HBV-GN 的治疗有独特的优势，尤其在控制临床症状、延缓肾衰、改善不良预后等方面均取得较好的疗效，而且中医药副作用少且小，具有广泛的应用空间。根据中医学理论，结合西医学研究，总结多年临床经验，我们认为 HBV-GN 属于免疫复合性肾病，病理上以膜性肾病为主，中医病因病机在于湿热瘀毒蕴结，肝失疏泄、脾失运化、肾失封藏，即本病为邪实与正虚并存，并在此基础上提出了"健脾益肾、解毒祛湿、疏肝活血"的基本治则，在开展2003～2005年国家中医药管理局科技攻关项目"小儿乙肝相关性肾炎临床治疗方案的研究"项目中，采用乙肝肾宝方联合雷公藤多苷（GTW）治疗小儿 HBV-GN，观察不同剂量中药联合 GTW 对儿童 HBV-GN 的疗效，评价其各自量效关系，同时通过和西药对比运用，筛选出儿科对 HBV-GN 的治疗方案。

我们将 2004 年 9 月至 2007 年 1 月间在河南中医学院第一附属医院及协作医院 63 例 5 到 18 岁经肾活检诊断为 HBV-GN 的患儿分为中药治疗组 47 例（GTW+ 中药乙肝肾宝）和西药对照组（干扰素和胸腺肽）16 例，其中中药治疗组又根据 GTW 不同的剂量分为 A 组 [1.0mg/（kg·d）]16 例，B 组 [1.5mg/（kg·d）]16例，C 组 [2.0mg/（kg·d）]15 例。各组患儿在年龄、性别、乙肝情况、病情轻重等一般情况上均无差异（$P>0.05$）。疗程为 12 周，对比中西药两组临床疗效。结果发现：在尿蛋白疗效评价方面，中药组与西药组相比无显著意义（$P>0.05$），提示中药组与西药组在降低尿蛋白方面疗效一致；在尿红细胞疗效方面，中药三组降尿红细胞效果均优于西药组（$P<0.05$），中药 B、C 组优于 A 组（$P<0.05$），中药 B、C 组降低尿红细胞方面疗效基本一致（$P>0.05$）；在尿蛋白转阴时间上，因 A 组临床控制例数少（$n=2$），无统计学意义，实验中仅比较了其他三组，结果显示，西药组尿蛋白转阴时间最长，中药 B、C 组、尿蛋白转阴天数明显短于西药组（$P<0.05$），B、C 两组尿蛋白转阴天数基本一致（$P>0.05$）；在不良反应方面，中药 A、B 组不良反应出现较少，偶有胃肠道不适；而肝酶升高、白细胞下降出现较少；中药 C 组、西药组不良反应明显增多，胃肠道反应、白细胞下降、肝酶升高，明显高于中药 A、B 组（$P<0.05$）；对于性腺抑制现象，随访到已进入青春期患儿 12 例，男性 7 例第二性征均正常出现，女性 5 例中有 1 例出现月经不调，为刚进入青春期患儿，初潮后间隔两个月第二次月经来潮。既往人们因考虑 GTW 有肝损作用往往不用于对本病的治疗，而在本实验所选病例（均无重度、活动性肝损害）中，通过治疗未见明显肝酶升高，更有趣的是，在入选时有轻度肝酶升高的患儿，经治疗后肝酶反下降，考虑可能与雷公藤调节免疫、抑制了肝脏的免

疫损伤有关，具体机制有待进一步研究。

通过中药组与西药组，以及 GTW 联合中药组三组组间对照研究结果显示，GTW 联合中药治疗小儿 HBV–GN 是一种有效的治疗方案，GTW 起始剂量用 1.5mg/（kg·d），能够显著减轻蛋白尿、血尿症状，缩短尿蛋白转阴时间，同时不良反应最少，是治疗小儿 HBV–GN 的最佳剂量。

【国家中管局科技攻关项目（02-03LP37）；河南省教育厅攻关项目（1999360023）；本课题由 2004 级硕士研究生负丽参与完成并撰写】

三、小儿乙型肝炎病毒相关性肾炎 63 例的临床与肾脏病理分析

我国是乙型肝炎病毒（HBV）感染高发区，HBV–GN 是我国儿童常见的继发性肾小球疾病之一，为探讨儿童 HBV–GN 的临床和病理特点，本文对 2004 年 9 月～ 2007 年 1 月，河南中医学院儿科及协作医院郑州大学一附院儿科、郑州市儿童医院肾内科收治的经肾活检确诊为 HBV–GN 患儿 63 例的临床资料和肾脏病理特征进行总结分析。

研究内容：以河南中医学院第一附属医院及协作医院儿科 2004 年 9 月～ 2007 年 1 月 63 例经肾活检确诊为 HBV–GN，诊断及分型均符合北京 HBV–GN 座谈会诊断标准的患儿为研究对象。其中，男 48 例，女 15 例，男：女比为 3.2∶1，发病年龄 4.1 ～ 17 岁，平均（10.4±3.9）岁，病程（11.38±10.46）个月，出现肾脏损害表现距肾活检时间为 1 个月～ 10 年。均行实验室检查和肾脏病理检查，实验室检查包括尿常规、24 小时尿蛋白定量、肾小管功能指标（尿 N- 乙酰 -β-D- 氨基葡萄糖苷酶，尿放免肾功能四项）、血常规、血生化检查（肝

功能、肾功能）、免疫学检查（IgG、IgA、IgM、C3、C4）、乙肝病毒标志物检测等。肾脏病理检查包括肾脏组织石蜡切片HE、PAS、Masson 和 PASM 染色检查及冷冻切片 IgG、IgA、IgM、C3、C4 和 HBsAg、HBcAg 免疫荧光，电镜检查。并应用SPSS13.0 软件进行统计分析。

结果：63 例患儿的临床表现分型如下：肾病综合征（NS）38 例（60.3%），蛋白尿兼血尿 19 例（30.2%），孤立性蛋白尿4 例（6.3%），孤立性血尿 2 例（3.2%）。水肿为最常见临床表现 55 例（87.3%）。实验室检查：血清 HBV 感染标志物阳性者 49 例，其中大三阳 33 例（52.4%），小三阳 6 例（9.5%），HBsAg 及 HBeAg 阳性 4 例，HBsAg 及 HBcAb 阳性 7 例；另外 HBeAg 阳性 2 例，HBsAb、HBeAb、HBcAb 阳性 4 例，HBsAb、HBcAb 阳性 3 例，HBsAb 阳性 2 例，五项全阴者 2 例。病程中出现一过性高血压者 3 例（4.8%），肝功能检查血清谷丙转氨酶（ALT）升高 16 例（25.4%），均未大于正常值的 3倍。肾活检病理类型：膜性肾病（MN）42 例（66.7%），多为非典型 MN，其中 11 例有系膜细胞轻至中度增生和（或）系膜基质增多，嗜银染色显示部分病例基底膜呈假双轨状结构及钉突形成；系膜增生性肾炎（MsPGN）10 例（15.9%），其中 5 例有基底膜的不规则节段性增厚；膜增生性肾炎（MPGN）5 例（7.9%），局灶节段硬化性肾小球肾炎（FSGS）2 例（3.2%），硬化性肾小球肾炎（SGN）4 例（6.3%）。39 例有轻到中度肾小管及间质病变。免疫荧光检查：以 IgG、IgA 检出率最高，其次为 C3、IgM。多数表现呈多种免疫球蛋白和补体沉积呈细颗粒样沉积，在 MN 中主要分布于毛细血管袢，少数沉积于系膜区；MsPGN 主要分布于系膜区；MPGN 则同时分布于系膜区和毛细血管袢。电镜下示基底膜多数呈不规则增厚，上皮下及系膜内电子致密物沉积。肾组织乙肝病毒标志物检测结果：肾组织中乙肝病毒标志物阳性率为100%，其中HBsAg阳性率为66.7%，HBcAg阳性率为61.9%，HBsAg和HBcAg同时检出率为39.7%。肾组织中乙肝病毒标志物主要沉积于系膜区及毛细血管袢，乙肝病毒标志物与免疫球蛋白及补体沉积部位一致。

经χ^2检验，临床类型与病理类型之间存在明显相关性（$P = 0.008$），HBV-GN患儿在病理上多数是MN，临床上表现多为肾病综合征，与实验报道一致。其次表现为蛋白尿兼血尿。病理表现依次是MsPGN、MPGN，两者临床均多表现为蛋白尿兼血尿。HBV-GN患儿病理上为FSGS及SGN的较少，病变程度重，临床上多为肾炎型肾病综合征。

我国是乙型肝炎病毒（HBV）感染的高发区，在HBV感染率高的国家，肾小球肾炎的发病率也高，有资料显示我国HBV感染伴肾小球肾炎的发生率占肾小球疾病的6.8%～20.0%，是我国儿童常见的继发性肾脏疾病之一。大量研究认为HBV感染与多种病理类型的肾小球肾炎有关，尤其是与儿童膜性肾病之间的关系已得到大多数学者的公认。在儿童患者中随着免疫系统的健全有一定的自发缓解率，但40%～70%患者的临床症状持续存在，部分甚至进展为慢性肾功能不全，因此针对HBV-GN的病理与临床进行深入研究是非常必要的。

本文结果表明，HBV-GN病理类型最常见是MN，其次是MPGN及MsPGN。临床表现与病理间存在一定相关性（$P<0.01$）。病理表现为MN者，临床上表现多为肾病综合征，其次为蛋白尿兼血尿。病理表现为MsPGN、MPGN者，临床均多表现为蛋白尿兼血尿。HBV-GN患儿病理上为FSGS及SGN的较少，病变程度重，临床上多为肾炎型肾综。以上表明临床表现的严重程度与病理严重程度也存在关联性，病理程

度越重，临床表现也越重。

参考文献

[1]Ozadamar SO，Gucer S，Tinaztepe K.Hepatitis-B virua associated nephropathies a clinicopathological study in 14 children[J].Pediatr Nephrol，2003，18（1）：23-28.

[2] 蔡玉梅，沈世忠，吴建平，等 .39 例乙型肝炎病毒相关肾炎的临床与病理分析 [J]. 福建医药杂志，2005，27（4）：32-34.

【国家中管局科技攻关项目（02-03LP37）；河南省教育厅攻关项目（1999360023）；本课题由 2004 级硕士研究生负丽参与完成并撰写】

四、血尿停颗粒剂治疗紫癜性肾炎的临床观察

紫癜性肾炎是过敏性紫癜所致的肾损害，为儿科最常见的继发性肾小球肾炎。临床多采用激素及免疫抑制剂治疗，而大量临床研究发现糖皮质激素对缓解胃肠道、关节症状疗效肯定，但对肾脏受累无效；免疫抑制剂虽有一定疗效，但毒副反应大。鉴于此，对于临床分型为孤立性血尿或蛋白尿、血尿和蛋白尿、急性肾炎型、病理分型为Ⅰ、Ⅱ、Ⅲ级者，目前临床上普遍采用雷公藤多苷片治疗。而我们应用血尿停颗粒剂联合雷公藤多苷片治疗小儿紫癜性肾炎取得良好疗效。

我们参照中华医学会儿科分会肾脏病学组 2000 年 11 月珠海研讨会制定的紫癜性肾炎诊断标准，运用血尿停颗粒剂联合雷公藤多苷片对 2001 年 7 月～ 2002 年 10 月河南中医学院第一附属医院儿科符合条件的 3 ～ 18 岁 50 例紫癜肾患儿开展了临床研究。将 50 例患儿随机分为两组：治疗组 30 例，其中男性 17 例，女性 13 例；年龄 3 ～ 18 岁，平均 10.2 岁；孤立

性血尿 8 例，孤立性蛋白尿 1 例，血尿和蛋白尿 21 例；其中
13 例进行了肾穿刺活检，1 例为病理Ⅰ级，10 例为病理Ⅱ级，
2 例为病理Ⅲ级。对照组 20 例，其中男性 12 例，女性 8 例；
年龄 4～18 岁，平均 11.3 岁；孤立性血尿 5 例，孤立性蛋白
尿 1 例，血尿和蛋白尿 14 例；其中 7 例进行了肾穿刺活检，1
例为病理Ⅰ级，5 例为病理Ⅱ级，1 例为病理Ⅲ级。两组的性
别、年龄、临床分型、病理分型资料经统计学处理无显著性
差异（$P > 0.05$），具有可比性。对照组予雷公藤多苷片（江苏
泰州制药厂生产，批号：000303），按体重每天 1mg/kg，分
3 次餐后口服，最大剂量不超过 60mg/d。治疗组在对照组治
疗基础上加用血尿停颗粒剂（由河南中医学院第一附属医院
药剂科提供，批号：020415，每袋 10g，相当于生药 27.7g），
2～3 岁 20g/d；4～9 岁 30g/d；10～18 岁 40g/d。分 2 次
早晚餐前冲服。两组均以 3 个月为 1 个疗程。结果发现治疗组
的总有效率为 100%，对照组的总有效率为 80%；尿蛋白疗效
比较，治疗组和对照组均为 100%；尿红细胞疗效比较，治疗
组为 100%，对照组为 79%。血尿停颗粒剂联合雷公藤多苷片
对减少尿蛋白、减轻血尿的疗效均显著优于单用雷公藤多苷
片组。

血尿停颗粒剂是在长期临床实践经验基础上，针对紫癜性
肾炎的发病机制，结合现代药理研究研制而成。该方由生地
黄、水牛角、旱莲草、当归、三七、虎杖、甘草等组成。方中
生地黄、水牛角滋阴清热、凉血止血为君，旱莲草滋肾补肝、
凉血止血为臣，当归、三七化瘀止血而兼养血，虎杖清热解毒
共为佐，甘草调和诸药为使。全方共奏养阴清热、化瘀止血
之功。

【河南自然科学基金项目（No.0111023200）；河南省杰出人才创
新基金项目（No.0321002100）；丁樱】

五、不同剂量雷公藤多苷片治疗蛋白尿为主的小儿紫癜性肾炎

过敏性紫癜性肾炎（Henoch–Schonlein purpura nephritis, HSPN）是指过敏性紫癜时肾实质受累者，是过敏性紫癜全身性小血管炎在肾脏的表现，是儿童时期占第 1 位的继发性肾小球疾病。临床上常表现一定程度的血尿、蛋白尿、高血压或肾功能减退；病理上常呈系膜增生性改变，后期多出现肾小球硬化的病理改变。一般认为这是由于原免疫病理过程持续进行或（和）持续性肾小球局部血流动力学改变而致。不少患儿在起病前有感染或接触某些致敏原病史，但至今尚未发现特异性致敏原，也未知感染与致敏通过何种机制或途径激发本病。对于该病的治疗，西药常用糖皮质激素、环磷酰胺（CTX）、霉酚酸酯（MMF）、卡托普利等治疗。国内外文献报道一致认为上述药物对重型 HSPN 有一定疗效，但因激素、CTX 毒副作用较大，MMF 费用比较昂贵，也不能改变 HSPN 病程及预后，更不用于血尿的治疗。故对 HSPN 中占主要比例的血尿伴蛋白尿型患儿，迄今仍缺乏规范有效的治疗方案。

中药雷公藤是卫矛科雷公藤属植物，雷公藤多苷是从雷公藤植物根茎中得到总苷而成为我国自主知识产权的中成药（国家食品药品监督管理局将此产品归为中药类别，其质量控制标准收录在《卫生部药品标准中药成方制剂第十七册》）。自 1981 年黎磊石等首次将雷公藤用于治疗肾炎以来，雷公藤已作为最基本的具有抗炎及免疫抑制作用的药物被应用于临床治疗紫癜肾。动物实验研究表明，雷公藤能通过改善肾小球电荷屏障，抑制免疫复合物沉积，抑制系膜细胞增生及氧化作用等起到减少尿蛋白及血尿的作用，主要是通过阻止尿蛋白对肾小

球滤过膜的破坏作用，维持其电荷屏障的完整性。它具有激素相似的效应机制，在抑制细胞免疫、体液免疫、炎症因子等方面与其他免疫抑制剂有不同的特点，部分实验发现雷公藤的免疫效价高于其他免疫抑制剂。药理研究显示，雷公藤多苷不仅可以降低尿蛋白、尿红细胞，还可以改善其病理变化。我们既往研究也证实，雷公藤多苷片通过对肾小球系膜细胞 IL-6 的影响，从而达到抑制肾小球系膜细胞增殖的作用。雷公藤多苷片对小儿紫癜性肾炎的疗效显著，其使用方便、价格低廉，但因对其在儿童时期的副作用，尤其对性腺的影响研究不够，使儿科临床医师不敢大胆或合理使用，而使很多紫癜性肾炎患儿失去了宝贵的治疗机会。

　　我们采用雷公藤多苷片 1.5mg/（kg·d）剂量治疗小儿紫癜性肾炎取得良好疗效。具体研究过程如下：我们以 2006 年 5 月～ 2007 年 4 月河南中医学院第一附属医院儿科的门诊和住院的紫癜肾患儿为研究对象，诊断参照中华医学会儿科学分会肾脏病学组 2000 年 11 月珠海研讨会制定的紫癜性肾炎诊断草案，临床类型分为孤立性血尿、血尿和蛋白尿两种，病理分型在Ⅲ级以下，年龄需满足 2 到 18 岁，共纳入符合条件的紫癜性肾炎患儿 89 例。将 89 例患儿按照生成的随机序号分为 A、B、C 三组，给药方法：低剂量组 29 例，雷公藤多苷片 1mg/（kg·d）；中剂量组 30 例，雷公藤多苷片 1.5mg/（kg·d）；高剂量组 30 例，雷公藤多苷片 2mg/（kg·d）。三组均口服治疗一个月；4 周后，三组均将雷公藤多苷按照 1mg/（kg·d）剂量继服 8 周，全疗程共 12 周。治疗过程中第一个月 1 周评价一次，后两个月 2 周评价一次。疗程中不可应用激素及其他免疫抑制剂；不用 ACEI 制剂，若有明显高血压可应用钙拮抗剂；若有肝酶升高 2 倍，可加用保肝类药；若周围白细胞下降至 3.0×10^9/L 以下，可加用升高白细胞类药。中药采用经验方，全方由生地、知母、水牛角粉、石韦、当归、墨旱莲、生蒲黄、虎杖、三七、甘草组成。

结果：在治疗尿蛋白方面，低剂量、中剂量、高剂量组的总有效率分别为89.7%、100%、100%，三组之间疗效有显著统计学差异。两两比较显示中剂量组和高剂量组优于低剂量组（$P<0.05$）；中剂量组疗效与高剂量组相比无显著统计学差异（$P>0.05$）。说明中剂量组和高剂量组在治疗尿蛋白方面疗效相当。在治疗尿红细胞方面，低剂量、中剂量、高剂量组的总有效率分别为70.4%、87.5%、89.3%，中剂量组与高剂量组疗效优于低剂量组，相比有显著统计学差异（$P<0.05$）。中剂量组与高剂量组疗效无差异（$P>0.05$）。说明中剂量组及高剂量组均能明显减轻尿红细胞，疗效优于低剂量组，中剂量组与高剂量组疗效相当。在疗效方面，低剂量、中剂量、高剂量组的总有效率分别为72.4%、90%、90%，三组之间有显著统计学差异。两两比较提示中剂量组和高剂量组疗效明显优于低剂量组（$P<0.05$）；中剂量组和高剂量组疗效无差异（$P>0.05$），说明中剂量组和高剂量组疗效相当。在改善中医证候方面，低剂量、中剂量、高剂量组的总有效率分别为96.5%、100%、96.7%，三组无显著差异，无统计学意义（$P>0.05$）。无差异的原因可能与对于中医证候的评价尚无一个量化的标准，受患者主观描述的影响较大。疾病疗效各组仍有显著差异，说明在减轻蛋白尿和血尿方面是雷公藤多苷在起主导作用。不良反应以高剂量组的病例较多，而中剂量组和低剂量组不良反应的病例明显低于高剂量组。反复原因多数与感染有关，以呼吸道感染为主，抗感染治疗后均缓解。

本次临床观察发现：①不同剂量雷公藤多苷片对小儿紫癜性肾炎均有疗效，尤以1.5mg/（kg·d）剂量能够显著减少蛋白尿、血尿，同时不良反应最少，是治疗小儿紫癜性肾炎的最佳剂量；②雷公藤多苷片在治疗蛋白尿方面优于血尿。

参考文献

[1] 黎磊石，张训，陈蕙萍，等.雷公藤治疗肾炎的临床研究 [J].中华内科杂志，1981，20（4）：216.

[2] 第 7 届全国小儿肾脏病学术会议纪要 [J].中华儿科杂志，1994，32（2）：102.

[3] 丁樱，张红敏.雷公藤多苷片对肾小球系膜细胞细胞因子生成的影响 [J].中华肾脏病杂志，2002，18（2）：139.

【该论文系丁樱教授"雷公藤多苷治疗小儿紫癜性肾炎临床疗效与实验研究"课题的内容，本课题由 2004 级硕士研究生豆玉凤参与完成，并撰写硕士研究生学位论文】

六、雷公藤多苷片治疗小儿紫癜性肾炎血尿的剂量与疗效、安全性研究

为进一步研究雷公藤多苷（GTW）对紫癜性肾炎血尿的影响，我们在完成不同剂量 GTW 治疗蛋白尿为主的小儿紫癜性肾炎试验后，又开展了 GTW 治疗紫癜性肾炎以血尿为表现的临床研究，该研究仍以河南中医学院第一附属医院的儿科紫癜肾患儿为研究对象，试验设计、方案均同前（详见上篇：GTW 治疗以蛋白尿为主的小儿紫癜性肾炎），纳入试验 95 例，A 组 32 例 [GTW：1mg/（kg·d）]，B 组 31 例 [GTW：1.5mg/（kg·d）]，C 组 32 例 [GTW：2mg/（kg·d）]。口服治疗一个月；4 周后，三组均将雷公藤多苷按照 1mg/（kg·d）剂量继服 8 周，全疗程共 12 周。治疗过程中第一个月 1 周评价一次，后两个月 2 周评价一次。疗程中不可应用激素及其他免疫抑制剂；不用 ACEI 制剂，若有明显高血压可应用钙拮抗剂；若有

第七章 临床研究摘选

335

肝酶升高 2 倍，可加用保肝类药；若周围白细胞（WBC）下降至 $3.0×10^9$/L 以下，可加用升高白细胞类药。中药采用丁樱教授的经验方，全方由生地黄、知母、水牛角粉、石韦、当归、墨旱莲、生蒲黄、虎杖、三七、甘草组成。在试验第一个月 5 例患儿的坚持用药率<80%（占 5.3%，A 组 2 例，B 组 1 例，C 组 2 例）。三组间比较患儿这些事件的发生率无显著差异，在年龄、性别、病情方面亦无显著差异（$P>0.05$），故 90 例患儿可做统计分析。A 组 30 例，B 组 30 例，C 组 30 例。其中男性 57 例，女性 33 例；年龄在 3.5 ～ 18 岁，平均年龄（10.47±3.39）岁。

结果发现：总疗效方面，A 组、B 组、C 组的总有效率分别为：90%、100%、96.7%。三组的疗效存在差异（χ^2 = 6.900，P=0.032）。两两比较提示 B 组的疗效显著优于 A 组（χ^2 = 4.447，P=0.035）；B 组与 C 组相比二者的疗效无显著差异（χ^2 = 0.073，P=0.787），提示二者的疗效接近。不同剂量雷公藤多苷片对尿红细胞的疗效方面，A 组、B 组、C 组的有效率分别为 96.7%、100%、100%，转阴天数分别为 53、39.9、39.2 天，三组间对尿红细胞的疗效存在显著差异（χ^2 = 6.331，P=0.042）。B 组的疗效显著优于 A 组（χ^2 = 3.868，$P<0.05$）。尿红细胞平均转阴时间亦比 A 组短；B 组与 C 组相比，无显著差异（χ^2 = 0.089，$P>0.05$），表明二者对尿红细胞的疗效接近。不同临床类型尿红细胞的疗效比较上，其尿红细胞的疗效存在显著差别，单纯血尿有效率为 97.1%，血尿和蛋白尿的有效率为 85.5%，单纯血尿型患者尿红细胞的临床痊愈率明显高于血尿和蛋白尿型患者，总有效率也有明显差别。表明单纯血尿型患者的疗效明显优于血尿和蛋白尿型患者。安全性方面：三组间的安全性等级比较存在显著差异（F = 3.183，P=0.046）。B 组安全等级与 A 组相比无显著差异（$P>0.05$），与 C 组相比存在显著差异（$P<0.05$）；表明B 组的安全性与 A 组接近而又明显安全于 C 组。90 例患者均能耐受所规定的治疗剂量和疗程，无一例出现严重不良反应。安全等级均在 3 级以内，且存在明显差异，1 级所占的比例明显高于 2 级和 3 级。关于副作用，三组的副作用比较存在显著差异（$F = 3.243$，$P=0.044$）。B 组的副反应发生率显著低于 C 组（$P<0.05$）；B 组与 A 组相比，无显著差异（$P>0.05$），表明二者副反应发生率接近。三组无一例出现严重不良反应，最常见的不良反应为 WBC 下降和肝酶升高，而且均呈一过性，多发生在用药后的第一周至第五周。两例肝酶升高在三倍以上，经保肝治疗恢复正常；有三例 $WBC<3\times10^9/L$ 且均在 $2.5\times10^9/L$ 以上，1 例出现恶心、呕吐等消化道反应，仅有 1 例青春期女性患者出现月经紊乱，但由于患者为初潮，无法肯定月经紊乱与雷公藤多苷片是否有必然联系，此均发生在C 组。

本研究初步证实：配合中药，$1.5mg/(kg \cdot d)$ 剂量雷公藤多苷片能够显著改善小儿 HSPN 的血尿症状，且副作用较少；与 $1mg/(kg \cdot d)$ 和双倍剂量相比，$1.5mg/(kg \cdot d)$ 雷公藤多苷片是治疗 HSPN 的最佳剂量。

本实验结果与前期临床观察结果相一致，从而为深入研究 $1.5mg/(kg \cdot d)$ 雷公藤多苷片方案治疗 HSPN 进一步提供了科学理论依据。

【该论文系丁樱教授"雷公藤多苷治疗小儿紫癜性肾炎临床疗效与实验研究"课题的内容，本课题由 2004 级硕士研究生郑贵珍参与完成，并撰写硕士研究生学位论文】

七、中成药雷公藤多苷对儿童性腺发育的影响

长期服用雷公藤多苷对两性生殖系统均有显著影响，对于男性可出现生精障碍（精液量、精子数量减少、精子活力下降、异型精子比例增加），造成生育能力下降或不育；对于女性，因其对卵巢功能有抑制作用，长期服用可致女性月经紊乱如月经增多、经量减少或闭经，使临床用药尤其是儿科临床用药受到一定限制。既往对于成年男性生精障碍及女性月经紊乱的研究报道较多，但对儿童生殖系统远期影响的研究报道较少，为此我们对 1999 ～ 2008 年在河南中医学院第一附属医院采用 GTW 治疗的 97 例紫癜性肾炎患儿进行跟踪随访，了解停药 6 月后对患儿性腺的影响。

本研究所有病例均为 1999 ～ 2008 年间住院及出院后门诊随访患者，共 97 例，其中男 36 例，女 61 例，服药时年龄 5 ～ 16 岁，现年龄 15 ～ 29 岁。所有随访患者服用雷公藤多苷均在 3 个月以上，停药时间>6 月，服用剂量 ≤ 2mg/（kg·d）。服用的雷公藤多苷均为江苏美通药业有限公司生产，规格：每片 10mg。批准文号：国药准字 Z32021007。随访内容包括以下几方面：①青春期前用药患儿：男性了解初次遗精年龄，女性了解月经初潮年龄；②所有随访患儿均做第二性征、外生殖器体格检查；③男性 15 岁以上除已婚生育者外均做精液分析检查；④女性询问月经周期及月经的量、质，已婚者询问婚育情况。随访女性患者第二性征及外生殖器体格检查标准参照《诸福棠实用儿科学》相关标准；随访男性患者精液标本采集及检测参照 WHO 精液常规分析的相关标准，所用设备为清华同方精子质量自动检测系统。

随访结果：

1. 受访男性患者青春期性腺发育情况

36 例男性受访患者第二性征、外生殖器发育均正常。青春期前服药者 6 例，服药时年龄 5～10 岁，平均年龄（7.78±2.27）岁，现年龄 16～18 岁，平均（16.86±1.21）岁，精液分析除 2 例精液量偏少外，其他患者无明显异常。青春期服药者 30 例，服药时年龄 12～16 岁，平均年龄（14.59±1.30）岁，现年龄 15～26 岁，平均（19.15±2.81）岁。2 例已结婚生育，孩子发育良好，其中包括 1 例自行服药 7 年的患者，其余 28 例做精液分析，2 例（占 6.67%）异常，其中 1 例精液不液化，1 例精子密度和活力低，此外 11 例精液量偏少。随访患儿精液正常组和异常组在服药总量、服药时间、停药时间、服药初始剂量上的组间差别无统计学意义（$P>0.05$）。在精液量偏少发生率组间比较，$\chi^2=0.02$，$P=0.88>0.05$，青春期前服药组和青春期服药组精液量偏少发生率两组间比较差异无统计学意义（$P>0.05$）。

2. 受访女性患者青春期性腺发育情况

61 例女性患者的第二性征及外生殖器都发育正常。青春期前服药者 9 例，服药时年龄 7～9 岁，平均（8.22±0.67）岁，现年龄 14～19 岁，平均（15.67±1.66）岁，月经初潮年龄 11～13 岁，平均（12.06±0.81）岁，月经周期均正常。青春期服药者 52 例，服药时年龄 10～16 岁，平均（12.98±1.73）岁，现年龄 15～29 岁，平均（19.45±3.15）岁，月经初潮年龄 11～15 岁，平均（12.58±0.75）岁。其中 11 例（21.15%）服药后曾出现暂时性月经周期延长，3 例（5.77%）曾出现暂时性月经量减少，均于 2 月内恢复正常。目前月经均正常，其中 1 例已生育，子代健康。青春期前服药组和青春期服药组月经初潮年龄组间比较 $t=1.936$，

P=0.058>0.05，组间差异无统计意义。月经正常组和暂时性异常组在服药总量、服药时间上组间比较，差异有统计学意义（P<0.05）。在服药初始剂量方面，经 χ^2 检验，χ^2=0.34，P=0.84>0.05，3 组间差异无统计意义（P>0.05），说明月经暂时性异常与药物初始剂量无关。

本课题研究结果显示：在儿童期服用 GTW 对于成年后的生育能力影响并不显著，与未服用 GTW 治疗的紫癜患儿并没有显著差异，同期国内报道正常人群不孕不育发生率为 10%～15%，本课题研究表明对于服用 GTW 成年后不孕不育发生率差异无统计学意义。

结合丁樱教授临床使用 GTW 治疗肾脏疾病的临床经验，以及国内众多医家对雷公藤的研究及使用，我们已经看到其在治疗肾脏疾病方面所发挥的巨大作用，以及其被夸大了的性腺副作用，导致许多家长在使用这个药物是存在很大的心理顾虑，临床上经常导致病情延误，导致疾病得不到有效控制，以至于错过治疗先机。这点应该引起足够重视。

当然，本课题也存在明显的不足和缺陷：由于大面积使用该药物控制紫癜疾病的时间有限，使得符合研究要求的对象较少，导致样本量较小，存在一定的统计学误差，期待进一步的随访观察与临床大样本支持，从而在大样本支持下对 GTW 做出科学、严谨的研究，在尽量降低临床副作用的同时，扩大其临床治疗作用，更多的解决临床难题。

参考文献

[1] 郭燕，张志荣. 雷公藤多苷对精子发生的影响 [J]. 基础医学与临床，1998，18（1）：69.

[2] 高慧，李巧芬. 雷公藤制剂致性腺损害的研究进展 [J]. 国医论坛，2007，22（1）：55-56.

[3] 金忧. 雷公藤实验研究与临床应用的进展 [J]. 国外医学，

1998，25（5）：284-286.

[4] 郑贵珍.不同剂量雷公藤多苷片配合中药治疗小儿紫癜性肾炎血尿的疗效和安全性 [D].郑州：河南中医学院硕士研究生学位论文，2007.

[5] 黎磊石，刘志红.应用雷公藤治疗肾炎二十五载的体会 [J].肾脏病与透析肾移植杂志，2003，12（3）：246-247.

[6] 李学旺.中药雷公藤在慢性肾脏疾病治疗中的应用 [J].肾脏病与透析肾移植杂志，2003，12（3）：251-252.

[7] 丁樱，翟文生.雷公藤多苷联合清热止血方、香丹注射液治疗小儿紫癜性肾炎疗效观察 [J].中国中西医结合杂志，2012，32（9）：1290-1292.

[8] 丁樱，吴力群.血尿停颗粒剂联合雷公藤多苷片治疗小儿紫癜性肾炎 30 例 [J].上海中医药杂志，2004，38（8）：37-38.

【该论文系丁樱教授"中成药雷公藤多苷片对儿童成年后生殖能力影响"课题的内容摘要。本课题由 2012 级硕士研究生姜森参与，并撰写硕士研究生学位论文】

八、小儿过敏性紫癜性肾炎中医综合治疗方案的示范研究

紫癜性肾炎（Henoch-Schonlein purpura nephritis，HSPN）是儿科临床严重影响着小儿身心健康的常见病，也为导致小儿肾衰竭的主要原因之一。HSPN 的临床表现以血尿伴蛋白尿发生率最高，国外对此无针对性治疗方案，国内西医界虽然在 2003 年提出了治疗参考方案，但由于方案中使用的仍然是中成药雷公藤多苷，且此方案在西医界临床上并未推广应用，也

未见到多中心大样本随机研究观察报告，故临床对过敏性紫癜性肾炎（血尿伴蛋白尿型）治疗缺乏公认的治疗方案，本课题组对小儿 HSPN 有 16 年的临床探索及经验积累，逐渐形成了雷公藤多苷联合中药辨证治疗的中医综合治疗方案，并先后申请 4 项省级课题对其进行前期研究，证明联合用药对 HSPN 的治疗有很高的有效率。于 2006 年 9 月申报立项"十一五"国家科技攻关计划课题"小儿过敏性紫癜性肾炎中医综合治疗方案的示范研究"。该研究自 2008 年 1 月～2010 年 10 月以临床研究为入手点，采用多中心随机对照试验研究方法，观察中医综合方案：辨证中药 + 中成药雷公藤多苷 + 复方丹参注射液，与西医临床常规治疗方案：肾上腺皮质激素 + 肝素 + 潘生丁对过敏性紫癜性肾炎的疗效，为更好地推广中医治疗方案提供临床依据。

具体研究方案为：我们以河南中医学院一附院、北京儿童医院、南京军区总医院、南京中医药大学一附院的 2 至 18 岁 HSPN 住院患者为研究对象，西医诊断标准参照 2000 年 11 月中华医学会儿科分会珠海会议制定的 HSPN 的诊断与治疗草案，分型属血尿伴蛋白尿者，且 24 小时尿蛋白定量为 ≥ 500mg 或 ≥ 25mg/kg，并 <50mg/kg 和 3.5g；肾脏病理分级为 I～III 级，新月体比例 ≤ 25%；尿检异常超过 1 周（尿常规检查 2 次以上）；针对尿检异常近期（近 10 天）未使用过激素、CTX、雷公藤多苷片、霉酚酸酯等免疫抑制剂；病程小于 2 个月。中医辨证分型标准依据新世纪教材《中医儿科学》《中医诊断学》属阴虚夹瘀、风热夹瘀、血热夹瘀、气阴两虚夹瘀者。共纳入 172 例 HSPN 患儿，随机分为 2 组，中药治疗组 115 例，其中男 69 例，女 46 例；西药对照组 57 例，其中男 29 例，女 28 例。中药组治疗方案：辨证中药 + 中成药雷公藤多苷 + 复方丹参注射液。西药组治疗方案：肾上腺

皮质激素＋肝素＋潘生丁。两组治疗疗程均4周，连续应用3个疗程，共12周，对于治疗4周无效的病例，则可终止治疗，并按无效病例处理，显效、有效病例继续原方案。

本研究结果显示：中西医治疗组4周综合尿蛋白疗效比较，中药组临床控制率达48.86%，显效率达33.63%，总有效率达95%，中药组在综合尿蛋白疗效方面明显优于西药组（$P<0.05$）；中西医治疗组4、12周综合尿红细胞疗效评价比较，均没有统计学意义（$P>0.05$）。中西医治疗组4周综合尿蛋白疗效比较，中药组临床控制率达20.35%，显效率达51.33%，总有效率达95.58%，中药组在综合疾病疗效方面明显优于西药组（$P<0.05$）。试验中未观察到心、肝、肾功能及血液系统严重不良反应。

本研究使用的基础方为具有滋阴清热、活血化瘀功效的清热止血方。清热止血方由生地黄、牡丹皮、丹参、旱莲草、赤芍、三七、小蓟、茜草八味中药组成。清热止血方（原名血尿停颗粒）为笔者应用近30年的经验方，方中以生地黄清热养血生津，凉血止血，牡丹皮凉血散血瘀，泻火兼以存阴，善治血中伏火为君药；旱莲草滋肾补肝，凉血止血；小蓟、茜草凉血止血化瘀，丹参活血祛瘀为臣药；三七善化瘀血不伤新血，赤芍清热凉血、活血散瘀为佐使。诸药相合使热毒清，瘀血散，则疾病向愈。现代药理研究证实：活血化瘀中药具有抗凝、降低血液黏度、扩张毛细血管、改善血液循环的作用，能够减少血管壁损伤，改善机体免疫功能紊乱的状态。

香丹注射液主要由丹参、降香提取物组成，有效成分是丹参酮、原儿茶醛、原儿茶酸，具有活血化瘀、通脉养心的功能。除被应用在心血管疾病的治疗外，在肾脏疾病中亦被广泛使用。廖茂智等认为香丹注射液具有解除血管痉挛，改善微循环，防止红细胞聚集，降低血液黏滞度，防止微小血栓形成的作用。叶伟斌等认为本药可改善微循环，有效增加肾血流量和肾小球滤过率，减轻肾实质损害的作用。

黎磊石等自1981年首次将雷公藤用于治疗肾炎以来，雷公藤已作为最基本的具有抗炎及免疫作用的药物被应用于治疗HSPN。雷公藤的提取物雷公藤多苷是我国自主研发的治疗肾小球疾病的药物。动物实验研究显示它既可以改善肾小球毛细血管通透性，减少尿蛋白，还可以改善肾脏病理变化。

中医综合治疗方案对于小儿紫癜性肾炎血尿＋蛋白尿型有确切疗效，4周尿蛋白疗效评价优于西药激素＋肝素钠＋潘生丁组。该方案能够降低患儿血浆中纤维蛋白原、D-二聚体和血小板含量，具有抗凝和调节免疫的作用。治疗方案安全可靠，未发现对造血系统及肝肾功能产生明显影响。本次研究结果表明以雷公藤多苷联合清热止血方为主的中医辨证治疗，对小儿HSPN的血尿兼蛋白尿型的疗效肯定，不良反应少。为治疗小儿HSPN提供了疗效可靠的规范化的治疗途径，值得临床推广。

参考文献

[1] 中华医学会儿科学分会肾脏病学组.小儿肾小球疾病的临床分类、诊断及治疗 [J].中华儿科杂志，2001，39（12）：746-749.

[2] 汪受传.新世纪全国高等中医药院校规划教材：中医儿科学 [M].北京：中国中医药出版社，2002：237-240.

[3] 丁樱，吴力群，黄可丹，等.血尿停颗粒剂联合雷公藤多苷片治疗小儿紫癜性肾炎30例 [J].上海中医药杂志，2004，38（8）：37.

[4] 丁樱.血尿停加雷公藤多苷对小儿紫癜性肾炎免疫功能的影响 [J].四川中医，2004，22（10）：72-73.

[5] 丁樱，张红敏.血尿停颗粒剂对肾小球系膜细胞及细胞因子的影响 [J].北京中医药大学学报，2005，12（4）：4-7.

[6] 丁樱，张红敏，任献青. 血尿停颗粒剂的毒理学研究 [J]. 河南预防医学杂志，2005，16（1）：11-15.

[7] 孙建宁. 中药药理学 [M]. 北京：中国中医药出版社，2006：142-162.

[8] 黎磊石，张训，陈惠萍，等. 雷公藤治疗肾炎的临床研究 [J]. 中华内科杂志，1981，20（14）：216.

[9] 刘付友. 蛋白尿致肾小管间质纤维化的机制及防治 [J]. 中华肾脏病杂志，2006，22（5）：258-260.

[10] 王蕙，左梅香. 香丹注射液检测方法的改进 [J]. 西北药学杂志，2002，17（6）：256.

[11] 黎磊石，张训，陈惠萍，等. 雷公藤治疗肾炎的临床研究 [J]. 中华内科杂志，1981，20（14）：216.

【"十一五"国家科技支撑计划项目摘要，编号（2006BAI04A16），本课题由 2008 级博士研究生王俊宏、2009 级博士研究生刘玉清参与，并撰写博士研究生学位论文】

九、雷公藤多苷联合激素治疗小儿紫癜性肾炎临床观察

紫癜性肾炎是过敏性紫癜全身性小血管炎在肾脏的表现，临床上常表现为一定程度的血尿、蛋白尿、高血压或肾功能减退；病理特征是以肾小球系膜增生、上皮细胞新月体及系膜区 IgA 沉积为特征。对于该病的治疗，迄今仍缺乏规范有效的治疗方案。糖皮质激素对肾损害的预防和治疗效果评价不一。一般认为，激素不能预防肾损害的发生亦不能改变病程及预后。但有学者根据紫癜性肾炎发病机制与免疫反应及机体本身高敏状态有关，认为激素可直接减少免疫球蛋白的合成或通过改变淋巴细胞亚群的分布，降低免疫反应，减少免疫复合物的生

成，减轻肾脏损害的危险性。紫癜性肾炎目前尚无特殊治疗方法，我们在临床上对有蛋白尿，血尿且肾功能正常的紫癜性肾炎患者用泼尼松 $1 \sim 2mg/(kg \cdot d)$ 治疗1个月后尿中蛋白和（或）隐血无明显好转的患者加用雷公藤多苷片 $1.5mg/(kg \cdot d)$ 后取得了较好的临床效果，报告如下。

我们将59例来自河南中医学院第一附属医院儿科住院及门诊 HSPN 患者随机分为治疗组和对照组。治疗组30例，其中男性20例，女性10例；年龄 $6 \sim 17.5$ 岁，平均10.7岁；孤立性血尿5例，孤立性蛋白尿4例，血尿和蛋白尿21例；其中14例进行了肾穿刺，1例为病理Ⅰ级，6例为病理Ⅱ级，7例为病理Ⅲ级。对照组29例，其中男性18例，女性11例；年龄 $4 \sim 17$ 岁，平均11.3岁；孤立性血尿4例，孤立性蛋白尿5例，血尿和蛋白尿20例；其中10例进行了肾穿刺，1例为病理Ⅰ级，4例为病理Ⅱ级，5例为病理Ⅲ级。两组的性别、年龄、临床分型、病理分型资料经统计学处理无显著性差异（ $P > 0.05$ ），具有可比性。研究方法：对照组：原来的泼尼松治疗量不变，继续治疗。每周查尿常规及血常规，每2周查肝肾功能。治疗组：在原来泼尼松治疗的基础上加用雷公藤多苷片 $1.5mg/(kg \cdot d)$ ，分3次服用。共用6周，每周查尿常规及血常规，每2周查肝肾功能。

观察尿蛋白、尿红细胞变化，药物副作用发生及停药后半年和一年的复发情况。结果发现：治疗组的临床控制率为43.33%，总有效率为90%；对照组的临床控制率为17.2%，总有效率为60%；两组比较有显著统计学差异（ $P < 0.01$ ）。副作用：治疗组用药后有恶心、呕吐、食欲减退3例，肝功能异常3例，白细胞下降2例，月经紊乱0例，复发2例。对照组肝功能异常3例，月经紊乱0例，复发3例。两组在副作用方面比较无统计学意义（ $P > 0.05$ ）。两组均有反复现象，反复原因多数与感染有关，以呼吸道感染为主，抗感染治疗后均缓解。

本次临床观察发现，雷公藤多苷激素在减少蛋白尿，减轻血尿方面明显优于单用激素，同时联合用药能减轻雷公藤多苷的副作用。

【该论文系丁樱教授"雷公藤多苷治疗小儿紫癜性肾炎临床疗效与实验研究"课题的内容摘要，本课题由2004级硕士研究生豆玉凤参与完成，并撰写硕士研究生学位论文】

十、雷公藤多苷对肾脏疾病患儿主要不良反应研究及相关因素探讨

中成药雷公藤多苷（GTW）因其广泛的抗炎及免疫抑制作用，目前已成为临床广泛应用的免疫制剂之一，也是治疗紫癜性肾炎的重要药物。我们多年临床用药经验发现儿童时期应用雷公藤多苷的主要不良反应包括骨髓抑制、肝脏损害及对性腺发育的远期影响。长期服用GTW可能对生殖系统造成影响，使临床用药尤其是儿科临床用药受到一定限制。既往对于成年男性生精障碍及女性月经紊乱的研究报道较多，但对儿童生殖系统远期影响的研究报道较少。因此，我们对1997年至2005年于我院住院及门诊服用雷公藤多苷治疗的肾脏疾病患儿进行了回顾性研究，了解其主要近期不良反应的发生情况，并对服药3个月以上的患儿进行了跟踪随访，了解停药6个月后对患儿性腺的影响。为雷公藤多苷在儿科临床的进一步推广应用提供依据。

目的：观察雷公藤多苷在治疗儿童肾脏疾病过程中出现的主要近期不良反应（骨髓抑制、肝脏损害）发生率、对临床治疗的影响及停药后对儿童青春发育期性腺的远期影响，并对相

关因素进行探讨。

方法：采用回顾病例及跟踪随访两种研究方法，回顾了1997～2005年于河南中医学院一附院儿科医院住院及门诊采用雷公藤多苷片治疗的肾脏疾病患儿300例，观察其主要近期不良反应的发生率及对临床治疗的影响；对其中用药3个月以上、依从性较好的患儿进行跟踪随访，了解雷公藤多苷对儿童青春发育期性腺的远期影响。

结果：雷公藤多苷片主要近期不良反应发生率：骨髓抑制为10.7%，发生时间平均34.6天（中位时间18天），平均累积量41.1mg/kg（中位累积量28.2mg/kg）；肝脏损害发生率29.3%，发生时间平均30.5天（中位时间23天），平均累积量36.3mg/kg（中位累积量26.4mg/kg）；主要近期不良反应的发生同性别及初服药剂量无关，合并服用激素可降低血液白细胞下降发生率；其中共有5例患儿因出现副作用而停药，34例患儿减量维持治疗，谷丙转氨酶（ALT）升高恢复时间为4～55天，平均14.9天；白细胞下降恢复时间为2～60天，平均16.2天。

长期随访患儿共61例，其中男性24例、女性37例。参与随访的女性服药年龄7～15岁，现年龄14～26岁，停药时间平均5.4年，疗程平均159天（中位疗程132天），平均累积服药量145.8mg/kg（中位服药量126.8mg/kg），随访发现除1例月经量不规则外，余月经情况、第二性征发育均正常；男性患儿用药年龄7～16岁，现年龄15～26岁，停药时间0～8年，平均3.2年，平均累积服药量362.4mg/kg（中位服药量212mg/kg），疗程平均523.8天（中位疗程300.5天），第二性征发育均正常，精液分析结果异常率7/22（31.8%）；19例停药≥6月的患者中，4例精液分析结果异常（其中1例曾合并环磷酰胺（CTX）），3例停药≤1月的患者精液分析结果均异常。

结论：①雷公藤多苷主要近期不良反应发生率36%，其中白细胞下降者占10.7%，ALT升高者占28.6%。②主要近期不良反应的发生同性别及初服药剂量无关，合并服用小剂量激素可降低血液白细胞下降发生率；主要不良反应对临床治疗影响有限。③儿童时期服用雷公藤多苷对青春发育期性腺的远期影响存在性别差异：女性患儿月经周期、第二性征发育均无明显异常；男性患儿第二性征发育亦正常，但部分男性患儿精液分析检查存在异常，可能同累积服药剂量、合并用药及停药时间等有关。

【该论文系丁樱教授"雷公藤多苷治疗小儿紫癜性肾炎临床疗效与实验研究"课题的内容摘要，本课题由2005级硕士研究生李向峰参与完成，并撰写硕士研究生学位论文】

十一、中成药雷公藤多苷片对儿童成年后生殖能力影响的临床随访观察与分析

雷公藤多苷片性腺副作用的研究大多集中在动物实验，临床研究主要为近期的性腺损伤，尚未发现有关儿童时期服用雷公藤多苷片对其成年后的生育能力影响的报道。动物实验时雷公藤多苷片使用剂量较大，大剂量研究只能说明雷公藤多苷片对性腺有损伤作用，但很难客观反映临床使用剂量对生殖器官及功能的影响，况且雷公藤多苷对性腺方面损害程度与给药总剂量和给药的时间有关，因此动物实验研究对指导临床应用不能提供充分依据。临床研究多是在观察治疗作用的同时来观察其不良反应发生的情况，对性腺损伤的情况多停留在对副作用的短期作用的报道（GTW可导致部分女性月经紊乱、男性精液异常等近期性腺损伤），且样本量较小，缺乏进行长期效应

的随访研究，尤其是患者生育能力的研究。雷公藤多苷对性腺的损伤是可逆的，研究雷公藤多苷片对性腺损伤的短期作用来评定雷公藤多苷片的性腺副作用不够全面。儿童时期性腺尚未发育成熟，服用雷公藤多苷后其性腺损害的检测指标较难获得，生育能力最终是否受到影响需等到性成熟或结婚后方能知晓。近年有观察儿童服用雷公藤多苷片停药后青春期精液及月经周期变化的报道，这些报道证明了雷公藤多苷片性腺损伤的可逆性，但仍不能证明雷公藤多苷最终是否对生育能力造成影响。

因此观察研究儿童时期服用雷公藤多苷片对其成年后的生育能力的影响显得尤为重要，更能客观地反映儿童时期应用雷公藤多苷片性腺损伤的副作用最终对生育能力的影响，对指导儿科临床用药更有意义。

方法：随访 2000 年 1 月～ 2009 年 1 月期间在河南中医学院第一附属医院儿科医院住院的过敏性紫癜患儿，截至统计时年龄在 20 岁以上，已经结婚超过 1 年并有生育计划的患者 80 例，其中规范服用雷公藤多苷片的 40 例，未服用雷公藤多苷片的 40 例。了解两组病例的第二性征发育情况、生育情况及子女健康情况。

结果：观察组 40 例患者均为 2000 年 1 月～ 2009 年 1 月在河南中医学院第一附属医院儿科医院住院及出院后门诊随访的患儿，均为结婚一年以上并有生育计划，其中男 22 例，女 18 例；服药时年龄 5 ～ 20 岁，现年龄 20 ～ 30 岁，服用 GTW 时间 ≥ 3 月，不超过 1 年，停药时间 ≥ 6 月，服用剂量 ≤ 2mg/（kg·d）。治疗用 GTW 片为江苏美通药业有限公司生产，规格：每片 10mg，批准文号：国药准字 Z32021007。40 例观察组患者中，男性 22 例，女性 18 例，男：女 =11：9；服药年龄在 6 ～ 24 岁，平均年龄（17.5±4.1）岁；服药时间在 3 ～ 12 个月，平均（6.78±3.71）个月；服药剂量 1.0 ～ 2.0mg/(kg·d)。40 例对照组患者中，男性 25 例，女性 15 例，男：女 =5：3，发病年龄在 7 ～ 20 岁，平均年龄（13.7±3.8）岁。研究共纳入 80 例紫癜疾病患儿，其中观察组包括过敏性紫癜患者 19 例、紫癜性肾炎 21 例；对照组包括过敏性紫癜患者 20 例、紫癜性肾炎 20 例。生育能力随访结果及分析：

40 例观察组患儿在青春期及青春前期服用 GTW，其中 38 例（占 95.0%）已经生育，且均为自然受孕，停药时间是在 6 个月～ 13 年；2 例（占 5.0%）未生育，停药时间是在 2 ～ 4 年之间。18 例女性患者中，有 3 例曾于青春期服药期间有停经现象，经检查未发现器质性病变，并且停药后于 3 个月内月经恢复正常，均正常生育。

40 例对照组患儿在青春期及青春前期患过敏性紫癜或紫癜性肾病，其中 37 例（占 92.5%）已经生育，均为自然受孕，停药时间是在 6 个月～ 10 年之间；3 例（占 7.5%）未生育，停药时间是在 1 ～ 2 年。

40 例观察组患者中有 2 例未生育，均为男性，其中 1 例精液常规检查显示精子活动度稍低，轻度液化不良，但该名患者于随访前妻子曾怀孕，不明原因导致孕 28 周流产，暂未再次怀孕；另外 1 例患者未查明原因，精液常规未见异常。

40 例对照组患者中有 3 例未生育，其中男性 2 人，女性 1 人，经临床随访观察及实验室检测，其中 1 例男性未育者：可见精子活动度偏低，畸形率 12.45%，余未见异常；另一例男性患者未发现任何异常；该女性患者曾于青春期月经异常，后检查未发现器质性病变，夫妻双方暂未做其他生殖系统相关检查。

结论：儿童时期规范服用雷公藤多苷片，对成年后生育能力无明显影响。随着时间的推移，更多服用雷公藤多苷片的患儿不断成长结婚，期待能在更大样本量下的随访研究结果支持和印证本结论。

【该论文系丁樱教授"雷公藤多苷治疗小儿紫癜性肾炎临床疗效与实验研究"课题的内容摘要，本课题由2010级硕士研究生史志明参与完成，并撰写硕士研究生学位论文】

十二、儿童过敏性紫癜肾脏损伤发生的相关因素及中医血瘀证分布的回顾性分析

过敏性紫癜（HSP）患儿肾脏受累的程度往往决定着其预后，而其发生率国内外报道不一，研究表明积极对过敏性紫癜进行干预治疗，可降低肾脏损伤发生的比例，改善本病的预后。活血化瘀类中药不仅能有效治疗过敏性紫癜，还可预防肾脏损害，缩短病程，减少向慢性肾衰竭发展。本研究通过对1882例住院过敏性紫癜患儿临床资料进行回顾性研究，探讨影响儿童HSP肾脏损伤发生的相关因素，了解本病不同病程阶段中医证型及兼有中医血瘀证患儿的分布特点。

研究方法：收集2006年1月至2011年5月在河南中医学院第一附属医院儿科肾病病区住院的初发及复发HSP患儿病例，其中符合纳入标准者共1882例。将1882例患儿依据是否出现尿检异常，分为A组（尿检正常组）及B组（肾脏损伤组）。制定临床研究调查表，调查内容涵盖可能与HSP肾脏损伤发生的多项相关因素，主要包括发病年龄、性别、紫癜持续时间、是否合并腹痛、消化道出血及关节疼痛，血常规、凝血五项、细胞免疫、体液免疫、补体等实验室指标，对这些可能因素分别进行单因素及多因素统计分析，探讨影响HSP患儿肾脏损伤发生的相关因素。此外，明确患儿的中医证型及血瘀证分布的特点。

结果：①一般资料：1882 例患儿中，HSP 肾脏损伤组共 654 例（34.75%），其中男性 380 例，女性 274 例，男女比例 1.39：1。发病年龄 1～18 岁不等，平均发病年龄（9.97±3.46）岁，其中年龄在 7 岁以上者 481 例（73.5%），8 岁为 HSP 肾脏损伤发生的高峰年龄。肾损害出现的时间为 1 天～6 个月不等，其中 569 例出现在 HSP 起病 1 个月内（87.0%）。临床表现为单纯血尿者 122 例（18.7%），单纯蛋白尿者 46 例（7.0%），血尿兼蛋白尿者 401 例（61.3%），肾病综合征 85 例（13.0%），其中 14 例病程中曾出现肉眼血尿（2.1%），尚未发现肾功能不全者。② A、B 两组性别构成、是否合并关节疼痛及 IgG、IgA、IgM 水平比较差异无统计学意义（$P>0.05$）；血小板计数、D- 二聚体及 C3 水平差异无统计学意义（$P>0.05$）。而发病年龄、皮肤紫癜持续存在、是否合并腹痛及消化道出血症状、初诊时血浆纤维蛋白原、血浆胆固醇水平的比较，HSP 肾脏损伤组与尿检正常组差异有显著统计学意义（$P<0.01$）。③将性别、年龄、紫癜持续存在、是否合并腹痛和消化道出血及血浆纤维蛋白原、血浆胆固醇等 13 项易感因素进行多因素非条件二分类变量的 Logistic 回归分析，结果提示以下因素可能为 HSP 患儿肾脏损伤发生的相关因素：年龄因素：患儿发病年龄越大，肾脏损伤发生的概率越高，且主要发生于 7 岁以后；HSP 患儿合并腹痛者肾脏损伤发生率更高；血浆纤维蛋白原升高与肾脏损伤呈正相关。④ A、B 两组均以血热妄行证居多，分别为 472 例（64.3%）和 90 例（68.2%）；⑤根据中医血瘀证诊断标准，1882 例 HSP 患儿中兼有血瘀证者共 1660 例（88.2%），其中 A 组共 1018 例（82.9%），B 组 642 例（98.2%）（$P<0.01$）。A 组血瘀证患儿所属中医证型依次为血热妄行证 716 例（70.3%）、风热伤络证 287 例（28.2%），气阴两虚、阴虚火旺及气不摄血证共 15 例

（1.5%）；B 组依次为血热妄行证 325 例（50.6%）、气阴两虚证 131 例（20.4%）、风热伤络证 122 例（19.0%）、阴虚火旺证 50 例（7.8%）、气不摄血证 14 例（2.2%），结果显示 HSP 组以血热妄行证和风热伤络证为主，而气不摄血证、气阴两虚证及阴虚火旺证分布极少，表现为因实致瘀；而 HSP 合并肾脏损伤组除以血热妄行证为主外，气阴两虚及阴虚火旺证比例较 A 组显著升高。

结论：①1882 例 HSP 患儿中尿检正常组 1228 例，合并肾脏损伤组 654 例，两组构成比 1.9∶1，肾脏损伤多出现于 7 岁以后，其中 8 岁为肾脏损伤发生的高峰年龄，男孩多于女孩；②年龄、腹痛及血浆纤维蛋白原水平增高等因素可能是 HSP 肾脏损伤的相关因素；③两组中医证型比较，病程超过 4 周者有明显差异，其中 HSP 尿检正常组以血热妄行证和风热伤络证居多，而合并肾脏损伤组以血热妄行证和气阴两虚证居多；④HSP 患儿多存在血瘀证，其中 HSP 合并肾脏损伤组血瘀证分布显著高于尿检正常组。

问题与展望：通过回顾性分析发现年龄、腹痛及血浆纤维蛋白原水平增高等因素可能是 HSP 肾脏损伤的相关因素，且 HSP 患儿多存在血瘀证，其中 HSP 合并肾脏损伤者血瘀证比例更高，这为临床使用活血化瘀类中药预防 HSP 肾脏损伤提供了客观依据。

（2009 级硕士研究生于文静毕业论文摘要）

十三、单纯血尿型儿童紫癜性肾炎预后的回顾性分析

孤立性血尿，又名单纯性血尿，是紫癜性肾炎（HSPN）常见的临床分型之一，国内文献报道其分别占 HSPN 临床分

型的 16.79%、18.7%。它包括复发性肉眼血尿和孤立性镜下血尿，具有病程迁延、难愈、易反复的特点。单纯血尿型 HSPN 的预后如何？影响预后的因素有哪些？加用免疫抑制剂是否能够改善预后？这是临床医生共同关注的问题，但目前国内外相关报道均较少。因而有必要进行其预后及影响预后相关因素的分析，尤其是不同的治疗对预后影响的研究。

本研究通过统计单纯血尿型 HSPN 患儿的预后情况，探讨影响预后的高危因素，分析中药组与中药联合免疫抑制剂治疗组预后的差异性，为提高对本病预后的认识及指导用药提供理论依据。

研究方法：①病例来源：2003 年 11 月至 2012 年 12 月在河南中医学院第一附属医院儿科医院肾病病区住院，年龄在 3～18 岁，符合单纯血尿型 HSPN 诊断标准的患儿。②记录指标：基本信息、临床特点、尿常规、肾功能、肾脏病理情况、免疫治疗、合并用药情况等。③随访方法：方式：电话及门诊随访。内容：血尿转阴与否、血尿转阴时间、合并蛋白尿情况、院外治疗情况、发病 1 年、2 年、5 年时尿检情况、末次尿检情况等。④标准及定义：临床诊断：参照 2008 年中华医学会儿科学分会肾脏病学组 HSPN 诊断标准。肾脏病理分型：参照中华医学会儿科学分会肾脏病学组儿童常见肾脏疾病诊疗循证指南（二）。纳入标准：年龄在 3 岁至 18 岁（不包括 18 岁）；符合 HSPN（单纯血尿型）诊断标准；有完整的临床资料。排除标准：患有其他肾脏疾病者。免疫治疗：指使用雷公藤多苷、来氟米特、霉酚酸酯、强的松等，治疗时间均大于 1 个月。⑤预后判断：在 Counahan 提出的判断 HSPN 预后标准及我国 2008 年中华医学会儿科学分会肾脏病学组制定的 HSPN 诊治循证指南中分级级别的基础上，结合患儿的实际情况，分为 A、B、C、D、E、F 六级。A 级：体检、尿检查及肾功能均正常持续时间>3个月；B级：孤立性血尿或病理Ⅰ级；C级：孤立性蛋白尿、血尿和蛋白尿[24小时尿蛋白定量<25mg/kg或尿蛋白定性≤＋)]或病理Ⅱa，肾功能正常；D级：中度蛋白尿[24小时尿蛋白25～50mg/kg或尿蛋白定性（++)]或病理Ⅱb、Ⅲa级，肾功能正常；E级：肾病水平蛋白尿（24小时尿蛋白定量>50mg/kg或尿蛋白定性+++)或病理Ⅲb、Ⅳa级，肾功能正常；F级：急进性肾炎或病理表现为Ⅳb、Ⅴ级或肾功能异常。⑥统计方法：应用SPSS19.0软件进行数据处理和分析，其中计量资料经检验符合正态分布者用X̄±s表示，不符合正态分布者用M表示，或转化为计数资料；对性别、年龄、病初血尿程度等可能影响预后的因素采用卡方或秩和检验先行单因素分析，有统计意义的变量再行Logistic回归分析；不同治疗组预后的差异性比较采用秩和检验；$P<0.05$为差异有统计学意义。

研究结果：①一般资料：符合纳入标准的患儿共318例，电话可随访的共135例；男80例，女55例，男女之比为1.45∶1；年龄3～17岁，中位数9（7～11）岁；病初尿RBC<(+)/HP的有33人，尿RBC(+)/HP的有44人，尿RBC(++)/HP的有30人，尿RBC(+++)/HP的有24人，尿RBC>(+++)/HP的有4人；血尿病程最短者2周，最长者10年，中位数8（3～18）个月。行肾脏穿刺术者共7人。持续表现为单纯血尿而行肾脏穿刺术者2人，肾脏病理均为Ⅱb型；合并蛋白尿后行肾脏穿刺术者5人，病理结果为Ⅱa1人，Ⅱb1人，Ⅲa1人，Ⅲb2人。②预后情况：对135例单纯血尿型儿童HSPN患儿随访2.6～10年，无1例发生急进性肾炎或肾功不全；病程中有20例（14.81%）患儿合并蛋白尿，5例表现出呼吸道感染后蛋白尿反复，1例于血尿病程第7月出现肾病水平蛋白尿（0.74%）。随访1、2、5年时，预后A

级（痊愈）的患儿比例分别为 54.89%、69.35%、78.79%，呈上升趋势增加，预后 B、D 级患儿的比例呈下降趋势，预后 C 级和 E 级的患儿因个别患儿病情好转、加重或病情波动，两组比例稍有上升。③预后相关因素分析：对性别、年龄、病初血尿程度等单因素分析结果表明不同性别、年龄、血尿程度组 1 年、2 年、5 年预后差异无统计学意义（$P>0.05$），未再进行多因素的 Logistic 回归分析。④中药与中药联合免疫抑制剂组预后差异：中药组与中药联合免疫治疗组 1 年、2 年预后差异无统计学意义（$P>0.05$）。

结论：①绝大多数单纯血尿型 HSPN 患儿 1、2、5 年预后良好；②不同年龄、性别、病初血尿程度组 1、2、5 年预后无显著差异；③中药组与中药联合免疫抑制剂组 1 年、2 年预后无显著差异。

问题与展望：①本研究为回顾性研究，随访信息大多靠患儿家长或患儿回顾病史获得，出现回忆偏倚的可能较大。②本研究非随机对照研究，两治疗组间可能存在不可知的不匹配因素而导致结果偏倚。③本病病程相对较长，疾病过程血尿常有反复或复发，但研究结果并未将血尿的反复频次作为预后的参考要素，仅仅是对 1、2、3、4、5 年等这些随访观察点尿检情况的研究。④样本量不足，尤其是中药组，有待进一步大量本研究。⑤本研究主要为 5 年及 5 年内的随访研究，可继续随访，观察患儿更长年限的预后情况。⑥本研究仅对性别、年龄、血尿程度、治疗等因素进行了研究，其他可能影响预后的因素有待研究。⑦治疗与不治疗患儿临床效果是否有差异，可进行多中心随机对照研究。

（2012 级硕士研究生郭婷毕业论文摘要）

十四、不同剂量蒲地蓝消炎口服液治疗儿童扁桃体炎 128 例疗效观察

由于小儿机体免疫系统不完善，机体抵抗力低下，急性扁桃体炎仍然是儿童急性上呼吸道感染中发病率较高的疾病，西医学认为急性扁桃体炎的主要病原体有细菌和病毒。中医认为"乳蛾"在急性期应以清热泻火、解毒消肿为主，故选择泻热解毒、消肿利咽的中药，如蒲公英、苦地丁、板蓝根、黄芩等药物。蒲地蓝消炎口服液是天然植物抗生素，具有抗炎、抗菌、抗病毒的作用，组方以蒲公英为主，在辅以苦地丁、黄芩、板蓝根，具"清热解毒、抗炎消肿"的确切作用。我院自 2010 年 3 月至 2011 年 5 月，在常规抗菌和（或）抗病毒、退热等综合治疗的基础上，加用蒲地蓝消炎口服液治疗小儿急性扁桃体炎取得了较好疗效，同时探讨了蒲地蓝消炎口服液剂量与疗效及不良反应的关系。

所选 128 例患儿均符合《儿科诊疗常规》第 1 版诊断标准。随机分为 A（蒲地蓝消炎口服液低剂量组）、B（蒲地蓝消炎口服液中剂量组）和 C（蒲地蓝消炎口服液高剂量组）三组。其中，A 组 42 例，男 29 例，女 13 例，年龄（4±0.24）岁，病程（3±0.15）天；B 组 46 例，男 30 例，女 16 例，年龄（4±0.21）岁，病程（3±0.11）天；C 组 40 例，男 26 例，女 14 例，年龄（4±0.25）岁，病程（3±0.17）天。三组在性别、年龄、病程和严重程度等方面差异无统计学意义（$P>0.05$），具有可比性。治疗方法：A、B、C 三组患儿在给予相同药物、剂量和疗程的抗菌和（或）抗病毒、退热等常规综合治疗的基础上分别加用蒲地蓝消炎口服液（江苏济川制药有限公司生产，由蒲公英、苦地丁、黄芩、板蓝根等四味药

物组成，每 10mL 分别含蒲公英生药 5g，苦地丁 1.25g，黄芩 1.88g、板蓝根 1.88g）0.5、1.0、1.5ml/（kg·d），分 3 次口服，连服 7 天。7 天为 1 个疗程，每天观察并记录症状，体征及不良反应。

结果发现：3 组患儿临床疗效比较，A 组总有效率为 80.95%，B 组总有效率为 95.65%，C 组总有效率为 97.50%，B 组和 C 组临床疗效明显高于 A 组（$P<0.01$）；B 组和 C 组临床疗效相当（$P>0.05$）。药物不良反应方面：A 组无不良反应发生；B 组有 1 例出现不良反应，为服用蒲地蓝消炎口服液后 1 天出现轻微腹泻，半天后腹泻症状消失，未影响治疗；C 组出现 5 例不良反应，其中 4 例出现轻微腹泻，1 例出现纳食减少，暂缓服药后症状均自行消失。

通过以上研究，我们可得出结论：我们应用 3 种不同剂量的蒲地蓝消炎口服液治疗儿童急性扁桃体炎，应用 1.0mL/（kg·d）的剂量时临床疗效显著，优于 0.5mL/（kg·d）剂量组；与 1.5mL 剂量组总有效率比较差异无统计意义，但不良反应却明显减少。本药的疗效和剂量呈现一定的正相关性，同时 3 组的不良反应和剂量却呈现出一定的负相关性。综合上述 3 种不同剂量的蒲地蓝消炎口服液对儿童急性扁桃体炎的治疗作用，我们认为给予蒲地蓝消炎口服液 1mL/（kg·d）剂量时，疗效显著，安全性好，是临床上一种合理的用药剂量，值得临床上进一步推广。

参考文献

[1] 北京协和医院 . 儿科诊疗常规 [M]. 北京：人民卫生出版社，2004：177–178.

（发表于 2012 年 3 月 32 卷 3 期《中国中西医结合杂志》，

丁樱、闫永彬、张霞、刘玉清）

十五、蒲地蓝消炎口服液治疗儿童疱疹性咽峡炎临床疗效观察

　　小儿疱疹性咽峡炎是一种特殊类型的上呼吸道感染，是小儿常见病、多发病，由肠道病毒柯萨奇病毒 A16 和肠道病毒 EV71 感染所致，为小儿夏秋季常见病，此病呈自限性，一般预后良好。目前临床并无特效药物治疗，主要是对症处理。患儿往往因咽痛流涎而拒食。笔者于 2010 年 6 月至 2011 年 4 月对 128 例小儿疱疹性咽峡炎，采用纯中药制剂蒲地蓝消炎口服液 1mg/（kg·d）治疗，疗效满意，不良反应少，报道如下：

　　研究内容：将河南中医学院第一附属医院临床确诊为疱疹性咽峡炎且均为发病初期就诊的患儿 128 例采用随机对照方法，分为治疗组（63 例）与对照组（65 例），病例特点如下：发热、流涎、厌食、哭闹不安；查体发现口腔硬腭、颊部、齿龈、咽部、舌处出现小疱疹，周围绕有红晕，部分水疱破溃形成溃疡，可伴有咳嗽、流涕、呕吐等症状。对所有入组患儿均于就诊后 1 ～ 10 天复诊或电话随诊，详细询问记录患儿体温、精神、咽部症状及饮食情况。血常规检查：白细胞总数正常或偏高，淋巴细胞比例增高。两组在性别、年龄、病程和严重程度等方面差异无统计学意义（$P > 0.05$），具有可比性。治疗组给予江苏济川制药有限公司生产的蒲地蓝消炎口服液 1mL/kg，分 3 次口服，连服 7 天；对照组给予利巴韦林片 10 ～ 15mg/kg，分 3 次口服，连服 7 天。两组均给予相同对症处理，以 7 天为 1 个疗程，1 个疗程后判定疗效。

　　结果发现：两组疾病疗效比较，治疗组（蒲地蓝消炎口服液）总有效率达 92.06%，显效率达 79.37%，对照组（利巴韦林）总有效率为 76.92%，显效率为 66.15%。治疗组在临床疗

效方面明显优于对照组（χ^2=5.56，$P<0.05$）。两组儿童疱疹性咽峡炎症状体征消失时间比较：治疗组、对照组的发热消失时间分别为（2.4±0.8）天、（3.1±0.3）天；疱疹消失时间分别为（3.1±2.3）天、（7.6±1.4）天；拒食、流涎、烦躁消退时间分别为：（2.6±1.6）天、（4.1±2.4）天，两组症状体征消失时间疗效比较，有统计学意义（$P<0.05$）。不良反应：治疗组有 1 例服用蒲地蓝消炎口服液 2 天后有轻微腹泻现象，暂缓用药后腹泻症状消失，未影响治疗。对照组 3 例患儿出现食欲减退、轻度恶心、呕吐等不良反应。

疱疹性咽峡炎属中医学"喉痹"范畴，肺司呼吸，咽喉部是呼吸出入的门户，又是肺的经脉通过的地方，故外感风热时毒，侵犯肺卫，循经上逆，脾胃积热上攻咽喉而发为本病。中医学认为与肺胃积热，复感风邪毒，内外热毒搏结于咽喉有关。目前西医没有特效药物，只是采取一般治疗，保持口腔清洁，多饮水，禁用刺激性药物和食物，对症治疗，预防感染等。

本研究使用的纯中药制剂蒲地蓝消炎口服液，由蒲公英、苦地丁、板蓝根、黄芩组成。蒲公英：苦、甘、寒，归肝、肾、肺经，清热解毒，清肝、肾、肺热，清利湿热；苦地丁：苦、辛、寒，归心、肝、肾经，清热解毒，燥湿杀虫；板蓝根：苦、寒，归肺、肾、心、肝经，解毒散结，凉血利咽；黄芩：苦、寒，归肺、脾、肾、肝、胆、大肠、膀胱经，清热燥湿，泻火解毒，凉血止血。蒲地蓝消炎口服液组方以具有"植物抗生素"美誉的蒲公英为主，再辅以苦地丁、板蓝根、黄芩等抗病毒的经典中药，更具"清热解毒、抗炎消肿"的确切作用，蒲地蓝消炎口服液是治疗小儿疱疹性咽峡炎较为理想的药物。

参考文献

[1] 诸福棠 . 实用儿科学 [M]. 第 6 版 . 北京：人民卫生出版社，1996：805-806.

[2] 胡连生，李凡成.中医耳鼻喉科 [M].北京：中国中医药出版社，2004：224-236.

[3] 钟云华，周玉珍.常见儿科疾病诊治 [M].北京：人民军医出版社，2007：62-72.

（发表于 2012 年 1 期《中国中医药信息杂志》，丁樱、刘玉清）

十六、小儿豉翘清热颗粒治疗急性上呼吸道感染发热多中心临床研究

小儿上呼吸道感染是一种临床儿科常见病，位居儿科诸多疾病之首位，其发病原因较多，诸如病毒或细菌侵犯鼻、咽和喉部所导致，而且>90% 的患儿为病毒性感染。中医认为，小儿上呼吸道感染多属风热型证候，常因脾常不足而引起呕吐、厌食和夹滞等消化系统紊乱症状，其又名风热夹滞证。本研究采用小儿豉翘清热颗粒治疗病毒性上呼吸道感染，进行多中心、大样本、单盲随机对照研究，同时收集多所医院患儿的临床资料并以退热过程为主要目标进行疗效分析，现报道如下。

研究对象为 2013 年 1 ～ 4 月至河南中医学院第一附属医院儿科、北京中医药大学东方医院儿科、首都医科大学附属北京儿童医院中医科、北京中医药大学东直门医院儿科、山东中医药大学附属医院儿科 5 家医院就诊的 6 个月到 7 岁之间的符合病毒性上呼吸道感染发热的西医诊断标准和中医风热夹滞证证候诊断标准并签署知情同意书的 240 例患儿，将其随机分为治疗组和对照组，两组患儿在性别、发热病程和病情程度等临床资料比较，差异无统计学意义，具有可比性，但两组患儿年龄差异有统计学意义（$P<0.05$）。治疗方法：治疗组：患儿服用小儿豉翘清热颗粒，6 月龄～ 1 岁每次 1 ～ 2g；1 ～ 3 岁每

次 2～3g；3～7 岁每次 3～4g；每日 3 次，开水冲服；对照组患儿服用利巴韦林颗粒,10mg/（kg·d），分 2～3 次服用，疗程均为 3 天。若体温>38.5℃，可临时给予对乙酰氨基酚缓释片对症治疗。详细观察并记录两组患儿的体温。

结果显示：治疗组的临床控制率为 45.10%，对照组的临床控制率为 25.29%，两组总体疗效比较，经秩和检验，Z=-4.06，P=0.00<0.05，差异有统计学意义（P<0.05），提示治疗组总体疗效优于对照组。两组患儿开始与完全退热时间比较：治疗组和对照组的开始退热时间分别为：（5.54±4.48）天、（6.17±6.83）天，两组患儿的开始退热时间比较，差异无统计学意义（P>0.05）。治疗组和对照组的完全退热时间分别为：（29.39±14.55）天、（32.80±15.89）天，治疗组患儿的完全退热时间显著低于对照组，差异有统计学意义（P<0.05）。充分表明小儿豉翘清热颗粒临床治疗病毒性上呼吸道感染（风热夹滞证）时的疗效优于利巴韦林颗粒。

小儿豉翘清热颗粒为常用中成药，组方含有连翘、柴胡、荆芥、淡豆豉、栀子、薄荷、半夏、黄芩、大黄、厚朴等 10 余味中药，其中的淡豆豉、柴胡、荆芥和薄荷可透解表邪，宣泻郁热，黄芩、连翘和栀子可清心泻火，解散上焦之热，再辅以淡豆豉和半夏和胃止呕，大黄、厚朴消食导滞以清积热，全方具疏风清热、消食导滞之功，符合小儿风热感冒易伴随厌食、呕吐和腹胀等夹滞症状之病机。小儿豉翘清热颗粒中所含的连翘提取物连翘酚和甾醇化合物均具有消炎及镇痛功效；淡豆豉中的异黄酮具有抗炎和免疫调节等功效；栀子中的栀子苷则可泻火除烦、清热利尿及凉血解毒。因此，小儿豉翘清热颗粒可通过抗病毒、调节免疫和解热镇痛及抗炎等促进患儿上呼吸道感染的临床痊愈。

本研究中治疗组患儿平均年龄高于对照组患儿，这是由于所有患儿均是从不同医院中选择，年龄方面存在一定差异。但是，患儿年龄主要与服药量相关，而对本研究中的观察指标影响较小，故不影响本研究结果。另外，本研究中的患儿来源于不同地区的不同医院，这有利于缩小因地域差异、人群差异和环境差异而导致的治疗效果不同，可为结论的普遍性提供良好的基础。

本研究选择<7岁的患儿作为观察对象，主要是因<7岁的患儿病毒性上呼吸道感染伴有消化功能紊乱（中医证属风热夹滞）症状的比例较高，符合小儿豉翘清热颗粒的症状，属于对症下药。由此可见，小儿豉翘清热颗粒能显著改善病毒性上呼吸道感染合并消化道症状的患儿发热等临床症状，可以缩短完全退热时间，可以在临床上进行推广应用。

参考文献

[1]Blasi F.Atypical pathogens and respiratory tract infections[J].Eur RespirJ，2004（24）：171.

[2]蔡建英.喜炎平注射液治疗小儿上呼吸道感染的疗效观察[J].中国药业，2011，20（12）：62.

[3]庞红霞.小儿豉翘清热颗粒治疗上呼吸道感染240例分析[J].中国社区医师：医学专业，2011，13（30）：212.

[4]陈路佳，唐榕，刘立立，等.小儿豉翘清热颗粒治疗小儿上呼吸道感染的系统评价[J].中国药业，2013，22（14）：47—49.

【河南省科技厅科技攻关基金资助项目（102102310092）；河南中医学院科技创新团队基金项目（2010XCXTD08）；发表于2014年20期《中华医院感染学杂志》，丁樱、闫永彬、吴力群、杨燕、王俊宏、张葆青】

第八章 | 实验研究摘选

一、多种肾病"异病同治"分子机理研究

气阴两虚兼湿热瘀血是小儿多种肾脏疾病中的常见证型，益气养阴、清热化瘀法则为治疗该证型的有效方法，我们将以此治法为组方的肾必宁汤剂研制成颗粒冲剂，进行了系统的临床观察和实验研究。临床试验具体过程同"肾必宁颗粒冲剂治疗小儿肾病综合征（系膜增殖性肾小球肾炎）的临床研究"（第七章第1篇），结果表明：肾必宁冲剂治疗非难治性肾病综合征、难治性肾病综合征、紫癜性肾病等不同类型的肾病综合征，中医证型只要属于气阴两虚兼湿热血瘀者，均取得了满意疗效。中医"异病同治"这一重要理论，在肾脏病治疗中得到验证。

辨证论治是中医临证医学的核心，"证"反映了疾病机体整体的、综合性的、动态变化的病理生理过程，是"异病同治"的前提，那么肾脏病"气阴两虚兼湿热血瘀"证有无现代客观的、微观的指标，其物质基础是什么？采用益气养阴，清热化瘀法治疗临床类型不同（原发性肾病、紫癜肾、IgA肾病），但中医证型相同（气阴两虚兼湿热血瘀），病理类型相同（均以系膜增生为主）的"异病同治"疗效机理何在？其疗效在细胞分子生物学水平有无作用的靶环节？围绕这些问题，笔者进行了第二阶段的实验研究。

该阶段研究在小儿原发肾综、紫癜肾、IgA肾病等多种肾病异病同治的临床研究基础上，模拟临床，对病因不同但病理类型相同（肾小球系膜增生型）的慢性血清病性肾炎及IgA

肾病两种动物模型分别进行了研究。

　　具体方法是采用益气养阴、清热化瘀治法为代表的肾必宁颗粒对大鼠系膜增生性肾炎及 IgA 肾病性小鼠系膜增生性肾炎展开多层次系列研究（体外系膜细胞增殖 – 体外系膜细胞凋亡及其凋亡调控基因 – 体内系膜细胞凋亡及其调控基因）。结果表明：肾必宁冲剂及雷公藤多苷均可减轻系膜增生性肾炎及 IgA 肾病模型鼠的尿蛋白、降低 D–二聚体、肿瘤坏死因子（TNF）、白介素 –6（IL–6）、内皮素（ET）的含量，增加乳酸脱氢酶（LDH）的含量，抑制系膜细胞增殖，促进系膜细胞凋亡，上调诱导型一氧化氮合成酶（iNOs）及促凋亡基因 bax 表达，并可下调抑凋亡基因 bcl–2 的表达而有利于系膜增生性病变消散，促使病情缓解。

　　通过以上研究结果，初步证实益气养阴、清热化瘀法可通过凋亡调控基因 Bcl–2、ICE、Fas/Fasl 表达及 IL–6、ET 等多种细胞因子的表达，诱导过度增生的系膜细胞凋亡，缓解以系膜细胞增生为核心的多种肾脏疾病。显示中药（肾必宁颗粒）能诱导体外系膜细胞和组织内系膜细胞发生凋亡，并对相关凋亡调控基因的表达产生影响。从而揭示中医"异病同治"理论指导下的中医药疗效不仅在细胞水平上具有明显的作用，而且在分子水平上也有一定的物质基础。

　　结论：分析传统中医"异病同治"理论指导下的中药疗效机制为：气阴两虚兼湿热血瘀这一证型是原发或继发系膜增生性肾炎的主要病理环节之一，有其共同的分子学基础。益气养阴、清热化瘀法可能是通过凋亡调控基因，诱导过度增生的系膜细胞凋亡，缓解以系膜细胞增生为核心的多种肾脏病，实现"异病同治"。该项研究从细胞分子角度初步诠释中医"异病同治"治疗肾脏疾病的机理所在，为进一步证实中医药疗效，寻找其作用的靶环节奠定了基础。

项目创新点：该课题在国内肾脏病领域内，对中医"异病同治"理论，首次采用细胞分子学方法，就益气养阴、清热化瘀中药对肾脏系膜细胞凋亡及其凋亡调控基因的影响，进行了系列探索性研究，揭示了中药治疗多种肾脏疾病在细胞分子水平的作用机制。此项研究对分子生物学领域内寻求中医药诊治肾脏系膜增生性病变的内在规律、阐明其本质具有重大的科学推广价值，对在基因水平上探寻传统与西医学理论的契合点，实现中医理论研究现代化将有深远的学术影响。

该研究于 2005 年获中华中医药学会科学技术二等奖，该项研究在国内正式期刊发表相关论文共 26 篇，其中国家级核心期刊 2 篇，省核心期刊 5 篇。

【国家中医药管理局科技攻关项目（编号 2000-L-P-121）丁樱】

二、肾必宁对肾小球系膜细胞的影响

肾小球系膜细胞（MC）的增殖是多种肾小球疾病的共同病理表现。增殖的 MC 分泌出一系列细胞因子及炎症介质，使损伤进一步扩大。随着 MC 的增殖及系膜基质的增多，最终导致肾小球硬化、肾单位毁损。因此寻找预防和阻断 MC 增殖的药物是治疗多种肾小球疾病的关键。临床治疗 MsGPN 常用的糖皮质激素、细胞毒药物、雷公藤制剂，据报道有一定的抑制 MC 增殖的作用，但此类药物长期应用具有严重的毒副作用。如肾上腺皮质萎缩、继发感染、肝脏及性腺损害、骨髓抑制等。对病理类型较轻，临床以轻、中度蛋白尿为主的 MsGPN 多不主张应用，而常采用中药治疗，且多能取得满意疗效，肾必宁（SBN）冲剂是笔者根据多年治疗肾脏病的临床心得，借鉴古人及当代名家对本病的认识，按照中医理论，结合现代药理研究制成的治疗肾小球疾病以蛋白尿为主，具有气阴两虚兼湿热、血瘀证的有效中药制剂。其由黄芪、菟丝子、五味子、水蛭、冬凌草等药物组成。该药经临床观察对难治性肾病能明显改善症状，减轻西药副作用，延长缓解期，减少反复或复发。但其疗效机制何在？其能否在细胞水平上发挥作用，乃此次研究的目的。此实验为探讨肾必宁治疗以系膜增生为主要病理改变的肾小球疾病的细胞水平的作用机理。

实验方法：采用血清药理学方法制备含药血清。体重 250～300g 的 SD 大鼠雌雄各半，每组 8 只，即肾必宁组和空白组。各组分别灌服肾必宁冲剂 6.25g/kg 及生理盐水 2mL。连续灌胃 8 天，在最后一次灌胃后 3 小时采血（采血前禁食不禁水 12 小时），分离血清，经 56℃、30 分钟处理后，–20℃冰箱保存备用。实验用细胞系从四周龄 $C_{57}B1/6J×SJL/J$ 小鼠肾小球分离克隆的系膜细胞。将第五代生长良好的小鼠肾小球系膜细胞经胰蛋白酶–EDTA 消化液消化后，收集于离心管中，加 II 号液配制成 $3.3×10^4$ 个/mL 细胞悬液，按每孔 150μL 转种至 96 孔培养板（Nunc 产品）中。37℃、5%CO_2 培养箱中孵育 32 小时后，吸弃上清，更换无血清的 I 号液，继续培养 24 小时，使细胞生长同步于生长间期。试验共分三大组：空白对照组（未加 LPS）、诱导组（加 LPS）、血清组（LPS 和大鼠血清）。每组设 6 个复孔，除空白对照组外，各组均加入 LPS（50μg/mL）50μL，血清组加入各组血清 50μL，余加 I 号液，使每孔终体积为 250μL。收集系膜细胞上清液，并采用 MTT 法测定系膜细胞增殖情况。

结果发现：肾必宁对 GMC 增殖的影响：诱导组较空白对照组明显提高，二者相比有显著差异（$P<0.01$）；空白血清组较诱导组明显提高，二者比较有显著差异（$P<0.01$）。表明 LPS 可明显刺激 GMC 增殖，大鼠血清本身对 GMC 的增殖

具促进作用，且促增殖作用比 LPS 更强。肾必宁血清组与空白血清组相比，吸光度降低，比较有显著差异（$P<0.01$）。表明该药血清可抑制系膜细胞增殖。肾必宁对 GMC 产生 IL-6 的影响：在上清液中 IL-6 含量方面，诱导组较空白对照组明显提高，二者相比有显著差异（$P<0.01$），表明 LPS 可诱导 MC 分泌 IL-6；而空白血清组较诱导组低，且比较有显著差异（$P<0.01$）。表明大鼠血清可抑制 LPS 刺激 MC 分泌 IL-6。肾必宁对 GMC 产生 ET 的影响：在上清液中 ET 含量方面，诱导组较空白对照组明显提高，二者相比有显著差异（$P<0.01$）；空白血清组较诱导组明显提高，二者比较有显著差异（$P<0.01$）。表明 LPS 可诱导 MC 分泌 ET。大鼠血清 ET 较诱导组增高许多，呈几十倍增加，考虑为血清本身含有此种物质，并非完全由 MC 分泌或破坏产生。肾必宁血清组与空白血清组相比，ET 含量降低，差异显著（$P<0.01$）。表明肾必宁可抑制 MC 分泌 ET。肾必宁对 GMC 产生 LDH 的影响：在上清液中 LDH 的含量方面，诱导组较空白对照组明显提高，二者相比有显著差异（$P<0.01$）；空白血清组较诱导组明显提高，二者比较有显著差异（$P<0.01$）。表明 LPS 对细胞有一定的破坏作用。肾必宁血清组与空白血清组相比，数值下降，差异显著（$P<0.01$）。表明该药血清对 GMC 有一定的保护作用。

在众多的促增殖因素中，IL-6 和 ET 比较引人瞩目。IL-6 不仅可刺激 MC 的增殖和系膜基质的增多，且与 MsPGN 的关系特别密切，体内实验也证明 IL-6 的异常表达在 MsPGN 中起着非常重要的作用。ET 是目前已知的体内作用强度最强和作用时间最持久的缩血管物质。近年研究发现，ET 与肾脏病关系密切，参与急、慢性肾功能不全，高血压，肾小球炎症及硬化，糖尿病肾病和药物肾毒性的发生与发展。此外，肾小球肾炎患者血浆 ET 水平明显高于正常人。

本实验结果表明：含肾必宁的大鼠血清可抑制 MC 增殖及 IL-6、ET 的分泌；且对 MC 有一定的保护作用。表明肾必宁口服用药通过体内代谢后，能更好地抑制 MC 增殖。此作用可能是通过该药抑制了 IL-6 及 ET 的产生，阻断了 MC 的增殖环路而发挥作用。

参考文献

[1] 孙喜元 . 肾小球损伤机理研究进展 [J]. 国外医学·泌尿系统分册，1994，14（5）：196-199.

[2] 庄永泽 . 原发性系膜增生性肾小球肾炎的研究进展 [J]. 中华肾脏病杂志，1996；12（3）：183-185.

[3] 刘志红，黎磊石 . 多肽生长因子与肾脏疾病 [J]. 肾脏病与透析肾移植杂志，1996，5（5）：104-107.

[4] 郭幕依 . 当前肾脏病理学研究的几个问题 [J]. 中华病理学杂志，1997；26（4）：196-199.

[5] 于力方，陈香美，黎磊石 . 正常人肾小球系膜细胞培养的研究 [J]. 中华肾脏病杂志，1990，6（2）：70-74.

[6] 易著文 . 小儿临床肾脏病学 [M]. 北京：人民卫生出版社，1998：287-289.

【本课题为河南省科技攻关项目，课题编号（971200360）

丁樱、张红敏】

三、肾必宁对实验性 IgA 肾病小鼠肾组织系膜区 PDGF、TGFβ₁ 因子表达的影响

肾小球系膜细胞（MC）增生是多种肾小球疾病的共同病理表现。在 MC 增生性肾小球肾炎中，IgA 肾病最具有代表性。

增殖的 MC 分泌出一系列细胞因子及炎症介质，使损伤进一步扩大。随着 MC 的增殖及系膜基质（MM）的增多，最终导致肾小球硬化、肾单位毁损。在众多的促增殖因素中，PDGF、$TGF\beta_1$ 的作用引人瞩目。

我们的临床观察证实，以益气养阴、健脾补肾、清热化瘀为治法的肾必宁颗粒（黄芪、生地黄、菟丝子、白花蛇舌草、五味子、水蛭等），对病理以系膜增生为主的多种肾小球肾炎具有良好疗效，既往的实验研究也已证明，该药对慢性血清病性系膜增生性肾炎大鼠具有减少蛋白尿、抑制系膜增生及减少免疫复合物沉积的作用，但对治疗 IgA 肾病的有效作用机制尚未进行探讨。为此我们采用口服 BSA 及酸化水感染复合法建立小鼠实验性 IgA 肾病模型进行研究，以期了解肾必宁对该模型肾组织系膜区内转化生长因子 β_1（$TGF\beta_1$）及血小板源性生长因子（PDGF）表达的影响，为该药治疗 IgA 肾病提供理论依据。

实验动物为健康雌性 BALB/C 小鼠 48 只，体重 18～20g，3～4 周龄，由中国医学科学院实验动物中心提供，尿检潜血及蛋白均阴性。动物适应喂养 7 天后，模型参考聂莉芳等 IgA 肾病小鼠肾炎模型的方法复制，将 48 只健康雌性 BALB/C 小鼠分为 4 组，组间体重无统计学差异。肾必宁高剂量组（简称：肾高组）每日按 4.3g/kg 给药，相当于临床用量的 10 倍；肾必宁低剂量组（简称肾低组）每日按 2.1g/kg 给药，相当于临床用量的 5 倍。观察指标为：①免疫细胞化学检测：取肾脏，纵向切成两部分，一部分用生理盐水包裹分别做 PDGF、$TGF\beta_1$ 的测定，按免疫组化 SABC 三步法。低倍镜下染色为背景颜色，高倍镜下观察肾小球系膜区细胞染色强度并按如下标准记分：阴性 0 分，弱阳性 2 分，阳性 4 分，强阳性 6 分。②肾组织病理学观察：脱颈后，立即取肾脏，生理盐水纱布包送，病理制作切片程序按常规进行脱水、透明、包埋、切片、HE 染色处理后进行光镜检测及加入 IgA 荧光进行荧光检测。光镜形态学分为 0 ～ Ⅲ 级，每份标本随机取 10 个肾小球（皮质肾小球 5 个，近髓质肾小球 5 个）。0 级：正常肾小球；Ⅰ 级：系膜区宽度大于毛细血管直径，呈阶段性分布；Ⅱ 级：系膜增生宽度大于毛细血管直径，呈弥漫性分布；Ⅲ 级：系膜增生宽度呈团块状聚集，弥漫指状分布。

结果显示：正常组肾小球结构基本正常，系膜细胞和基质无增生，毛细血管管腔通畅，包曼囊无狭窄或闭塞；免疫荧光示系膜区 IgA 荧光抗体阴性。模型组肾小球增大，系膜细胞和基质轻中度增生，部分肾小球毛细血管管腔受压变窄甚或闭塞，肾小球囊腔粘连，有炎性细胞浸润；免疫荧光示系膜区 IgA 荧光抗体阳性，提示模型复制成功。治疗组肾小球轻度增大，系膜细胞和基质增生的程度较模型组减轻，毛细血管管腔受压不明显，肾小球囊腔无粘连，炎性细胞浸润明显减轻；免疫荧光示系膜区 IgA 荧光抗体弱阳性。

本实验在 IgA 肾病小鼠肾组织系膜区内检测到 PDGF、$TGF\beta_1$ 表达，且与肾脏系膜区的病理损伤呈正相关，提示 PDGF、$TGF\beta_1$ 参与并介导了 IgA 的发生、发展。其中模型组系膜区 PDGF、$TGF\beta_1$ 的表达及病理损伤高于正常对照组，与各组间差异具有显著性统计学意义（$P<0.01$）；正常组中 PDGF、$TGF\beta_1$ 的基因表达较弱，无病理损伤，与其他各组的差异均有显著性统计学意义（$P<0.01$）；肾高治疗组 PDGF、$TGF\beta_1$ 的基因表达及病理损伤弱于模型组，组间差异具有显著性统计学意义（$P<0.01$）；肾低治疗组 PDGF、$TGF\beta_1$ 的表达及病理损伤弱于模型组，组间有差异但无显著性统计学意义（$P>0.05$）；两治疗组存在剂量依赖性。研究结果提示：肾必宁有抑制 IgA 肾病小鼠肾脏系膜区 PDGF、$TGF\beta_1$ 表达的作用。推测其减轻肾脏损伤机理可能与该药抑制 PDGF、TGF β₁ 的表达、从而打断与炎性因子表达之间的协同作用有关。由于导致 IgA 肾病的原因较多,对肾必宁治疗 IgA 肾病的详细机理尚待进一步研究。

在肾小球肾炎发生和发展的过程中,系膜细胞既是受害者,又是炎症过程的直接参与者,处于炎症的中心地位。PDGF、TGF β₁ 多功能生长因子在其发病过程中的作用正日益受到医学界的重视。目前已证实 PDGF 是最强的丝裂原,能诱导和促进系膜细胞自分泌 TGF β₁,且在 IgA 肾病模型中发现系膜区 PDGF、TGF β₁mRNA 的表达及 PDGF、TGF β₁ 含量均明显增加,它们可在白介素 -1、肿瘤坏死因子、白介素 -6、内皮素等炎症因子的协同作用下造成系膜区损伤。因此抑制 MC 分泌生长因子、炎性因子并打断他们之间的协同作用无疑是缓解肾脏损伤的有效途径之一,本课题组在前期临床及实验中已证实肾必宁能抑制肿瘤坏死因子、白介素 -6、内皮素等炎性因子表达而减轻肾脏损伤的基础上,选用小鼠实验性 IgA 肾病模型,对 PDGF、TGF β₁ 表达的变化进行研究,以期进一步了解肾必宁治疗 IgA 肾病的作用机理,同时也为研究中医药治疗慢性肾小球疾病的机制提供理论依据。

参考文献

[1]Shulta PJ, raij L.The glomerular mesangium : role in initiation and progression of renal injury, Am J Kidney Dis 1991 (suppl): 8–14.

[2] 丁樱, 任献青. 肾必宁冲剂对系膜增殖性肾炎模型系膜影响的实验研究 [J]. 河南中医, 2000, 20 (6): 21–23.

[3] 丁樱, 任献青. 肾必宁冲剂对系膜增殖性肾炎大鼠 TNF α 和系膜的影响 [J]. 中医儿科杂志, 2000, 1 (1): 13–15.

[4] 聂莉芳，余仁欢. IgA 肾病小鼠肾炎模型的建立 [J]. 中国中西医杂志，1999，14（1）：24-28.

[5] 懂柯，陈香美. 血小板源性生长因子与肾脏 [J]. 国外医学·泌尿系统分册，1994，14（1）：24-27.

[6] 胡海翔. 滋肾止血片对实验性 IgA 肾病大鼠 TGF β 基因表达的影响 [J]. 北京中医药大学学报，1999，22（6）：26-27.

【本课题为河南省科技攻关项目，课题编号（971200360）

丁樱、陈文霞】

四、肾必宁颗粒对慢血清病系膜增生性肾炎大鼠影响的实验研究

近些年来，众多学者致力于细胞凋亡对增殖性肾小球病变影响的研究，并寻找能够诱导凋亡的有效药物。而从细胞凋亡角度研究中药治疗 MsPGN 的有效机制，目前报道较少。我们进行了如下实验。

实验过程：取大鼠 36 只，将动物随机分为三组：即正常对照组、模型组、治疗组。模型复制：将大鼠适应性喂养一周，尿蛋白检测为阴性，将模型组及治疗组大鼠腹腔注射戊巴比妥钠（20～30mg/kg）麻醉，常规消毒后经背部切除左侧肾脏，休养一周，预免疫：实验鼠足垫皮下注射完全弗氏佐剂 0.1mL 加 3mgBSA，于 1、2 周末加强 2 次。3 周末，腹腔连续注射 4 次 BSA，间隔时间 1 小时，注射剂量分别为 0.5、1.0、1.5、3.0mg；次日晨加强 1 次（2mg/只）。之后每日腹腔注射 BSA，剂量从每只 0.5mg 开始，每日增加 0.5mg 至 5.0mg，然后继续每周加量 1mg 至 10mg 为止。给药方法及剂量：治疗组：于造模 5 周后 [尿蛋白检测多为（++～+++）] 开始每日

早 8 时灌服肾必宁颗粒 4.3g/kg，按 1mL/100g 体重的量配成一定浓度的溶液，直至 12 周末造模结束。每 1g 成药相当于生药 2.38g；模型组：每日给予等量的生理盐水；正常组：不予任何处理。检测指标为肾组织病理检测、PCNA 检测、肾组织系膜区细胞凋亡的检测、肾小球系膜区免疫组化 Fas、FasL 的检测。

结果发现：肾组织活检和无论病理或 PCNA 检测表达均可见，模型组与正常组及治疗组相比均具有非常显著的差异（$P<0.01$）此说明模型复制成功，肾必宁可明显改善 MsPGN 的病理损害、PCNA 表达减少。对于肾组织系膜区细胞凋亡的检测：正常组有少量的凋亡细胞，模型组则几乎未发现，二组相比有显著性差异（$P<0.05$），提示病理组具有明显的凋亡不足，治疗组与模型组相比具有非常显著差异（$P<0.01$），说明肾必宁具有明显诱导细胞凋亡的作用。肾小球系膜区免疫组化 Fas、FasL 的检测：正常组有少量的 Fas 表达，而模型组则无，两组相比无统计学意义（$P>0.05$），但模型组与治疗组相比有非常显著性差异（$P<0.01$），说明肾必宁颗粒可诱导肾小球系膜区 Fas 的表达。FasL 基本无表达，此与多数文献报道一致。

细胞凋亡是多细胞有机体为调控机体发育，维护内环境稳定，由基因控制的细胞主动死亡过程。自从 1988 年 Harrison 首次观察了 68 例人增殖性肾小球肾炎的肾活检组织中，有 35 例可见凋亡小体之后，有较多的研究者开始关注凋亡在增殖性肾脏病发病机制中的作用。肿瘤坏死因子受体（Fas）及其配体（FasL）系统是调控细胞凋亡的重要因素之一，近年来，在肾病领域受到了极大的关注。

系膜增生性肾炎属中医"水肿""虚劳""尿血"范畴，其病因病机多为正虚邪实，虚实夹杂。正虚多为脾肾气阴两虚，邪实则以湿热、瘀血、外感常见。临床观察发现，气阴两虚是 MsPGN 的基本病机。在长期的临床实践的基础上，结合现代药理研究拟定了肾必宁方剂。该方由黄芪 30g，菟丝子 12g，五味子 6g，生地黄 10g，白花蛇舌草 12g，水蛭 3g，甘草 6g 等药物组成，功能益气养阴、清热化瘀。

本研究结果显示：正常组系膜区有少量的 Fas 表达，而模型组几乎全无，两组相比无明显差异（$P>0.05$）；而治疗组 Fas 呈中度以上表达，且随着 Fas 表达的增加，系膜区细胞凋亡率也明显升高，PCNA 的表达减少，病理损害减轻，与模型组相比有非常显著的差异（$P<0.01$）。这一现象提示，肾必宁可能通过诱导肾小球系膜区 Fas 的表达，增加系膜区细胞凋亡率，进而抑制系膜增殖，减轻病理损害。此结果在一定程度上为从分子水平揭示中药作用机理提供帮助，而且为临床应用该方治疗以系膜增生为主的肾小球疾病提供了实验依据。

FasL 在系膜区基本无表达，文献报道其多表达于活化的 T、B 淋巴细胞。其致凋亡途径可能为，表达 FasL 的淋巴细胞循环至肾小球系膜区后，与 Fas 结合而引起表达 Fas 的细胞凋亡。至于中药肾必宁是否同时影响外周血淋巴细胞及胸腺基质细胞 Fas、FasL 的表达，进而具有调节免疫的作用，尚待进一步研究。

参考文献

[1] 贾慧，邹万忠.改良慢血清病性系膜增生性肾炎模型的建立 [J].肾脏病与透析肾移植杂志，1996，5（3）：21-23.

[2]Kerr JF，Wyllie AH，Currie AR.Apoptosis：A basic biological phenomenon with wide-ranging implications in tissue kinetics [J].Br J Cancer，1972，26：239.

[3] 刘宏伟.原发性肾小球疾病肾间质损伤与中医辨证分型的相关研究 [J].辽宁中医杂志，1992，（11）：20.

[4] 胡忠仪，陈以平，查平，等.慢性肾小球肾炎病理分

型与中医治疗分析 [J]. 中国中西医结合杂志，1992（8）：455–457+451

[5] 马玉凤，李文泉，赵莉 .195 例肾小球疾病的临床中医辨证分型的相关分析 [J]. 北京中医药大学学报，1998，21（30）：48.

【国家中医药管理局科技攻关项目 2000-J-Z（PMQB）

丁樱、宋纯东】

五、血尿停对实验性紫癜肾大鼠细胞凋亡及凋亡信号转导影响的实验研究

紫癜性肾炎（Henoch–Schonlein purpura nephritis，HSPN）是儿童时期最常见的继发性肾小球疾病，也是决定过敏性紫癜患儿病程和预后的关键因素。HSPN 常以血尿为主要表现，国内统计 HSPN 镜下血尿的发生率为 94.2%，肉眼血尿为 43.3%。目前 HSPN 血尿无特效治疗方案，多数学者认为对于表现为单纯性血尿和（或）轻度蛋白尿的 HSPN 不主张使用激素及免疫抑制剂，盲目使用其副作用明显。大量报道雷公藤多苷片治疗 HSPN 获得较满意的临床疗效，尤其是倍量应用。但长期、大量应用雷公藤多苷片有肝功能损害、粒细胞减少、性腺损害等副作用，对儿童尤为明显。多年来我们以养阴清热、化瘀止血法组方的血尿停颗粒治疗儿童 HSPN 取得满意疗效。为探明血尿停颗粒治疗儿童 HSPN 的作用机理，本研究从系膜区细胞凋亡为切入口，观察血尿停颗粒对实验性大鼠系膜区细胞凋亡及凋亡调控蛋白的影响，旨在阐明血尿停颗粒治疗 HSPN 的可能途径，为临床应用提供实验依据。

实验方法：目前国内外尚无紫癜性肾炎动物模型，我们根据 IgA 肾病与紫癜性肾炎在发病机理、病理改变及预后等方

面完全相似的特点，选择实验性 IgA 肾病模型进行替代研究。按参考文献报道的方法进行模型复制。72 只 Wistar 大鼠，5 周龄，体重 110～140g，适应性喂养 1 周后，按数字表法随机分成 6 组，即空白组、血尿停高剂量组、血尿停低剂量组、雷公藤组、保肾康组、模型组，每组 12 只。除空白组外，其余 60 只均隔日口饲牛血清白蛋白（BSA）（美国 Sigma 公司产品）酸化水，BSA 剂量为 100mg/kg），0.1％稀盐酸溶解。造模第 6 周末开始尾静脉注射 BSA（购自北京军事医学科学院微生物流行病研究所），剂量为 10mg/kg，每日 1 次，连续 3 天。第 8 周起复加尾静脉注射 SEB（0.4mg/kg），每周 1 次，连续 3 周。观察至 12 周末取材，检测各项指标。造模第 7 周开始进行灌胃治疗，血尿停颗粒（河南中医学院第一附属医院制剂室提供，10g/ 袋，每袋约含生药 27.7g），高、低剂量组分别为 9g/（kg·d）、3g/（kg·d）；雷公藤多苷片组（泰州美通药业有限公司生产，10mg/片）剂量为 5mg/（kg·d）；保肾康组（成都亨达药业有限公司生产，50mg/片）剂量为 45mg/（kg·d）；模型组、空白组均给予等容积生理盐水。连续灌胃 6 周。检测指标包括：一般检测项目（尿红细胞计数，24 小时尿蛋白定量），肾脏病理普通光镜、电镜及免疫荧光镜检查，肾组织细胞凋亡检测，凋亡调控蛋白的检测。

　　实验结果显示，模型组 12 只大鼠均有明显的镜下血尿及蛋白尿，光镜下示肾小球轻度增大，系膜细胞及基质中重度增生，部分肾小球囊腔闭塞，肾小球毛细血管管腔受压变狭窄，肾间质可见灶性炎性细胞浸润及血管周围炎，病变以 Ⅲ 级为主；免疫荧光镜下可见系膜区有强度较高的团块状 IgA 沉积；透射电镜示肾小球系膜细胞及基质弥漫性中度增生，系膜基质及基底膜内有较多电子致密物沉积。上述改变说明紫癜性肾炎大鼠造模成功。各治疗组光镜下病理改变均较模型组为轻，血尿停高剂量组与血尿停加雷公藤组、雷公藤组相比差异无统计学意义（$P>0.05$），但与保肾康组相比差异有统计学意义（$P<0.05$）。各治疗组细胞凋亡率以血尿停高剂量组、血尿停加雷公藤组、雷公藤组3组表达为最高，3组相比差异无统计学意义（$P>0.05$），但血尿停高剂量组促细胞凋亡作用优于保肾康组（$P<0.05$）。Fas检测显示，模型组大鼠基本无Fas的表达，空白组有少量的Fas表达，各治疗组均有明显Fas表达，其中血尿停高剂量组与血尿停低剂量组、保肾康组相比差异有统计学意义（$P<0.05$）。研究还发现各治疗组中血尿停高剂量组Bcl-2表达最低，但与雷公藤组、血尿停加雷公藤组相比差异无统计学意义（$P>0.05$）。结合肾脏病理改变及细胞凋亡率分析，血尿停治疗紫癜性肾炎的机理可能通过促进肾小球系膜区Fas基因的表达，通过死亡受体通路诱导系膜区细胞凋亡。同时抑制Bcl-2表达，通过线粒体通路促进细胞凋亡，达到抑制系膜细胞和基质增生的目的。此结果揭示了血尿停颗粒治疗紫癜性肾炎的部分作用机理，为临床应用提供了实验依据。

HSPN病理改变主要为系膜细胞和基质增生。研究表明，一些增生性肾小球肾炎在细胞增生的同时，通过凋亡机制上调来清除肾脏增生的固有细胞和浸润的粒细胞，使大量增生的肾小球细胞数逐渐恢复正常，疾病得到改善。增生的GMC亦可通过凋亡来清除，凋亡是使增生的GMC数量恢复正常的有效途径。细胞凋亡是指在生理或病理状态下，细胞发生由基因调控的、有特征性形态变化的主动有序消亡过程。细胞凋亡是细胞外界环境因素与细胞自身综合作用的结果，同时凋亡基因精确调控着凋亡过程。细胞从凋亡程序的启动到凋亡的发生通过多种细胞凋亡信号传导通路实现。细胞凋亡的信号传导途径较多，包括死亡受体途径、线粒体途径、内质网途径、蛋白激酶途径、信号转导子和转录激活子途径、c-myc蛋白途径、端粒

P53 途径等，其中以死亡受体途径和线粒体途径为细胞凋亡传导的经典途径，且这些信号传导途径网络存在相互对话。

在死亡受体超家族 12 个成员中，Fas 是目前研究最多且较为清楚的一个成员。研究发现 Fas 抗原在 HSPN 和狼疮性肾炎中检出率增高，电镜揭示增生的系膜区和肾小球毛细血管内可见到凋亡细胞和凋亡小体。在线粒体通路中，Bcl-2 起着重要的作用，它通过阻止线粒体释放前凋亡因子细胞色素 C（Cytochrome c，Cytc）来阻断凋亡。Caspase 家族在细胞凋亡过程中起着重要的作用，尽管细胞凋亡还存在有其他通路的可能，Caspase 家族蛋白酶被认为是决定凋亡发生的最后共同通路。Caspase 家族中 Caspase-3 是最重要的凋亡执行者之一，在细胞凋亡的执行阶段，负责对全部或部分关键性蛋白酶的酶切，降解 DNA，导致细胞凋亡。因此，本实验我们选择 Fas、Bcl-2、Caspase-3 这 3 个有代表性的凋亡调控基因作为观察指标。

参考文献

[1] 樊忠民，刘志红，陈惠萍，等 .104 例紫癜性肾炎临床病理及免疫病理的研究 [J]. 肾脏病与透析肾移植杂志，1997，6（2）：127-201.

[2] 孙新，张素敏，田春华，等 . 雷公藤及其安全性 . 中国新药杂志 [J]，2001，10（7）：539.

[3] 刘志红 . 葡萄球菌肠毒素诱发的 IgA 肾病模型 [J]. 中华肾脏病杂志，1989，5（1）：6.

[4] 胡海翔，贾海骅，时振声 . 滋肾止血片对实验性 IgA 肾病大鼠治疗作用的实验研究 [J]. 中医基础医学杂志，1999，5（1）：39.

[5]Li Ls，Liu ZH，Wu Y，et al.apoptosis in human postinfectious glomerulonephritis[J]. Am J Soc Nephrol，1996，7：1776.

[6]Shimizu A，Kitamura H，Masuda Y，et al.Apoptosis in repair process of experimental mesangial proliferative glomerulonephritis[J].Am J Soc Nephrol，1993，4：633.

[7]Baker AJ，Mooney A，Hughes J，et al.Mesangial cell apoptosis：the major mechanism for resolution of glomerular hypercellularity in experimental mesangial proliferative nephritis[J].J Clin Invest，1994，94：2105-2116.

[8]Scaffidi C，Kirchhoff S，Krammer PH，et al. Apoptosis signaling in lymphocytes[J]. Curr Opin Immuno，1999，11：277-285.

[9]Takemura T，Marakami K，Migazato H，et al.Expression of Fax antigen and Bcl-2 in human glomerulonephritis[J].kidney int，1995，48：1886-1892.

[10]Kluck RM，Bossy-Wetzel E，Green DR，et al.The release of cytochrome c from mitochondria：a primary site for Bcl-2 regulation of apoptosis[J]. science，1997，275：1132-1136.

[11]Mc Carthy NJ，Whyte MK，Gilbert CS，et al. Inhibition of Ced-3/ICE-related proteases does not prevent cell death induced by oncogenes，DNA damage，or the Bcl-2 homologue Bak[J].J Cell Biol，1997，136：215-227.

【河南省杰出人才创新基金项目（项目编号：0321002100）

丁樱、吴力群】

六、血尿停抑制肾小球系膜细胞增生的中医机理探讨

血尿停（XNT）颗粒剂是根据多年治疗肾脏病的临床心得，借鉴古人及当代名家对本病的认识，按照中医理论，结合

现代药理研究制成的治疗肾小球疾病以血尿为主的有效中药制剂。该药经临床观察证实对过敏性紫癜性肾炎、IgA 肾病、急性肾炎恢复期、慢性肾炎等临床以血尿，病理以系膜增生为主要表现者，均有良好疗效。体外实验也表明血尿停能抑制 MC 增殖，抑制 IL-6、ET 的产生。肾小球系膜细胞增生是一西医学病理概念，以中医理论指导组方的血尿停为何能抑制系膜细胞增殖呢？本文仅从中医学角度对血尿停抑制系膜细胞增生的作用机理做一探讨。

中医认为，肾小球疾病的病理可归纳为本虚标实。其中，本虚以肾阴虚为主，肾阴虚证以系膜增生性肾小球肾炎为多。因此，可以认为肾阴虚是系膜细胞增生的内在基础，是发病的关键环节。

湿热是肾脏病邪实的主要病理之一。有学者认为湿热这一基本病理因素是始终贯穿于肾脏病全过程的。甚至认为没有湿热就没有慢性肾炎。总之，正是湿热，导致了肾小球局部炎症反复不愈，致使肾小球间质细胞和基质增生。湿热证在肾小球疾病不同病理类型中分布有一定的差异，以系膜增生性肾小球肾炎、IgA 肾病、膜增生性肾炎等发生率最高。可以认为，湿热证是系膜细胞增生在肾小球疾病中的一个临床表现。

血瘀指在病理因素的作用下，机体组织和器官得不到足够的血流灌注，形成全身或局部瘀血，从而导致局部组织和器官的代谢紊乱和功能活动障碍的复杂病理过程。不仅肾小球肾炎体内存在着不同程度的高凝状态，属于中医血瘀范畴，且现代病理所见的纤维蛋白样物质沉淀、细胞增殖及晚期发生的纤维化、硬化等均符合"内结为血瘀"及"久病入络为血瘀"的含义。可以认为系膜细胞增生及系膜基质的增多是血瘀证的一个微观表现。属于中医活血化瘀药范畴的一些药物如大黄素、水蛭素、川芎嗪等均有抑制系膜细胞增生的作用，便是很好的佐证。

从某种角度看，对于系膜增生性肾小球疾病，不妨认为是在肾虚，尤其是肾阴虚基础上，湿热致瘀、湿瘀交阻的结果。而系膜细胞增生正是此种病理的产物，又是促进疾病进一步发展的加重因素。

血尿停颗粒剂是导师针对"尿血"，以阴虚兼湿热、血瘀证候较多，而采取养阴清热、化瘀止血的治法研制出的药物。该方由生地黄、水牛角粉、知母、当归、旱莲草、生蒲黄、虎杖、三七、甘草等组成。方中生地黄、水牛角粉为君，具有滋阴清热、凉血止血之功；知母、旱莲草、虎杖为臣，以助君药清热凉血解毒；当归、三七、生蒲黄活血散瘀，并具止血之用，为佐药；甘草为使，调和诸药。

综上所述，血尿停切中了导致系膜细胞增生以阴虚、湿热、血瘀为主的病理机制，具有养阴清热、化瘀止血的功能。从而具有抑制系膜细胞增生的作用。虽然中西医是两种不同的医学体系，但对于同一种疾病，却有着异曲同工、殊途同归之妙。

参考文献

[1] 肖黎，丁樱. 血尿停颗粒剂治疗小儿紫癜性肾炎血尿疗效观察 [J]. 中国中医儿科杂志，1999（2）：120–124.

[2] 时振声. 时氏中医肾脏病学 [M]. 北京：中国医药科技出版社，1997：589，696–708.

[3] 刘宏伟. 原发性肾小球疾病湿热病理的临床研究 [J]. 中医杂志，1996（11）：688–689.

[4] 沈庆发. 中医临床肾脏病学 [M]. 上海：上海科技文献出版社，1997：11–12.

[5]Benador–NM，Girardin–EP.Influence of heparin on IL–6 synthesis by rat glomerular mesangial cells[J].Nephron，1997，77（2）：219–224.

[6] 刘志红，黎磊石，胡伟新．IL-6 对人肾脏系膜细胞 c-myc 原癌基因表达的影响以及大黄素的拮抗作用 [J]. 中国免疫学杂志，1993；9（4）：274.

[7] 刘晓惠，屈燧林，邱红渝，等．肝素对人肾小球系膜细胞增殖及细胞因子产生的作用 [J]. 中华肾脏病杂志，1999，15（1）：556.

[8] 陈香美，傅博，叶一舟，等．凝血酶介导肾小球系膜细胞细胞间黏附分子 -1 表达上调及水蛭素的阻断作用 [J]. 中华肾脏病杂志，1998，14（4）：214-216.

[9] 孙林，易著文，虞佩兰．川芎嗪对人胎肾小球系膜细胞增殖的影响及其机理探讨 [J]. 中国中西医结合杂志，1995，3：134-136.

[10]Hillis-GS，Duthie-La，Madeod-AM.Dipyridamole inhibits human mesangial cell proliferation[J].nephron，1998，78（2）：172-178.

[11] 丁樱．小儿肾病的证治研究 [J]. 河南中医 .2001(5)：1-2.

【河南省自然科学基金、科技攻关项目，课题编号（01110232000），

丁樱、张红敏】

七、血尿停颗粒对 IgAN 模型大鼠 TGF-β 1/Smad 信号转导通路的影响及机理探讨

IgA 肾病（IgAN）是全世界最常见的原发性肾小球疾病，其发病机制目前尚不明确。最初认为 IgAN 病情温和、预后较好，但长期观察表明 IgAN 临床病程与预后极不平衡，约 20% 病例 20 年临床进展至终末期肾衰竭，有少数甚至可以在短期进入终末期肾病。我国 IgAN 发病率占原发性肾小球疾病的 26%～34%，且好发于青少年，严重威胁人们的健康。如何

防治 IgAN 已成为国内外肾脏病领域的研究热点。

IgAN 及 HSPN 不仅在病理表现上均以系膜增生为主，而且病因病机也都以"热、虚、瘀"为关键，由此研制出具有"滋阴清热、化瘀止血"功效的清热止血（血尿停）颗粒，用于治疗 IgAN 及 HSPN 血尿或伴蛋白尿，已取得较好的临床疗效。我们前期研究已经证实清热止血颗粒可能通过减少肾组织中的白细胞介素 –6 信使核糖核酸（IL–6mRNA）、MMP–9mRNA 和 TIMP–1mRNA 的表达及影响凋亡调控基因 ICE 和 Bcl–2 的表达等途径减轻系膜细胞和基质的增生。TGF–β 是影响肾小球系膜增生的各种细胞因子的中心环节，其效应的发挥与 Smad 蛋白的信号转导密切相关。为探索中药在信号转导通路中有无作用的靶环节，为该方治疗 IgAN 及 HSPN 等以系膜增生为主要病理改变的肾小球疾病提供进一步的理论依据，故设计本课题。

研究方法：以雄性 Wistar 大鼠为研究对象，采用隔日口服牛血清白蛋白（BSA）酸化水并尾静脉注射 BSA 及葡萄球菌肠毒素 B（SEB）的方法复制模型，观察血尿停颗粒对实验大鼠尿红细胞、尿蛋白、肾功能的影响，肾脏病理的改变；用免疫组织化学染色方法观察 TGF–β1，Smad2/3、Smad4、Smad7 在肾小球中的染色强度，并对检测结果作图像分析处理。

结果：①模型组尿红细胞、24 小时尿蛋白定量、血肌酐（Scr）、尿素氮（BUN）同正常组相比较均有极其显著的升高（$P<0.01$）；中药＋雷公藤组、中高组治疗 6 周后上述各项指标均有明显下降，与空白组相比无显著性差异（$P>0.05$）。②模型组肾小球中 TGF–β1、Smad2/3、Smad4 表达均显著高于空白组相（$P<0.05$），且 TGF–β1、Smad2/3、Smad4 表达在肾小球中的表达与肾小球系膜的增生程度呈显著正相关（$P<0.05$）；中药＋雷公藤组、中高组、雷公藤组

与空白组相比无差异（ *P*>0.05 ），但与模型组相比有显著性差异（ *P*<0.05 ）。③模型组肾小球中 Smad7 表达均显著低于空白组相（ *P*<0.05 ）；治疗后各组表达均增加，尤以中药＋雷公藤组、中高组、雷公藤组明显，但各组数据无显著性差异（ *P*>0.05 ）。

结论：血尿停颗粒能明显改善 IgA 肾病模型大鼠血尿，减少 24 小时尿蛋白定量，对肾功能有一定的保护作用，并能改善肾脏病理，抑制系膜细胞和基质的增生。血尿停颗粒可能通过调节肾小球中 TGF-β/Smad 信号转导通路的表达，而减轻 IgAN 的系膜增生，起到治疗作用。

参考文献

[1]Exancipator SN，Zolian Ovary，Michael EL. The role of mesangial complement in the hematuria of experimental IgA mephropathy[J].Lab Invest，1987，57（3）：269.

[2] 刘志红，黎磊石，李莉 . 葡萄球菌肠毒素诱发的 IgA 肾病模型 [J]. 中华肾脏病杂志，1989，5（1）：6

【河南省杰出人才创新基金项目（项目编号：0321002100），2008 年 8 月发表于《中国中医基础医学杂志》，丁樱、张霞】

八、临床高剂量雷公藤多苷对幼年大鼠生育能力的影响

雷公藤多苷（GTW）具有抗炎和免疫抑制作用，疗效可靠、价格低廉，适合中国人群的经济状况，解决了其他免疫抑制剂价格昂贵或影响小儿生长发育的一系列问题，是目前儿科肾脏病、紫癜等免疫性疾病治疗中应用较多的雷公藤制剂，但其副作用，尤其是长期用药可能造成的生殖损伤甚或影响生育已成为制约其在儿科应用的重要因素。目前，相关动物实验

研究多为对成年大鼠服用 GTW 后的横断面形态分析和指标检测，相关临床研究也多为成人，但对于幼年大鼠服用 GTW 对发育及成年后生殖能力影响的研究尚未见报道。儿科患者离生育年龄还有数年的间隔期，有停药后修复时间，生殖器官的病理变化能否影响最终的生育能力？本研究旨在观察得到 GTW 对性腺损害的终端结果即生育能力的影响。

实验过程：实验对象为 3 周龄 SD 幼年大鼠 100 只，雌鼠、雄鼠各 50 只，清洁级，体重（50±10）g，于 22～26℃ 的清洁级动物室中，自由进饮水，适应 1 周后，将雌鼠、雄鼠随机各分为 2 组：空白组与 GTW 组，每组 25 只。空白组灌服 0.5% 羧甲基纤维素钠（CMC-Na）液，0.5mL/100g，每日 1 次。GTW 组灌服雷公藤多苷药粉，使用时用 0.5% 羧甲基纤维素钠液配制成每 0.5mL 含生药 0.9mg 的混悬溶液，每次 0.5mL/100g 灌胃，每日 1 次。幼年大鼠用药剂量根据大鼠与人的换算公式换算。本研究 GTW 按照每日 1.5mg/kg 作为儿童的常用高剂量（临床常用剂量为每日 1mg/kg，更高的剂量无临床实用意义，作者前期的实践研究发现更低的剂量不会有明显损伤），计算出大鼠灌服 GTW 剂量约为每日 9mg/kg。连续给药 12 周。末次给药 1 小时后，将所有大鼠分笼喂养。雄鼠每笼 1 只，按照 1：1 比例放入健康成年雌性大鼠 1 只，每天早晨观察实验雌鼠有无阴栓，发现阴栓后分笼喂养；剩余继续合笼至 2 周（大鼠的动情周期为 3～5 天，故可经历 3～5 个周期），分笼喂养，观察雌鼠反应，注意有无受孕、产仔等情况，观察时间至雌雄分开后 2 周（SD 大鼠从受孕到产仔大约需要 10 天左右）。仔鼠观察至满 3 周龄。雌鼠每笼 2 只，按照 2：1 比例放入健康成年雄性大鼠 1 只，2 周后取出雄性大鼠，观察雌鼠反应，注意有无受孕、产仔等情况。雌、雄鼠均经 3 次合笼（第 1 次为停药后，第 2 次为停药 4 周后，第 3 次为停药 8 周后）每次合笼时间均为 2 周，合笼生仔后观察雌性大鼠受孕率、仔鼠情况（观察 2 周，因仔鼠 3 周后可以离乳存活），产仔总数并详细记录。本研究模拟儿科临床用药，采用 3～4 周龄幼年大鼠为研究对象（大鼠的性成熟期在 9 周左右，4 周龄大鼠正处于生殖发育时期），观察此期服用 GTW 对生殖的影响情况。一些相关的临床和实验研究从临床和组织形态等方面发现 GTW 所致性腺损伤具有可逆性。因此本课题把研究重点放在停药 12 周内的生育能力情况，在雌雄合笼 2 周后即将雌雄分开，以免生育能力恢复影响结果分析，分笼 2 周后再次合笼 2 周，观察雌鼠的受孕情况，共 3 次合笼。观察生育和幼仔情况。

实验数据采用 SPSS13.0 软件进行分析，率的比较采用四格表 χ^2 检验。检验标准以 $P<0.05$ 为具有显著性意义。

实验结果：实验过程中，因灌胃不当导致雄鼠空白组死亡 4 只，GTW 组死亡 3 只；雌鼠空白组死亡 1 只，GTW 组死亡 5 只。喂养过程中，服药 GTW 雌、雄鼠体重指数变化与空白组比较组间差异无统计学意义，提示大鼠对 GTW 耐受良好。本实验对 SD 幼年雄鼠研究发现每日灌服 GTW9mg/kg，连续 12 周，第 1 次合笼后，GTW 组受孕率较空白组低，但组间比较无显著性差异；第 2 次合笼后，GTW 组受孕率较空白组高，提示受孕生育与大鼠个体差异有关。经第 3 次合笼后，空白组全部生育；GTW 组有 1 只未孕，但继续延长合笼时间 4 天后也生育。停药 12 周内三次合笼 GTW 组与空白组受孕率和所生仔鼠离乳存活率组间比较均无显著性差异。本实验对 SD 幼年雌鼠研究发现每日灌服 GTW9mg/kg，连续 12 周，第 1 次合笼后，受孕率 GTW 组较空白组略低，但组间比较无显著性差异；第 2 次合笼后，GTW 组全部受孕；GTW 组在第三次合笼后仍有一只大鼠可能因过度肥胖而未孕，停药 12 周内 3 次合笼 GTW 组与空白组受孕率和离乳存活率组间比较均无显著性差异。

结论：本实验研究未发现临床高剂量 GTW 对幼年大鼠的生育能力及所生仔鼠的生长发育有影响，相关雷公藤性腺损伤的文章未做最终生育能力实验研究，根据横断面性腺损害研究得出的结果来推论最终的生育能力是不科学的，而且许多横断面实验大鼠用药量大（10 ～ 105mg/kg），与临床高剂量（折算实验大鼠应为 9mg/kg 给药）相差较远，很难反映临床药理剂量下对生殖功能及器官的影响。由于国内雷公藤产地、制药厂家较多，生产工艺不全相同，早年用药不够规范造成临床疗效和副作用评价不一，据我院儿科应用 GTW20 年的临床经验，体会到不同生产厂家生产的 GTW 不良反应发生率有明显差别，由于我们没有对不同厂家产品进行严格的科研对照观察，故不好妄下结论，鉴于我们长期临床使用的是原厂家（江苏美通制药有限公司）提供的产品，所以我们此次大鼠实验也采用了该产品。本组研究显示的临床高剂量 GTW 对幼年大鼠最终生育能力无明显影响，是否与不同产地、厂家生产的 GTW 药效有关？还有待进一步研究探讨。

参考文献

[1] 苗明三，刘方洲，金树兴，等.实用动物和动物实验技术 [M]，北京：中国中医药出版社，1997：142.

[2] 王淑云，张建伟，胡延忠，等.雷公藤对男性肝肾功能和精液酸性磷酸酶水平的影响 [J]，中国药科大学学报，1994，25（6）：378-379.

[3] 卜凡靖，于新果.雷公藤多苷致育龄妇女闭经 11 例分析 [J]，实用医技杂志，2004，11（2）：188.

[4] 张维真，王淑华，王蒙，等.雷公藤多苷对小儿性腺的远期影响 [J]，临床儿科杂志，1994，12（5）：263-264.

[5] 崔瑞琴，丁樱.雷公藤多苷致雌性幼鼠卵巢损伤及可逆性研究 [J]，毒理学杂志，2008，22（4）：303-304.

[6] 崔瑞琴，丁樱.雷公藤多苷致雌性幼鼠雌激素及其受体表达的影响 [J]，宁夏医学杂志，2009，31（5）：391-392.

[7]Huynh PN，HiKim AP，Wang C，eta1.Long-term effects of Triptolide On spermatogenesis，epididymal sperm function，and fertility in male rats[J].Journal of Andrology，2000，21（5）：689-699.

[8] 杨建一，高宝珍，李莉，等.雷公藤多苷对雄性小鼠生殖细胞毒性的研究 [J].癌变·畸变·突变.2008，20（5）：393-397.

[9] 吴建元，肖玉玲，丁虹，等.雷公藤片对小鼠睾丸组织的毒性作用及其分子机制研究 [J].中药材，2005，28（3）：207-210.

[10] 吴克明，谌婕.雷公藤多苷对雌性小鼠生殖功能影响的实验研究 [J].中医研究，2007，20（4）：28-33.

【河南省科技厅科技攻关项目（No.102102310092）；发表于2012年01期《中国中西医结合杂志》，丁樱、杨晓青、马腾、张博】

九、雷公藤多苷对系膜增生性肾炎大鼠肾组织系膜区系膜细胞凋亡及其调控基因 BCL-2 的影响

自从 1981 年黎磊石等报道中药雷公藤对肾小球肾炎有减少蛋白尿、消除水肿的作用，尤其适用于对皮质激素有禁忌的病例以来，以雷公藤多苷（GTW）为代表的制剂已成为儿科临床治疗多种肾脏病的常规药物。为了解该药治疗肾脏疾病的疗效机理，国内对雷公藤制剂的免疫药理作用进行了广泛而深

入的研究，但对肾小球系膜细胞增生影响的研究主要限于体外细胞培养实验，且对增生的系膜细胞凋亡及其调控基因的相关研究较少，为证实体外研究结果并进一步了解该药对增生的系膜细胞凋亡及其调控基因的影响，我们在既往体外细胞培养研究系膜细胞增生、凋亡及其调控基因的基础上，又选用慢性血清病性系膜增生性肾炎大鼠进行了体内研究，旨在阐明该药治疗系膜增生性病变的有效机理。

实验过程：健康雄性 Wistar 大鼠，体重 160～180g，尿检潜血及蛋白均阴性。动物适应喂养 7 天后，模型参考贾慧、邹万忠等改良慢性血清病性系膜增生性肾炎模型的方法复制。将 32 只健康雄性 Wistar 大鼠分为 4 组（每组 8 只），正常组、模型组、雷公藤多苷高剂量组（简称高剂量组）每日按 31.3g/kg 给药，相当于临床用量的 10 倍；雷公藤多苷低剂量组（简称低剂量组）每日按 15.6g/kg 给药，相当于临床用量的 5 倍。组间体重统计无统计学差异。治疗组于造模 5 周后，按 1mL/100g 量开始灌胃，直至实验结束。正常组和模型组分别灌服等量生理盐水。观察指标为：免疫细胞化学检测、肾组织病理学观察、肾组织细胞凋亡检测。统计分析：定量资料采用均数 ± 标准差检验，定性资料采用秩和 H 检验。

实验结果：肾组织病理形态学：正常组肾小球结构基本正常，系膜细胞和基质无增生，毛细血管管腔通畅，包曼囊无狭窄或闭塞；免疫荧光示系膜区 IgG 荧光抗体阴性。模型组肾小球增大，系膜细胞和基质轻中度增生，部分肾小球毛细血管管腔受压变窄甚或闭塞，肾小球囊腔粘连，有炎性细胞浸润；免疫荧光示系膜区 IgG 荧光抗体阳性，提示模型复制成功。治疗组肾小球轻度增大，系膜细胞和基质增生的程度较模型组减轻，毛细血管管腔受压不明显，肾小球囊腔无粘连，炎性细胞浸润明显减轻；免疫荧光示系膜区 IgG 荧光抗体弱阳性。凋亡形态学观察：利用 TUNEL 检测法在正常组肾组织系膜区内发现有较淡的棕色颗粒，模型组系膜区有较明显的棕色颗粒，治疗组较模型组明显减轻。检测指标提示模型组与正常组相比有显著性差异（$P<0.01$），治疗组与模型组相比有显著性统计学意义（$P<0.01$）；两治疗组之间呈现一定的剂量依赖性，且组间差异有显著性统计学意义（$P<0.05$）。提示 GTW 不同剂量可不同程度上改善模型动物肾小球系膜区的病理损伤。GTW 对肾组织系膜细胞有促凋亡作用，正常组与模型组大鼠肾组织内有少量的凋亡细胞，治疗组系膜细胞凋亡数目明显增多，组间统计学差异具有显著性统计学意义（$P<0.05$），并呈现出剂量依赖性。GTW 能下调 Bcl-2 基因的表达：正常组：肾组织系膜区内有较淡的棕色染色，模型组：肾组织系膜区内有较明显的棕色染色，治疗组较模型组相比明显减轻，组间统计学差异具有显著性统计学意义（$P<0.05$），并呈现出剂量依赖性。

肾小球系膜细胞增生是多种肾脏病的核心病理环节，对肾小球疾病的进展具有重要意义，系膜细胞增生及由此引起细胞外基质分泌增加是导致肾小球硬化的主要原因，增生的系膜细胞可通过凋亡来清除，细胞凋亡是使肾小球增生性病变消散、肾脏损伤缓解的主要机制之一。系膜细胞凋亡的调控因素中，Bcl-2 基因倍受瞩目，Bcl-2 基因是原癌基因 Bcl-2 家族中目前最受关注的基因之一，其突出作用是抑制细胞凋亡；当 Bcl-2 基因表达上调时，细胞凋亡会延缓；当 Bcl-2 基因表达下调时，细胞就会发生凋亡；业已证实，肾小球系膜细胞上有 Bcl-2 基因的表达，其在系膜细胞凋亡中起重要作用。

随着 GTW 双倍剂量、继以间歇用药维持的新治疗方案的推广，对组织学病变表现为系膜增殖的肾小球疾病，GTW 有望成为首选药物，其临床应用将会更加广泛。对 GTW 作用机理的研究虽已相当深入，但多集中在其对淋巴细胞的作用等方面。我们既往的研究已证实，GTW 血清可明显抑制体外培养的系膜细胞增殖，诱导凋亡，并能影响凋亡相关基因 Bcl-2、ICE 的表达；本实验以大鼠肾组织系膜细胞为靶细胞，观察 GTW 对其肾脏病理形态学及系膜细胞凋亡和凋亡调控基因 Bcl-2 表达的影响，用 TUNEL 检测法及免疫组化法证实，GTW 能抑制大鼠肾组织系膜细胞增生，诱导肾组织系膜区系膜细胞发生凋亡，下调 Bcl-2 基因的阳性表达，并在治疗组间呈现出一定的剂量依赖性特点，与临床研究证实双倍剂量的 GTW 能明显提高系膜增生性肾炎的治疗效果一致 [6]。因此，推想 GTW 治疗系膜增生性肾病的有效机理可能与此有关。

本实验缺乏配对基因学的检测，且影响系膜细胞凋亡的途径较多，具体的环路及其详细机制尚待进一步研究证实。

参考文献

[1] 黎磊石，张训，陈光辉，等．雷公藤治疗肾小球肾炎的临床研究 [J]．中华内科杂志，1981，20（4）：216.

[2] 丁樱，张红敏．雷公藤多苷对肾小球系膜细胞细胞因子生成的影响 [J]．中华肾脏病杂志 2002，18（2）：139.

[3] 丁樱，肖黎，张红敏．雷公藤多苷血清对肾小球系膜细胞凋亡及其调控基因的影响 [J]．中医儿科，2000，1（2）：64.

[4] 贾慧，邹万忠．改良慢性血清病性系膜增生性肾炎模型的建立 [J]．肾脏病与透析肾移植杂志，1996，5（3）：21.

[5]Baker AJ, Mooney A, ughes J, et al.Mesangial cell apoptosis: the major mechanism for resolution of glomerular hypercellularity in experimental mesangial proliferative hephitis[J], J Clin Invest, 1994, 94: 2105-2166.

[6] 戎殳，胡伟新，刘志红，等.系膜增殖性肾小球肾炎的新疗法 [J]. 肾脏病与透析杂志，1998，7（5）：409.

【河南省自然科学创新基金（编号 0111023200）；国家中医药管理局科技攻关项目（编号 2000-JZ-TMQB-387）；2003 年 9 月发表于《河南中医学院学报》，丁樱、陈文霞】

十、雷公藤多苷致雌性幼鼠生殖损伤及菟丝子黄酮干预其损伤的实验研究

雷公藤多苷（GTW）具有抗炎、免疫抑制、抗生育、抗肿瘤等药理作用，临床上广泛应用于治疗紫癜性肾炎、肾小球肾炎、红斑狼疮、肾病综合征、风湿性关节炎、类风湿关节炎、子宫肌瘤、子宫内膜异位症等疾病，其疗效显著。由于部分医家过分担心其生殖损伤，致临床应用出现较大分歧。目前有关 GTW 对小儿生殖损伤的研究很少，而且实验研究的大多数报道集中在成年鼠进行，因此科学评价临床常规剂量 GTW 对小儿或幼鼠的生殖损伤、如何尽可能减少或减轻其毒副作用已经成为目前亟待研究的课题。因此我们在临床随访 GTW 生殖损伤的副作用的同时，以 SD 幼鼠为研究对象进行该实验研究。

本研究通过临床使用常规剂量 GTW 对 SD 幼鼠生殖损伤情况及损伤后是否具有可逆性以及使用补肾中药（菟丝子黄酮、六味地黄丸）对生殖损伤的干预作用进行了实验研究，为临床安全合理应用 GTW 提供客观依据。

实验过程分体外、体内两部分：①体外实验：3 周龄 SD 雌鼠 24 只，随机分为 4 组：空白对照组（A 组）、GTW 组（B 组）、GTW 加六味地黄丸组（C 组或六味地黄丸组）、GTW 加

菟丝子黄酮组（D组或菟丝子黄酮组），每组6只。A组每日予0.5%羧甲基纤维素钠（CMC-Na）0.5mL/100g；B组每日予GTW混悬液，剂量为9mg/kg·d，用0.5%CMC-Na液配成0.9mg/0.5mL的混悬液，0.5mL/100g；C组每日灌服GTW用量同上，六味地黄丸用0.5%CMC-Na液配成0.1g/0.5mL的混悬液，0.5mL/100g；D组每日灌服GTW用量同上，菟丝子黄酮用0.5%CMC-Na液配成0.01g/0.5mL（生药0.1g）的溶液，0.5mL/100g。各组均连续给药7天，在末次灌胃后1～2小时内，用10%的水合氯醛腹腔麻醉，腹主动脉采血，2500r/min离心20分钟，合并收集同组血清，56℃水浴灭活30分钟，过滤膜除菌，供细胞培养使用。测定含药血清对离体培养SD幼鼠卵巢颗粒细胞分泌雌二醇、孕酮及细胞增殖的影响、卵巢颗粒细胞Bcl-2蛋白表达的影响。②体内实验：检测菟丝子黄酮干预GTW所致生殖损伤的SD幼鼠卵巢组织促凋亡蛋白Bax表达的影响：3周龄SD雌鼠40只，随机分为4组，每组10只，其分组方法、给药剂量同第一部分。连续给药12周，禁食12小时，用10%水合氯醛腹腔麻醉，剖取卵巢，甲醛固定，采用免疫组织化学SP法。检测雌性幼鼠生殖能力的影响及可逆性的观察：3周龄SD雌鼠100只，随机分为4组，每组25只，其分组方法、给药剂量同第一部分。连续给药12周，将所有实验雌鼠分笼喂养，每笼1只，按1:1比例放入SD成年雄鼠1只，发现阴栓后提出雄鼠分笼喂养，详细记录实验鼠产仔时间、产仔数、称仔鼠0、1、2、3周体重；未孕雌鼠分笼2周后再与有生育力雄鼠合笼观察。将实验雌鼠产仔3周时，禁食12小时后称重，用10%水合氯醛腹腔麻醉，剖取肝、肾、子宫、卵巢、胸腺、肾上腺等脏器，称重计算脏器系数。

研究结果：①GTW含药血清对离体SD鼠原代GC有一定影响。表现在上清液E_2浓度降低、细胞增殖能力下降和抑制 Bcl-2 蛋白表达；菟丝子黄酮和六味地黄丸均能调节 GC 分泌甾体激素，通过促进 Bcl-2 蛋白表达，调整 GTW 所致幼鼠失衡的生殖激素含量，减少 GC 凋亡。菟丝子黄酮优于六味地黄丸。②GTW 对 SD 雌性幼鼠生殖系统有一定的影响，表现在幼鼠卵巢组织 Bax 蛋白表达增强；菟丝子黄酮、六味地黄丸对 GTW 所致生殖损伤均有一定的保护作用。其机制是通过调节卵巢组织的表皮生长因子，抑制 Bax 蛋白的表达，恢复 BCL-2/Bax 的正常比值来实现的；对卵巢的保护作用菟丝子黄酮优于六味地黄丸。③GTW 所致 SD 雌性幼鼠生殖损伤具有可逆性，GTW 在性成熟前期用药对雌性幼鼠成年后的受孕、妊娠、产仔过程以及子代的生长发育无明显影响。④GTW 对 SD 雌性幼鼠胸腺、肾上腺的影响具有迟滞性；菟丝子黄酮干预 GTW 所致雌性幼鼠胸腺、肾上腺损伤的作用优于六味地黄丸。⑤菟丝子黄酮在本次体内外实验中对抗 GTW 所致 SD 鼠生殖损伤的作用较为显著，推测菟丝子黄酮一方面作用于 GC，通过调控凋亡相关基因 Bcl-2/Bax 比值，调节卵巢自分泌 - 旁分泌平衡，抑制 GC 凋亡，减缓卵泡的闭锁；另一方面通过调节 GC 分泌甾体激素、细胞因子的能力来保护卵巢的功能。二者相互影响，相互协调，共同促进被 GTW 损伤的生殖功能的恢复。

问题与展望：菟丝子黄酮在本次体内外实验中干预 GTW 所致 SD 鼠生殖损伤的作用较为显著，其有效成分及各成分之间协同、拮抗等相互作用值得进一步深入研究。本研究第三部分实验只观察了宏观指标，故下一步应对 SD 幼鼠停药 7 周后卵巢、子宫进行病理组织学和激素水平检测，完善 GTW 对幼鼠生殖损伤的可逆性观察的客观依据。GTW 的生殖损伤可存在种属差异，故今后争取开展多中心的、大样本的临床研究，才能为临床提供更精确的参考依据。

【隶属河南省科技攻关项目"雷公藤多苷治疗紫癜性肾炎剂量与疗效及副作用的研究",丁樱、白玉华(2006级博士研究生)】

十一、补肾中药及提取物干预雷公藤多苷所致雄性幼鼠生殖损伤的实验研究

雷公藤多苷(GTW)是临床上常用的中成药制剂,其临床疗效满意,由于部分医家过分担心其生殖损伤,致临床应用出现较大分歧。儿科临床特别是肾脏病专业近几年使用GTW越来越广泛,但有关GTW对小儿生殖损伤的临床研究很少,有关实验研究的对象均为成年鼠,未见有关雄性幼鼠的研究报道,因此科学评价临床常规剂量GTW对小儿或幼鼠的生殖损伤、如何尽可能减少或减轻其毒副作用已经成为目前亟需研究的课题。由于生殖损伤的临床研究困难较大、时间跨度较长,因此我们在临床随访GTW副作用的同时,以幼年大鼠为研究对象进行该实验研究。

研究方法:本课题通过大鼠体内及体外研究,探讨临床常规剂量GTW对幼年大鼠生殖损害的情况及使用补肾中药(六味地黄丸、菟丝子黄精颗粒、菟丝子黄酮)对其生殖损伤的干预作用,为临床用药提供科学依据。

结果:体内研究:①多苷组、六味组、颗粒组血清睾酮水平均较正常组升高,其中多苷组最高,颗粒组次之,六味组最接近正常组;黄酮组血清睾酮浓度最低,与多苷组、六味组、颗粒组相比均有显著性差异($P<0.05$)。②大鼠睾丸重量:黄酮组>空白组>六味组>颗粒组>多苷组,黄酮组与多苷组有统计学差异($P<0.05$),其余各组之间均无显著性差异($P>0.05$)。大鼠附睾重量及附睾重量指数:空白组附睾重量

及附睾指数均大于其他各组，其中附睾重量统计学分析具有显著性差异（$P<0.05$），附睾指数无显著性差（$P>0.05$）。中药干预各组附睾重量均大于多苷组，六味组、颗粒组附睾指数均大于多苷组，但统计学分析均无差异（$P>0.05$）。睾丸、附睾组织形态学改变：多苷组曲细精管结果相对紊乱，生精细胞数量减少，其余各组病理改变均较多苷组为轻，细胞数量增多。睾丸生精细胞数量：多苷组睾丸曲细精管中精原细胞及初级精母细胞数量最少，与其他各组相比均有显著性差异（$P<0.05$），六味组、颗粒组、黄酮组三组之间统计学分析无显著性差异（$P>0.05$）。睾丸生精细胞凋亡：多苷组生精细胞凋亡明显多于空白组，有显著性差异（$P<0.05$）。六味组、颗粒组、黄酮组生精细胞凋亡数量与多苷组相比明显减少，统计学分析有显著性差异（$P<0.05$）。

体外研究：①补肾中药及提取物对 GTW 所致生殖损伤雄性大鼠生殖能力的影响：使用 GTW 各组所对应雌性大鼠的受孕率均有所下降，其中 GTW 组最低，但仍有 20%（1/5），使用中药干预组均有不同程度的升高，可达到 38.89%（7/18）。统计学分析使用 GTW 合并组与空白组相比具有显著性差异（$P<0.05$）。中药干预组与空白组、GTW 组相比无统计学意义（$P>0.05$）。各组平均产仔数、平均产仔天数：由于 GTW 组所对应的雌鼠仅有 1 只产仔，故无法评价其可靠性。中药干预合并组较空白组均低，但统计学分析无差异（$P>0.05$）。从平均产仔天数看，除 GTW 组稍长外，其余各组无明显差异。② GTW 及与补肾中药共同作用对体外培养雄性幼鼠间质细胞睾酮分泌的影响：使用 GTW 各组在 12小时、24小时、48小时睾酮分泌量均较正常组下降；黄酮组上清液睾酮浓度于 12小时、24小时、48小时时点均为最高，且超过正常组均值，有显著性差异（$P<0.05$）。

对体外培养雄性幼鼠间质细胞增殖的影响：中药干预各组

OD 值均较多苷组略有升高，以黄酮组最明显，但无显著性差异（$P>0.05$）。对体外培养雄性幼鼠间质细胞凋亡的影响：使用 GTW 各组的睾丸间质细胞凋亡比率明显多于空白组，有显著性差异（$P<0.05$）；使用补肾中药干预各组与多苷组相比细胞数量有所增加、细胞凋亡比率明显下降，但无显著性差异（$P>0.05$）。

研究结论：

1. 雷公藤多苷对 SD 大鼠生殖系统及睾丸、附睾组织有一定的影响。表现在影响血清睾酮浓度、大鼠附睾重量、导致睾丸组织病理损伤、生精细胞数量减少、生精细胞凋亡增加、睾丸组织 SCF 表达减弱。

2. 六味地黄丸、菟丝子黄精颗粒、菟丝子黄酮对 GTW 所致的生殖损伤具有一定的对抗作用。其抗生殖损伤机制可能是通过影响血清睾酮浓度、减轻睾丸组织病理改变、减少生精细胞凋亡、增加睾丸生精细胞数量、增强睾丸组织 SCF 表达。其在增加大鼠体重和睾丸重量、增强睾丸组织 c-kit 表达等方面的作用，尚无足够证据证实。

3. 雷公藤多苷可降低雄性大鼠的生殖能力。补肾中药可提高大鼠的生殖能力。

4. 雷公藤多苷对体外培养的原代睾丸间质细胞具有一定的影响。表现在上清液睾酮分泌减少、细胞增殖能力下降、细胞凋亡增加。补肾中药及提取物可明显增加间质细胞睾酮分泌，减少细胞凋亡。

5. 雷公藤多苷对生殖损伤的作用位点包括早期精原细胞和初级精母细胞。

6. 菟丝子黄酮在多项实验中均表现出了独特的作用，值得进一步深入研究。

【河南省科技攻关基金项目（0524410089），丁樱，任献青（2007 级博士研究生）】

十二、补肾方药促进雷公藤多苷所致雌性幼鼠生殖损伤修复的机制研究

补肾中药和复方汤剂具有良好的促进生殖发育和促进生殖损伤修复作用，这是中医药史上历经几百年得出的经验。补肾复方中药对（GTW）的生殖损伤作用有何影响？其作用机理是什么？补肾复方中药能否担起减毒增效的重任？本课题的创新点之一是首次以幼鼠作为研究对象，真正模拟临床实际用药疗程。从分子水平探讨 GTW 的生殖损伤作用和补肾中药及其提取物对该损伤的保护作用机理是本课题设计的另一创新点所在。

研究方法：本课题通过大鼠体内及体外研究，探讨临床常规剂量 GTW 对幼年大鼠生殖损害的情况及使用补肾中药（六味地黄丸、菟丝子黄精颗粒、菟丝子黄酮）对其生殖损伤的干预作用，为临床用药提供科学依据。

结果：①模型鼠卵巢组织病变程度与不同剂量 GTW 剂量有密切关系，高剂量组 [12mg/（kg·d）] 的病理改变较中、低剂量组明显。以次级卵泡数和黄体数作为指标进行比较的结果显示，高剂量组的次级卵泡数均值最低，提示 GTW 对卵巢组织有损伤，并且损伤程度与剂量相关。

②在补肾复方中药及中药提取物对 GTW 不良反应的保护效应观察研究中，发现中药治疗组的病变明显轻于 GTW 组。图像分析结果显示 GTW 组实验鼠卵巢中的次级卵泡数、黄体数和子宫内膜厚度、子宫腺体直径测值最小。三个补肾方药治疗组中 GTW 加菟丝子黄酮组的卵泡数均值最高，GTW 加菟丝子黄精颗粒剂组的子宫内膜厚度均值最高，GTW 加六味地黄丸组的产仔数均值最高。

（3）对大鼠动情周期的变化进行研究，实验中 GTW 不同剂量连续用药 4 周后雌鼠动情周期略有延长，高剂量组最明显。在停药 4 周后各组雌鼠动情周期的差距没有减小反而略有增加，其中高剂量组 [12mg/（kg·d）] 的周期最长。这表明高剂量 GTW 影响到了实验鼠的性激素水平或者是卵巢的分泌功能。高剂量 GTW 对实验鼠动情周期的影响在停药一段时间后仍显现，提示 GTW 的作用效果存在滞后性，也就是说这种作用效果不是用药即显现停药即终止。随着停药时间的增加，各组延长的动情周期逐渐恢复，这提示 GTW 对雌性生殖的损伤存在可逆性。

（4）补肾方药促进 GTW 致雌性幼鼠生殖功能损伤修复的分子机制研究。实验结果显示 GTW 组 Bcl-2 表达均值明显较其他组小，说明 GTW 抑制了雌鼠卵巢组织的 Bcl-2 表达。补肾方药组实验鼠的卵巢 Bcl-2 表达测值较 GTW 组高，提示补肾方药促进了卵巢组织中的 Bcl-2 表达。据此结果推测 GTW 是通过抑制卵巢组织的 Bcl-2 表达，诱导颗粒细胞凋亡增加，闭锁卵泡增多而导致卵巢功能下降的；补肾复方中药及中药提取物则通过相反的作用来修复受损的卵巢功能。

补肾方药对 GTW 所致生殖损伤雌鼠卵巢组织 Smad4 mRNA 与 GDF-9 mRNA 表达的影响。结果显示 GTW 组卵巢组织中 Smad4mRNA 表达测值明显低于空白组和治疗组，提示 GTW 抑制了 Smad4mRNA 的表达，这可以导致卵巢细胞的分化、成熟过程受到阻碍。三个补肾中药组的 Smad4mRNA 表达较 GTW 组高，说明补肾方药可以促进被 GTW 所抑制的 Smad4mRNA 表达。

补肾方药对 GTW 所致生殖损伤雌鼠生育力的影响。研究中以幼鼠作为研究对象，对性成熟期前用药在停药后是否会影响实验雌鼠的交配、受孕、妊娠、分娩的全过程进行观察。各组实验鼠的活产率均为 100%，提示 GTW 对实验鼠的妊娠过程没有影响。

结论：GTW 对雌鼠生殖的损伤部位主要在卵巢，损伤效应具有迟滞性和可逆性；损伤程度随剂量和疗程的增加而增加。补肾中药经体内代谢，一方面作用于卵巢颗粒细胞（GC），通过调控细胞内凋亡相关基因 Bcl-2 和 GDF-9mRNA、Smad4mRNA 表达，调节卵巢局部的自分泌－旁分泌平衡，抑制 GC 凋亡，减缓卵泡的闭锁；另一方面通过直接修复卵巢的形态结构和功能，调节 GC 分泌甾体激素、细胞因子的能力来修复卵巢的功能。二者相互影响，相互协同，共同达到抑制卵泡闭锁，促进卵泡发育和排卵，从而修复受损的卵巢功能，促进被雷公藤多苷损伤的生殖功能的恢复。GTW 的损伤途径是多中心、多靶点的，中医药辨证施治也是多中心、多靶点的，因此补肾填精的中药有助于促进 GTW 带来的生殖损伤的修复。

【河南省科技攻关基金项目（0524410089），丁樱，崔瑞琴
（2007 级上海中医药大学博士研究生）】

十三、清热止血方、GTW 对 HSPN 患儿 IgA1 引起系膜细胞－足细胞轴损伤的干预作用

过敏性紫癜性肾炎（HSPN）是过敏性紫癜主要表现之一，是决定过敏性紫癜预后的最重要因素。HSPN 的主要病理改变是 IgA 在系膜区的沉积、系膜细胞增生，同时伴有足细胞肿胀、脱落，足突融合等，这些病变与临床蛋白尿水平密切相关，而蛋白尿的水平是判断本病病情及预后的重要因素之一，因此对蛋白尿的干预是对 HSPN 临床疗效判定的关键。目前

在 HSPN 发病机制的研究中，IgA1 对系膜细胞的损伤机制国内外均有报道，但 IgA1 对肾小球足细胞或系膜细胞－足细胞轴的损伤机制尚无报道。

清热止血方是丁樱教授根据 HSPN 的病机特点，以"扶正祛邪，养阴清热、化瘀止血并用"的学术观点为理论基础，通过多年大量临床实践经验总结，精心拟组的具有滋阴清热、化瘀止血功效的方药。基础方由生地黄、牡丹皮、赤芍、旱莲草、三七、小蓟、茜草、丹参等组成。方中生地黄清热凉血，养阴生津，牡丹皮滋阴泻火，凉血解毒，善治血中伏火，二者共为君药，以达滋阴清热、凉血解毒之功效；墨旱莲滋肝补肾，凉血止血，小蓟凉血止血，解毒散瘀，茜草凉血化瘀止血，丹参活血祛瘀，四药共奏凉血止血祛瘀之功效，为臣药；赤芍清热凉血，散瘀止痛，三七化瘀止血，活血定痛，共为佐使。雷公藤多苷是从雷公藤植物根茎中得到总苷而成为我国自主知识产权的中成药（国家食品监督管理局将此产品归为中药类别。其质量控制标准收录在《卫生部药品标准中药成方制剂第十七册》275 页）。雷公藤多苷的抗炎、免疫等药理作用逐步被医学界所认识，其在减少和消除肾小球疾病患者尿蛋白及尿红细胞排泄方面均有明显疗效。我们在前期采用循证医学方法在国内首次完成"十一五"国家科技支撑计划重大疑难疾病项目"小儿紫癜性肾炎中医综合诊疗方案示范研究"中发现，中药清热止血方联合中成药雷公藤多苷片（GTW）对血尿兼蛋白尿型 HSPN 患儿有较好的降低蛋白尿的疗效，为进一步探索其疗效机制，开展了本课题研究。

实验方法：通过 Jacalin 亲和层析的方法从 HSPN 及健康儿童血清中分离、纯化出 mIgA1 及 pIgA1，对比两组的浓度差异，采用热聚合及超滤浓缩的方法将 mIgA1 聚合为 aIgA1；用不同浓度（0、50、100、250、500、750、1000μg/

mL）HSPN 和健康儿童血清纯化的 aIgA1 刺激小鼠肾小球系膜细胞（MES）、足细胞（MPC），对比观察不同浓度 aIgA1 对细胞增殖的影响及分泌 TNF-α 含量的变化；用 HSPN 患儿 aIgA1（100μg/mL）刺激系膜细胞 48 小时的上清（aIgA1-MES 上清）刺激足细胞，与 HSPN 和健康儿童血清 aIgA1 直接刺激足细胞对比，观察细胞增殖的影响、分泌 TNF-α 含量的变化及 nephrin、podocin、podocalyxin 分子 mRNA 表达的变化；制备 4 组含药血清，分别为清热止血方组、清热止血方 + GTW 组、GTW 组、强的松 + 肝素组及空白组，用四组含药血清干预 aIgA1-MES 上清刺激的足细胞，观察各组药物对细胞增殖的影响、分泌的 TNF-α 含量变化及 nephrin、podocin、podocalyxin 分子 mRNA 表达的变化。

　　实验结果发现：①血清中 HSPN 患儿的 mIgA1 及 pIgA1 浓度均显著高于健康儿童。② HSPN 患儿 aIgA1 可刺激系膜细胞的增殖，且刺激系膜细胞分泌更多的 TNF-α，且这一结果在起初随 aIgA1 浓度的升高而作用更明显，当达到一定浓度后系膜细胞的增殖受到抑制；健康儿童 aIgA1 在高浓度下对系膜细胞也有增殖作用。③ HSPN 和健康儿童的 aIgA1 在低浓度下均不能直接对足细胞产生特异性的影响，即不能对足细胞的增殖及 TNF-α 分泌水平产生影响；HSPN 和健康儿童的 aIgA1 在高浓度下均可抑制足细胞的增殖。④用 HSPN 患儿 aIgA1 刺激系膜细胞的上清培养足细胞可成功复制系膜细胞 - 足细胞轴损伤模型，aIgA1-MES 上清液可对足细胞的增殖产生抑制作用，可诱导足细胞分泌 TNF-α 水平增加，并能够引起足细胞裂孔隔膜相关分子 nephrin、podocin 及顶膜区分子 podocalyxin 的 mRNA 的表达下降。⑤清热止血方 +GTW、GTW 和强的松 + 肝素三组药物血清干预均可改善 aIgA1-MES 上清液对足细胞增殖的抑制，清热止血方不能改善 aIgA1-MES 上清液刺激足细胞导致的细胞增殖受抑制作用；四组药物血清可以显著抑制 TNF-α 分泌水平增加的现象，且四组药物在抑制 TNF-α 分泌上疗效相当；清热止血方 +GTW、GTW 和强的松 + 肝素三组药物血清可以改善 nephrin、podocin、podocalyxin 的 mRNA 表达下调的现象，且在提高三种分子 mRNA 表达方面三种药物疗效相当，清热止血方药物血清不能上调 nephrin、podocin、podocalyxin 的 mRNA 表达。

结论：HSPN 患儿血清中 mIgA1 及 pIgA1 水平显著升高；aIgA1 可直接刺激系膜细胞导致细胞增殖及 TNF-α 分泌增加；aIgA1 不能直接特异性地刺激足细胞诱导分泌细胞因子及改变相关分子的表达，需通过系膜细胞 – 足细胞轴刺激足细胞造成足细胞损伤，使其分泌更多的 TNF-α 并下调相关分子 mRNA 的表达；中药清热止血方 +GTW 可干预系膜细胞 – 足细胞轴的损伤模型，减少 TNF-α 的分泌并上调相关分子 mRNA 的表达从而达到降低蛋白尿的疗效，且在这一作用环节中，GTW 起主要作用。

【国家自然基金项目，编号 81173300；丁樱、崔雅璠
（2011 级北京中医药大学博士研究生）】

十四、清热止血方、雷公藤多苷通过肾小球系膜细胞 – 足细胞轴干预紫癜性肾炎患儿蛋白尿的体外研究

清热止血方是丁樱教授根据紫癜性肾炎（HSPN）的病机特点，以"扶正祛邪，养阴清热、化瘀止血并用"的学术观点为理论基础，通过多年大量临床实践经验总结，精心拟组的具有滋阴清热、化瘀止血功效的方药。雷公藤多苷的抗炎、免疫等药理作用逐步得医学界的认识，其在减少消除肾小球患者尿

蛋白及尿红细胞排泄方面均有明显疗效。

我们前期"十一五"国家科技支撑重大疑难疾病项目多中心随机对照临床研究发现中药清热止血方联合中成药雷公藤多苷（GTW）对儿童血尿伴蛋白尿型 HSPN 降蛋白效果明显优于西药对照组。那么中药降蛋白疗效好的机理是什么？清热止血方、GTW 的作用孰轻孰重？或是协同作用？肾小球足细胞损伤导致蛋白尿产生的主要原因是什么？基于对以上问题的思考，我们于 2011 年申请了国家自然基金面上项目课题，开始研究探索 GTW 联合中药清热止血方治疗 HSPN 在肾小球系膜细胞－足细胞轴水平的疗效机制。

研究方法：我们首先通过亲和层析的方法从 HSPN（血尿及蛋白尿型）及健康儿童血清中分离、纯化出 mIgA1 及 pIgA1，采用热聚合及超滤浓缩的方法将 mIgA1 聚合为 aIgA1；并用不同浓度 HSPN 和健康儿童血清纯化的 aIgA1 刺激小鼠肾小球系膜细胞（MES）、足细胞（MPC），对比观察不同浓度 aIgA1 对细胞增殖的影响及分泌 TNF-α 含量的变化；再用 HSPN 患儿 aIgA1 刺激系膜细胞 48 小时的上清液刺激足细胞，与 HSPN 和健康儿童血清 aIgA1 直接刺激足细胞对比，观察对细胞增殖的影响、分泌 TNF-α 含量的变化及 nephrin、podocin、podocalyxin 分子 mRNA 表达的变化，构建 HSPN 系膜细胞－足细胞体外实验细胞损伤模型；最后制备清热止血方组、清热止血方+GTW 组、GTW 组、强的松＋肝素组等 4 组含药血清，并用四组含药血清干预 aIgA1-MES 上清刺激的足细胞，运用 ELISA 法、免疫荧光法、Western bolt 法、PCR 法观察各组药物对细胞增殖的影响、分泌的 TNF-α 含量变化及 nephrin、podocin、podocalyxin 表达的变化。

研究结果：我们成功提取 HSPN 患儿和健康儿童血清单体 IgA1（mIgA1）并热聚合成聚合体 IgA1（aIgA1），通过超微量分光光度计检测分离纯化的各样品多聚体 IgA1（pIgA1）和 mIgA1 的浓度，并发现 HSPN 患儿血清 mIgA1 和 pIgA1 均较健康对照患儿明显增高，说明 IgA1 的异常增高与 HSPN 发病有关。我们运用热聚合后的聚合体 IgA1 制备 HSPN 体外肾小球系膜细胞、足细胞损伤模型，通过研究发现用 HSPN 患儿 aIgA1 刺激系膜细胞的上清培养足细胞可成功复制系膜细胞 – 足细胞轴损伤模型学说，aIgA1–MES 上清可对足细胞的增殖产生抑制作用，可诱导足细胞分泌 TNF-α 水平增加，并能够引起足细胞裂孔隔膜相关分子 nephrin、podocin 及顶膜区分子 podocalyxin 的 mRNA 的表达下降，提示 HSPN 足细胞损伤的原因源自异常增高的血清 IgA1– 系膜细胞 – 炎症介质轴。清热止血方组、清热止血方 +GTW 组、GTW 组、强的松 + 肝素组等 4 组药物血清干预 HSPN 系膜细胞损伤模型试验结果显示 GTW+ 清热止血方能显著抑制系膜细胞增生；GTW+ 清热止血方、强的松 + 肝素、清热止血方均能抑制系膜细胞释放炎症介质，但是 GTW+ 清热止血方起效快、作用强，且起效过程以 GTW 为主，清热止血方为辅；四组药物血清干预 HSPN 足细胞损伤模型试验结果显示 GTW+ 清热止血方、GTW、强的松 + 肝素、清热止血方均能抑制足细胞释放炎症介质，但是 GTW+ 清热止血方和强的松 + 肝素较清热止血方起效快；GTW、强的松 + 肝素均有足细胞保护作用，GTW 在保护足细胞裂孔膜分子 Nephrin 方面优于强的松 + 肝素；强的松 + 肝素在保护裂孔膜分子 Podocin 方面略优于单用雷公藤，GTW+ 清热止血方在保护 Podocin 方面可起到协同作用。

结论：

1. HSPN 患儿血清 mIgA1 和 pIgA1 均较健康对照患儿明显增高，HSPN 足细胞损伤的原因可能源自异常增高的血清

IgA1 诱导的 IgA1– 系膜细胞 – 炎症介质轴。

2. 中药 GTW 和清热止血方治疗 HSPN 中的疗效机制除显著抑制系膜细胞增生外，与保护足细胞裂孔膜分子 Nephrin、Podocin 等蛋白有关，在此过程中 GTW 起主要作用，GTW、清热止血方可起到协同作用。

（国家自然基金面上项目，编号 81173300，课题由 2011 级博士研究生崔雅璠、2010 级硕士研究生段凤阳等参与，并撰写相关学位论文）

附录一　学术讲座题目摘选

一、国内讲学

1. 中医药在儿科临床保健中的特色与优势，中国妇幼保健协会"妇幼健康中医年"系列活动，郑州，2018.05

2. 新形势下中医儿科发展的机遇与挑战，中华中医药学会儿科34届年会，广州，2017.11.11

3. 小儿过敏性紫癜（肾炎）的中医治疗，海派中医儿科继教班，上海，2017.11

4. 小儿过敏性紫癜的诊疗现状及思考，北京儿童医院儿科论坛，2017.08

5. 小儿难治性肾病的诊疗对策，世中联儿科分会2017年年会，深圳，2017.08

6. 小儿过敏性紫癜（肾炎）的诊疗现状及治疗对策，北京中医药大学东方医院国家继教班，北京，2017.09

7. 中医儿科特色优势病种暨临床研究切入点的思考，国家妇幼管理工作交流会，浙江东阳市，2017.06

8. 探经方儿科的应用现状，悟传承与创新，民族医药学会儿科分会第三届年会，浙江丽水，2017.06

9. 小儿紫癜性肾炎的诊疗进展，中医肾脏病学术年会，长春，2017.08

10. 小儿难治性肾病的诊疗对策，山西省中医医师协会年会，太原，2017.11

11. 小儿难治性肾病中西医诊疗进展，湖北省中医儿科学术年会，湖北恩施，2017.09

12. 中医重点专科的建设目标与实施，河北省燕郊中美医院，河北燕郊，2017.09

13. 小儿过敏性紫癜（肾炎）的诊疗进展，陕西中儿学术年会暨培训班，咸阳，2017.08

14. 中医重点专科优势病种切入点的选择与思考，河南脑病联盟大会，郑州，2017.10.15

15. 儿童使用雷公藤的效益与风险的再评价，河南中西结合保健学会成立大会，郑州，2017.06.03

16. 小儿外治法在国内的应用现状及展望，第八届中医儿科国际学术交流大会，南京，2016.11

17. 小儿外治的应用现状与展望，南京中医药大学世中联年会，南京，2016.11

18. 重点学科建设思路与措施，第33届中华中医药学会儿科学术年会，成都，2016.08

19. 小儿肺炎的诊断与辨证治疗，石家庄基层医师培训班，石家庄，2016.12

20. 重点专科建设经验，哈密市中医院哈密市卫生局，哈密，2016.08

21. "从脾治疗"在儿科的临床应用，江苏小儿脾系疾病全国名老中医临床经验传承研修班，南京，2015.04

22. 解读儿童肾病综合征诊治特征指南，论中医治疗策略，天府中医儿科高峰论坛暨胡天成教授学术经验传承学习班，成都，2015.10

23. 小儿外治在儿科的临床应用，湖北省中医儿科分会.中医药大学一附院，武汉，2015.11

24. 中医儿科重点专科的确立与建设，浙江东阳市妇幼保

健院，浙江东阳，2015.4

25. 从脾论治小儿肾病，芜湖市中医院，芜湖，2015.10

26. 紫癜的诊断思路及过敏性紫癜的治疗现状，中国民族医药学会儿科分会第一次学术交流会，郑州，2015.07

27. 儿童呼吸系统疾病论治进展，中华医学会第 23 届仲景论坛，南阳，2015.10

28. 小儿过敏性紫癜诊治进展，安阳市中医院，安阳，2015.12.11

29. 学科建设与管理的经验与体会，安阳市儿科主任培训班，安阳，2015.07

30. 肾病综合征治疗现状及对策，全国中医儿科学术年会，昆明，2014.06

31. 肾病综合征的序贯辨治经验，南京中医药大学名医经验学习班，南京，2014.03

32. 过敏性紫癜诊疗现状及进展，全国高教学会儿科年会，武汉，2014.03

33. 学科建设发展思路及对策，长春中医药大学科主任培训班，长春，2014.01

34. 紫癜性肾炎中西医结合诊疗方案，吉林省儿科学会年会暨国家继续教育学习班，长春，2014.01

35. 学科与专科建设的发展思路及措施，郑州市中医院，郑州，2014.11

36. 学科建设发展思路及对策，濮阳市中医院，濮阳，2014.11

37. 临床专科建设思路及措施，安阳市中医院，安阳，2014.11

38. 中成药在儿科临床的应用现状，皖豫两省儿科论坛，信阳，2014.06

39. 过敏性紫癜中西医诊疗进展，濮阳市中医院，濮阳，2014.05

40. 临床专科人才建设的思路与方法，河南省中管局，开封，2014.06

41. 重点专科建设思路及措施，河南省中医管理局培训班，开封，2014.01

42. 过敏性紫癜诊疗现状及进展，平顶山市中医院，平顶山，2014.

43. 雷公藤制剂儿童使用的风险与效益，中华中医药学会，歧黄论坛，北京，2013.09

44. 小儿肾病中医标本与序贯辨治，世界中医药学会联合会儿科分会，海口，2013.06

45. 重新认识雷公藤多苷在儿科治疗的作用与副作用，第30届中医儿科学术年会，济南，2013.01

46. 小儿肾病的诊断与辨证治疗，北京中医药大学研究生班，北京，2013.10

47. 过敏性紫癜性肾炎诊断与治疗，北京中医药大学，北京，2013.09

48. 儿童应用雷公藤多苷风险的再评价，江苏省中医院，南京，2013.11

49. 难治性肾病临床诊治进展，湖北中医药大学，武汉，2013.01

50. 过敏性紫癜的诊疗进展，黑龙江中西医结合儿科肾脏病学会，哈尔滨，2013.09

51. 重点学科建设探讨，西安中医脑病医院，西安，2013.11

52. 重点专科建设探析，襄阳市中医院，襄阳，2013.11

53. 小儿肾病综合征中医诊疗经验，濮阳市中医儿科学会，

濮阳，2013.01

54. 中西医两种方案治疗小儿紫癜性肾炎的疗效观察，第二十九次中医儿科学术交流大会暨"小儿感染性疾病的中医药防治"培训班，张家界，2012.09

55. 再论小儿肾病治疗的标本与序贯疗法，上海市中医名医讲习班，上海，2012.08

56. 中医专科建设发展思路及措施，甘肃中医药大学一附院，兰州，2012.10

57. 小儿紫癜性肾炎中西治疗现状分析，中华医学会儿科33届年会，郑州，2012.10

58. 手足口病的中成药治疗现状，中原儿科论坛省医学会主办，郑州，2012.08

59. 解读儿童肾病综合征诊治循证指南，论中医治疗策略，儿科专科专病诊疗进展学习班，郑州，2012.08

60. 病证结合模式下中医儿科研究切入点的思考与建议，国家科技部，珠江论坛，广州，2011.05

61. 病证结合在儿科临床的应用，第28届全国中医儿科学术年会，宁波，2011.09

62. 重新认识雷公藤多苷的作用及副作用，中医儿科诊疗经验学习班，郑州，2011.08

63. 小儿肾病的标本与扶正祛邪、序贯辨治，浙江省中医药学会儿科分会学术年会，杭州，2010.09

64. 肾病治疗的标与本，国家中医药管理局优秀中医临床人才培训班，长春，2010.09

65. 紫癜性肾炎的中西医结合治疗现状及研究进展，全国中西医特色疗法暨儿童疾病新进展学习班，牡丹江，2010.06

66. 小儿过敏性紫癜性肾炎治疗现状及中西医研究进展，陕西省中医儿科学术会议，宝鸡，2010.05

67.小儿难治性肾病的诊断治疗进展，南京中医药大学国家继教班，南京，2009.09

68.中成药雷公藤在儿科的应用，辽宁省中医儿科学会，大连，2009.11

69.小儿肾病标本辨治经验与体会，中华中医儿科学术年会，珠海，2008.08

70.小儿肾病中医诊疗经验与体会，安阳市中医儿科学术年会，安阳，2008.09

71.药物性肾损害，河南省医学会儿科学会，郑州，2007·10

72.中药药物性肾损害的预防与处理，辽宁中医药大学国家继教班，沈阳，2004.06

二、国际讲学

1.过敏性紫癜诊疗现状及中医治疗经验，世界中医第十届中医儿科国际学术交流大会，新加坡，2018.07

2.肾病治疗的标与本，中国中医香港行，香港大学中医学院，2014.06

3.小儿乙肝肾炎的中医辨证治疗，新加坡中华医学院，新加坡，2014.06

4.小儿豉翘退热时间的临床观察，世界中医药学会联合会儿科年会，美国，2013.09

5.肾病中医治疗的标与本，澳大利亚阿德莱德大学，阿德莱德，2012.09

6.小儿紫癜性肾炎血尿的标本辨治，世中联国际儿科学术年会，海牙，2011.06

附录二　科研课题及获奖题目摘选

一、科研课题

国家级

1. 小儿紫癜性肾炎病症结合中医阶梯治疗方案的示范研究，国家科技部"十二五"科技支撑计划（重大课题），2013—2018 年，第 1 名

2. 清热止血方.雷公藤多苷通过肾小球系膜细胞－足细胞轴干预紫癜性肾炎患儿蛋白尿的体外研究，国家自然科学基金面上项目，2011—2015 年，第 1 名

3. 小儿过敏性紫癜性肾炎中医综合治疗方案示范研究，国家科技部"十一五"科技支撑计划课题，2006—2012 年，第 1 名

部级

1. 中药新药临床指导原则——小儿泄泻，国家药监局药审办，2017—2018 年专项

2. 小儿肾病综合征中医药临床诊疗指南，中华中医药学会，2017 年行业专项，第 1 名

3. 中成药治疗新生儿黄疸的临床指南，国家中医药协会中成药临床指南重大专项，2016—2018 年，负责人

4. 小儿痢疾诊疗指南，国家中医药管理局诊疗指南项目，2015—2016 年，第 1 名

5. 小儿佝偻病诊疗指南，国家中医药管理局诊疗指南项目，2010—2012 年，第 1 名

6. 小儿过敏性紫癜诊疗指南，国家中医药管理局诊疗指南项目，2010—2012 年，第 1 名

7. 小儿乙肝相关性肾炎临床治疗方案的研究，国家中管局科技攻关项目，2002—2005 年，第 1 名

8. 中药治疗多种肾病"异病同治"的分子机理研究，1999 年国家中医药管理局重点科技攻关项目，第 1 名

9. 中药治疗小儿外感高热的临床与实验研究，国家中管局科技攻关项目，1986—1988 年，第 1 名

省级

1. 血尿停治疗紫癜性肾炎的临床及分子机理研究，河南省科委自然科学基金项目，2004 年，第 1 名

2. 中药乙肝肾宝治疗乙肝相关性肾炎的临床研究，河南省科技攻关项目，2004—2008 年，第 1 名

3. 雷公藤多苷治疗紫癜性肾炎机理与疗效及副作用的研究，河南省科技攻关项目，2004—2008 年，第 1 名

4. 血尿停颗粒治疗小儿紫癜性肾炎血尿的开发研究，河南省杰出人才创新基金项目 2003—2007 年，第 1 名

5. 滋阴清热、活血止血法治疗紫癜性肾病的临床及其分子机理研究，河南省自然科学基金项目，2002—2005 年，第 1 名

6. 肾必宁颗粒冲剂治疗小儿肾病综合征（系膜增生性肾炎）临床及疗效机理探讨，河南省科技攻关项目，1999—2002 年

7. 湿毒爽身灵喷雾剂治疗小儿湿疹的临床与研究，河南省科技攻关项目，1994—1999 年，第 1 名

8. 口疮灵涂液治疗小儿口疮的临床与实验研究，河南省科技攻关项目，1994—1998 年，第 1 名

9. 河南省小儿高血压发病率的调查研究，河南科技攻关项目，1982—1984 年，第 1 名

厅级

1. 乙肝肾宝治疗小儿乙肝肾的临床及疗效机理探讨，河南省教育厅 1999 年科技攻关项目

2. 中医儿科系列教学片的拍摄制作研究，河南省教育厅 1999 年科技攻关计划项目

科研成果

1. 多种肾病异病同治分子机理研究，中华中医药学会科学技术成果奖二等奖，2005 年，第 1 名

2. 肾必宁颗粒冲剂治疗小儿肾病综合征（系膜增生性肾炎）的临床及疗效机理探讨，河南省科技成果奖一等奖，2001 年 9 月，第 1 名；河南省科学技术进步奖二等奖，2002 年 5 月，第 1 名

3. "口疮灵"涂液治疗小儿口疮的临床与实验研究，河南省科技进步奖三等奖，1996 年 11 月，第 1 名；河南省科技进步奖二等奖，1996 年 9 月，第 1 名

4. 小儿过敏性紫癜中医临床诊疗指南的研究，中国民族医药学会科技进步三等奖，2017 年 11 月，第 1 名

5. 小儿紫癜性肾炎肾小管损伤检测和冬虫夏草加三七参对其干预的研究，河南省科学技术进步三等奖，2014 年 12 月，第 1 名

6. 湿毒爽身灵喷雾剂治疗小儿湿疹的临床与实验研究，河南省中医管理局二等奖，1996 年 10 月，第 1 名；河南省科技进步奖三等奖，1997 年 11 月，第 1 名

7. 清热止血（血尿停）颗粒治疗小儿紫癜性肾炎血尿的疗效及机制研究，河南省科技成果一等奖，2010年6月，第2名；河南省科学技术进步二等奖，2012年1月，第1名

8. 小儿紫癜性肾炎肾小管功能检测和药物干预的临床观察，中华中医药学会科学技术三等奖，2013年1月，第1名

9. 活血化瘀法对大鼠肾小管间质病变中黏附分子及炎细胞分布的影响，河南省科技成果一等奖，2012年6月，第3名；河南省科学技术进步三等奖，2013年1月，第1名

10. 清肠合剂灌肠治疗小儿湿热痢临床疗效及机理探讨，河南省科学技术进步奖三等奖，2002年5月

11. "四大怀药"微量元素及其药理作用研究，河南省科技进步奖三等奖，1996年11月，第3名

12. 新药小儿热速清口服液治疗小儿外感（感染性）高热的临床与实验研究，河南省科技进步奖三等奖，1991年12月，第4名

13. 中医药学高级丛书.中医儿科学，中华中医药学会科学技术奖学术著作奖三等奖，2004年6月，第5名

14. 病毒性肺炎中医药优化治疗方案及疗效评价法研究，中华中医药学会科学技术三等奖，2010年1月，第1名

15. 肾小管功能检测对评价小儿紫癜性肾炎肾损伤的意义及冬虫夏草加三七参对肾小管损伤治疗作用的临床研究，河南省中医药管理局一等奖，2011年7月，第2名；河南省科技成果一等奖，2014年5月，第2名

16. 中医儿科学现代远程教育项目的研究，河南省教育厅应用成果三等奖，2009年9月，第2名

17. 中医儿科教学改革与实践的研究，河南省教育厅优秀成果一等奖，2006年，第3名

附录三　著作题目摘选

一、教材

1.《中医儿科学》国际中医师资格考试教材，人民卫生出版社，主编，2005年12月

2.《中医儿科学》成人教育本科教材，湖南科技出版社，主编，2002年12月

3.《高等教育自学考试·中医儿科学》，河南人民出版社，主编，1997年10月

4.《高等中医自学应试指南·中医儿科学》，天津翻译出版社，主编，1994年3月

5.《中医儿科学高级教程》，人民军医出版社，副主编，2015年12月

6.《中医儿科学》"十二五"普通高等教育本科国家级规划教材，中国中医药出版社，副主编，2012年7月

7.《今日中医儿科》第2版，人民卫生出版社，编委，2009年10月

8.《名老中医之路》续编第5辑，中国中医药出版社，2016年1月第1版

9.《中华医学百科全书中医儿科学》中国协和医科大学出版社，副主编，2017年1月

10.《中医儿科临床研究》"十一五"研究生规划教材，人民卫生出版社，副主编，2009年6月

11.《中医儿科学》本科精编教材，上海科技出版社，副主编，2006年6月

12.《中医儿科学》高职高专教材，中国中医药出版社，副主编，2006年6月

13.《中医儿科学》新世纪教材，中国中医出版社，副主编，2002年8月

14.《中医儿科学》高教规划六版教材教师参考书，中国医药科技出版社，编委，2002年2月

15.《中医儿科学》硕士研究生教材，人民卫生出版社，编委，1998年12月

16.《中医各科教程导读》天津翻译出版社，编委，1994年12月

二、临床著作

1.《内儿科疾病新疗法》中国医药科技出版社，主编，1994年9月

2.《中成药临床应用指南》中国中医药出版社，副主编，2017年12月

3.《实用药源性疾病诊断治疗学》中国医药科技出版社，副主编，1994年2月

4.《现代中医肾脏病学》人民卫生出版社，编委，2003年6月

5.《中国中成药优选》中国医药科技出版社，编委，1993年8月

6.《疑难病症名验方辑要》北京华龄出版社，编委，1990年7月

7.《中医肾脏病学》河南科技出版社，编委，1990年10月

附录四　师承人员名单

1. 浙江中医药大学　　　　　　　　　　陈华教授
2. 浙江杭州萧山区中医院　　　　　　　王肖原主任医师
3. 浙江诸暨市中医院　　　　　　　　　侯春光主任医师
4. 西安中医脑病医院　　　　　　　　　宋虎杰主任医师
5. 天津中医药大学第一附属医院　　　　任勤主任医师
6. 北京儿童医院　　　　　　　　　　　杨燕主任医师
7. 河南中医药大学第一附属医院　　　　翟文生教授
8. 河南中医药大学第一附属医院　　　　任献青教授
9. 河南中医药大学第一附属医院　　　　宋纯东主任医师
10. 河南中医药大学第一附属医院　　　　黄岩杰教授
11. 河南中医药大学第一附属医院　　　郭庆寅副主任医师
12. 河南中医药大学第一附属医院　　　张霞副主任医师
13. 河南中医药大学第一附属医院　　　杨濛副主任医师
14. 河南中医药大学第一附属医院　　　闫永彬主任医师
15. 河南中医药大学第一附属医院　　　都修波主任医师
16. 河南中医药大学第一附属医院　　　李向峰讲师
17. 河南中医药大学第一附属医院　　　郑贵珍讲师
18. 河南中医药大学第一附属医院　　　周正主任医师
19. 河南中医药大学第一附属医院　　　宋桂华主任医师
20. 河南中医药大学第一附属医院　　　马淑霞主任医师
21. 商丘市中医院　　　　　　　　　　邹文庆主任医师
22. 河南张仲景医院　　　　　　　　　牛宛柯副主任医师

附录五　硕士博士研究生名单

一、博士研究生

1999 年　吴力群

2005 年　任献青　崔瑞琴

2006 年　景晓平　白玉华　王俊宏

2008 年　刘玉清

2009 年　闫永彬

2011 年　崔雅璠

2015 年　张霞

2018 年　王龙　陈文霞　李向峰

二、硕士研究生

1996 年　任献青

1997 年　肖　黎　张红敏

1998 年　陈文霞　颛　冰

1999 年　宋纯东　赵　向

2000 年　郭庆寅　黄可丹

2001 年　关霖静

2002 年　李　伟　卢书芳　何春霞

2003 年　张　霞　张红霞

2004 年	负 丽	郑贵珍	豆玉凤	
2005 年	李向峰	陈 景		
2006 年	张 博	管志伟	黄 芳	吴 磊
2007 年	马 腾	刘 帆	侯 萍	许静云
2008 年	孙晓旭	毕玲莉	韩改霞	
2009 年	刘莎莎	于文静	范淑华	李高峰
	熊吉龙	边圣景（韩国）	都修波	
2010 年	白明晖	段凤阳	王 帅	于淑文
2011 年	翟宗岗	刘丽雅	史志明	王海涛
2012 年	郭 婷	姜 淼	黄文龙	
2013 年	郑海涛	尚东方	韩姗姗	
2014 年	冯 锴	侯 伦		
2015 年	王 龙	刘洋洋	高 敏	
2016 年	孙 杨	邸家琪	徐闪闪	
2017 年	代彦林	秦亚丹	邢楠楠	
2018 年	李雪军	胡明格	杜梦珂	